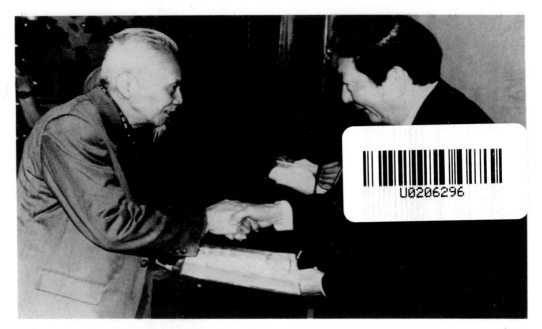

1998年中秋节，朱镕基总理在人民大会堂接见
程莘农院士，并授予"中央文史馆"馆员证书

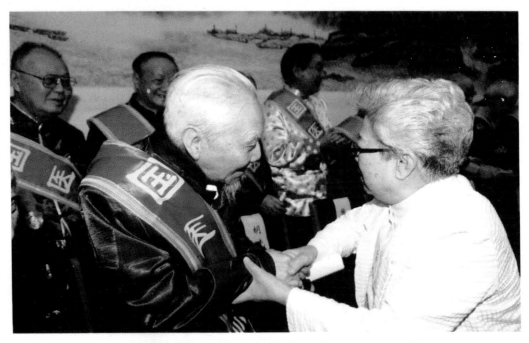

2009年，吴仪副总理向获得"首届国医大师"
荣誉称号的程莘农院士表示祝贺

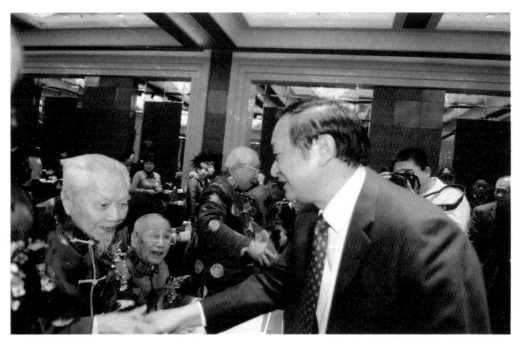

2009年，卫生部副部长、国家中医药管理局局长王国强同志向
荣获"首都国医名师"的程莘农院士表示祝贺

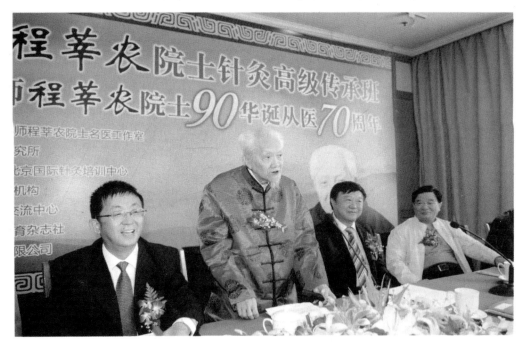

2010年，"国医大师程莘农院士针灸高级传承班暨
程莘农教授90华诞从医70周年庆典"在京召开

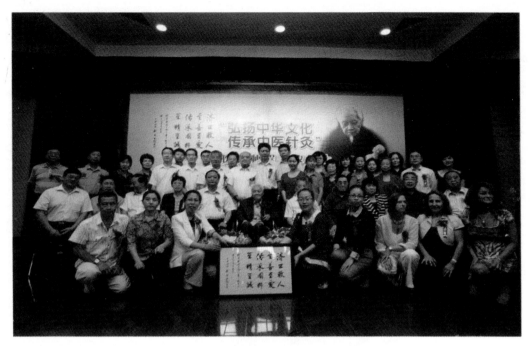

2012年，以"弘扬中华文化·传承中医针灸"为主题的"国医大师程莘农院士学术思想传承大会"在北京国子监隆重举行，在领导和专家的见证下，程氏针灸第三、四、五代传承人向程院士献花

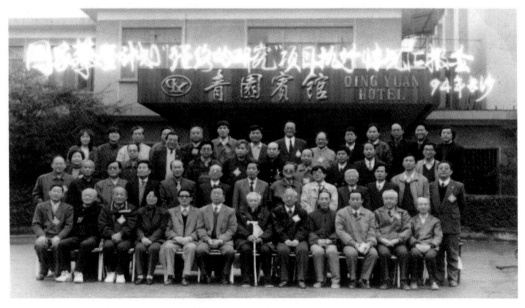

1994年，程莘农院士参加其主持的国家攀登计划"经络的研究"项目执行情况汇报会

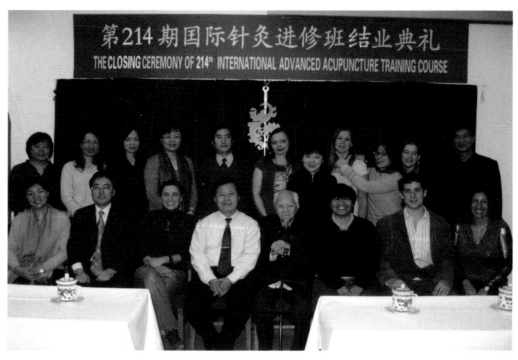

2008年，程莘农院士为北京国际针灸培训中心第214期
国际针灸进修班学生授课后合影

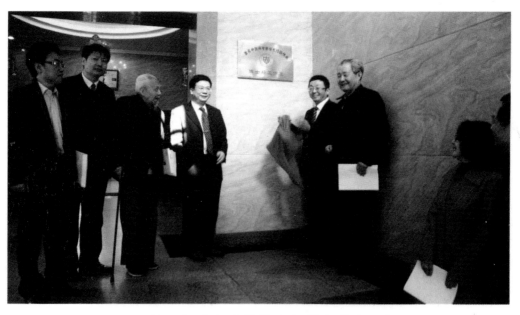

2008年，中国中医科学院程莘农学术思想
传承博士后工作室揭牌仪式

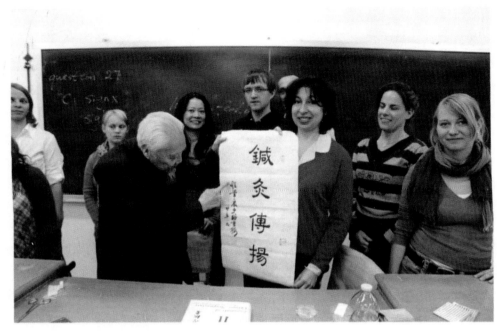

2009年，程莘农院士为北京国际针灸培训中心外国学员示范手法，并向每位学员赠送亲笔书写的"针灸传扬"四个大字书法作品

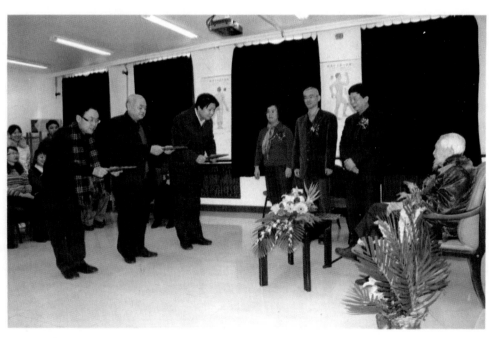

2009年，程红峰、杨金生、王宏才拜师仪式

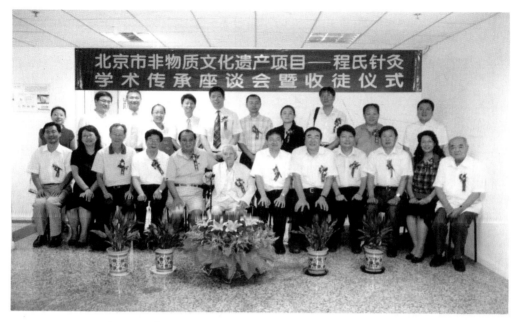

2011年，北京市非物质文化遗产项目——程氏针灸学术
传承座谈会暨收徒仪式

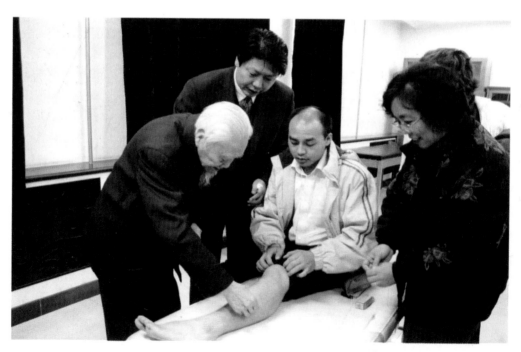

2009年，程莘农院士指导杨金生、杨金洪针灸临床手法

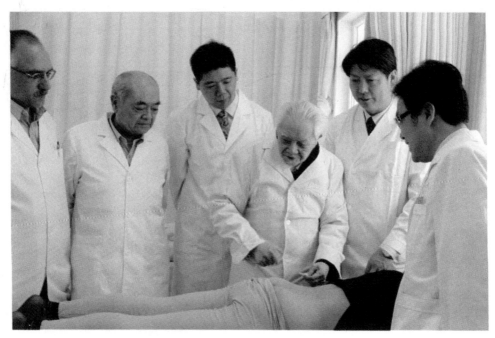

2009年，程莘农院士在中国中医科学院针灸医院指导弟子

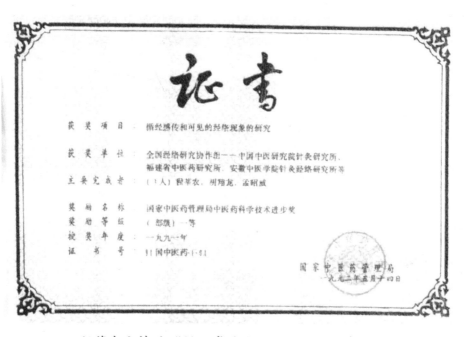

程莘农主持的"循经感传和可见的经络现象研究"
获国家中医药管理局科学技术进步奖一等奖

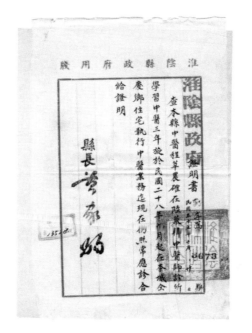

程莘农在陆慕韩中医诊所学习三年
暨1939年开始于家中独立行医证明

勝日尋芳泗水濱無
邊光景一時新荳闖
識得東風面萬紫千
紅總是春

　　乙亥冬莘農書

程莘农书法作品一幅

程莘农

编著　杨金生

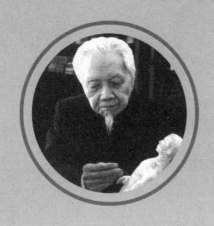

中国医药科技出版社

内容提要

本书以文献研究、深度访谈、病案分析等为主要方法，从成长历程、学术渊源、学术思想与贡献、临床特色、经典验案、学术评价、学术活动、发表论著、传承体系、对话实录等方面开展程莘农学术思想传承研究，并在此基础上探讨了中医针灸传承发展特点。全书内容丰富，具有很高的学术水平和实用价值，对中医理论研究者与临床工作者均有较大的参考价值。

图书在版编目（CIP）数据

中国中医科学院著名中医药专家学术经验传承实录．程莘农/杨金生编著．—北京：中国医药科技出版社，2014.11

ISBN 978－7－5067－5783－6

Ⅰ．①中…　Ⅱ．①杨…　Ⅲ．①中医学－临床医学－经验－中国－现代

Ⅳ．①R249.7

中国版本图书馆 CIP 数据核字（2012）第 292709 号

美术编辑　陈君杞
版式设计　郭小平

出版　中国医药科技出版社
地址　北京市海淀区文慧园北路甲 22 号
邮编　100082
电话　发行：010－62227427　邮购：010－62236938
网址　www.cmstp.com
规格　710×1020mm ¹⁄₁₆
印张　14
插页　8
字数　227 千字
版次　2014 年 11 月第 1 版
印次　2024 年 5 月第 2 次印刷
印刷　大厂回族自治县彩虹印刷有限公司
经销　全国各地新华书店
书号　ISBN 978－7－5067－5783－6
定价　**32.00 元**

本社图书如存在印装质量问题请与本社联系调换

《中国中医科学院著名中医药专家学术经验传承实录》
编委会

学术顾问 （按姓氏笔画排序）

马继兴　王永炎　王孝涛　田从豁　朴炳奎

刘志明　安效先　孙树椿　李书良　李光荣

李连达　李经纬　余瀛鳌　张作舟　陆广莘

陈可冀　周霭祥　房定亚　原思通　翁维良

唐由之　程莘农　路志正　蔡连香　薛伯寿

总　主　编　张伯礼　吴少祯

副总主编 （按姓氏笔画排序）

王志勇　仇芙林　刘保延　苏庆民　杨友群

宋春生　张为佳　范吉平　姜再炀　洪　净

曹洪欣　黄璐琦

编　　　委 （按姓氏笔画排序）

于大君　于智敏　王凤兰　卢雯平　冯　玲

刘理想　刘喜明　刘新敏　李　哲　李　鲲

李尧尧　李贻奎　李海玉　杨　峰　杨金生

岗卫娟　张　清　张　煜　张　颖　张京春

陈瑞雪　林　海　周佩云　赵　宏　姚魁武

郭永红　曹玉璋　蒋跃绒

著名中医药专家学术思想传承研究项目是我国中医药继承创新和人才培养的又一方式和途径，它既不同于传统意义上的师带徒，也不同于现代意义上的研究生教育；它不是一个简单的实验室或临床研究课题，而是通过交叉学科、高学历人员以博士后进站工作的方式，对著名中医药专家本人的学术渊源、传承脉络、学术思想、临床经验、教书育人和医德医风等方面，进行全方位的访谈对话、文献整理和科学归纳的现代传承研究工作，可谓"中医药传承，名师带高徒"。

对著名中医药专家学术思想进行传承研究，是中医学术代代相传，长盛不衰的基础。中医学术因"承"而"传"才具有继承性，继承中应把握学与术、传与承和本源之根与创新为魂的辩证统一，注重学术见解在理论层面的原创性，经验技术在实践层面的实用性，传承研究在历史层面的科学性，强调在文化的氛围中理解中医药，在历史的语境下认识中医药，在科学的氛围里研究中医药，正确把握著名中医药专家的理论认识、实践经验、思辨特点、认知方式、道德修养、传承脉络等多个方面，全面、系统、科学地总结著名中医药专家学术思想传承中的医理、医术和医德等关键要素。

程莘农（1921～　），中国中医科学院教授、主任医师，著名中医针灸学家，国家第一批老中医药专家学术经验指导老师，中国针灸界第一位中国工程院院士，第一批国医大师，针灸国际培训事业的主要开拓者，中央文史馆馆员，第六、七、八届全国政协委员，曾担任中国针灸学会、世界针灸学会联合会、国家科学技术委员会等多个医药学会和学术委员会职务，2010 年入选联合国教科文组织人类非物质文化遗产代表作名录——中医针灸项目的代表性传承人。他致力于针灸临床、教学和科研工作，曾担任国家攀登计划"经络研究"首席科学家，主持过多项有关经络的学术研究，对针灸学术的发展做出了杰出贡献，对其学术思想与临床经验进行传承研究具有重要的现实意义。

2007 年中国中医科学院开展中医传承博士后研究工作，对中国中医科学院著名中医药专家学术思想进行系统整理和传承保护，著名针灸学家、中国工程院院士程莘农教授是针灸项目的典型代表，名列传承导师榜首。本研究"程莘农学术思想传承研究"就是其中内容之一。本书以文献研究、深度访谈、病案分析等为主要方法，从成长历程、学术渊源、学术思想与贡献、临床特色、经典验案、学术评价、学术活动、发表论著、传承体系、对话实录等方面，探讨中医针灸传承发展特点，总结程莘农学术思想和主要贡献。主要包括以下 5 个方面：①依据经典，发古解难，创经络归经理论。程莘农重视经典文献，追根溯源，探究经络腧穴理论，归纳了《内经》针灸处方特点和十二经病候证治规律，总结了历代文献中五输穴、八会穴理论的演变规律，发挥《内经》针灸处方和病候治疗规律，认为《灵枢》成书早于《素问》，主张现代经络实质研究要客观务实，应用历史和科学的眼光看待经络学说，区别对待"经络"现象与经络学说，客观认识经络与现代解剖生理结构的相关性，同时还应与临床结合，重视腧穴、病证在经络实质研究中的地位。②重视中医理论指导针灸临床，发微理法方穴术辨证体系。在临床、教学和科研中，程莘农重视中医基础理论对针灸临床的指导作用，尤其经络辨证，总结了依据经脉循行，归经辨证，据证立补泻、温清、升降六法，依法定君臣佐使、大小缓急奇偶复，明性配穴，循章施术的辨治体系。③注重针灸临床疗效，强调得气，简化针刺手法，总结了由指实腕虚运针法、三才进针法、震颤催气法和飞旋补泻法一贯而成的"改良三才针法"。④确定痛证诊治法则，分清部位归经，主张虚实、寒热、气血六纲活用，提炼针灸治疗痛证的临床指导原则和取穴规律。⑤领衔编著《中国针灸学》，系统介绍中医基础理论、经络腧穴知识、临床辨证纲要、针刺艾灸技术以及常见病证治疗各论等，并被翻译成多种文本出版，成为第一部系统介绍中医针灸的国际教科书，为针灸国际培训，教书育人，传扬针灸，创新针灸国际交流与传播的楷模。

　　程莘农学术思想主要渊源于家学影响、跟随名师和院校教育，其学术传承体系主要有家族传承、院校传承、拜师传承、工作传承、培训教育、北京市非遗项目传承等多种形式，除为国家培养 20 多名研究生外，还培养了国内外大量针灸实用人才。程莘农院士从医近 80 年来，积累了丰富的临床经验，对内科、妇科、痛证等疾病的诊治独具特色，创新了中医针灸对许多疑难病症的诊治思路，通过归纳总结程莘农在痛痹、胃脘痛、中风病、消渴、膝关节痛、耳聋、郁证、皮肤病、气瘿、痛经十个病证方面的诊治经验和临床特色，提炼出程莘农据症取穴、压痛选穴、病证结合选穴、原络配穴、俞募配穴、重用交会穴和八脉穴的临床选穴组方经验，对后学提供了丰富的借鉴，促进了针灸事业的发展。

　　从 2007 年针灸研究所领导班子研究推荐我进站从事博士后研究工作，到 2012 年出站，历时 4 年有余，得到了许多老师专家、领导同事和亲朋好友的无私帮助。其中，在博士后开题和中期汇报时，程莘农院士、李经纬研究员、孟庆云研究员、潘桂娟研究员、曹洪欣教授、朱兵研究员、朱江教授、黄龙祥研究员、吴中朝主任医师、王宏才主任医师、程凯教授和景向红研究员、苏庆民教授的精辟意见和建议，使我的研究方向更加明确；在博士后出站报告审阅和出站考核过程中，程莘农院士、佘靖教授、李经纬研究员、孟庆云研究员、刘保延研究员、连建伟教授、潘桂娟研究员、晋志高研究员、朱兵研究员、晋向红研究员、王宏才主任医师、程凯教授、苏庆民教授等提出了宝贵意见，使我的传承研究独具特色；在资料收集、数据统计和学术思想凝练加工过程中，各位师兄、师姐们早期对导师程莘农学术经验的整理资料，成为传承博士后研究工作的基础；院士工作室及名老中医传承工作室的各位同事，尤其是王莹莹、王岱、陈秀珍、张丽、王德贤、邓良月、杨金洪、岗卫娟、王昕、蔡虹、顾东霞、洪涛、郝强收、王亮等，都参加了资料收集和整理研究工作；另外，程莘农院士的家人，程洪峰、程绍祖、程凯、吴秀芝等，也给予了大力配合和支持，他们能够尽力提供可及的史料，并在师徒对话摄制中给予方便，才使得我们保留下珍贵的图文资料，使传承研究才

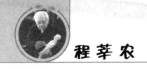
能够顺利完成。对于大家在传承工作中所付出的辛苦劳动和无私的帮助，我在这里表示衷心的感谢！

鉴于现代传承研究的创新要求，限于我的水平、经验和时间，遗漏和不妥之处在所难免，敬请同道批评指正。

编　者
2014 年 10 月

目 录

第一章 著名中医药专家学术思想传承研究概述

第二章 程莘农成长历程及学术渊源

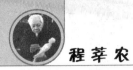

第三章 程莘农学术思想与贡献

第四章　程莘农临床特色和治疗经典

第五章　程莘农中医针灸对话实录

第六章　程莘农临证医案拾遗

第七章　程莘农学术影响与评价

第八章　其他

第九章　程莘农年谱（大事记）

第十章　程莘农学术思想传承体系

第一章
著名中医药专家学术思想
传承研究概述

　　著名中医药专家学术思想经验是重要的非物质文化遗产，传承研究著名中医药专家的学术思想和临床经验，是继承中医药独具特色的理论体系、临证经验和诊疗技术，培养造就新一代名医，进而推动中医学术进步和理论创新的需要。2007年中国中医科学院开展中医传承博士后研究工作，对中国中医科学院著名中医药专家学术思想进行系统整理和传承保护，著名针灸学家、中国工程院院士程莘农教授是针灸项目的典型代表，本研究"程莘农学术思想传承研究"就是其中内容之一。

一、学术思想经验传承研究的重要性

（一）学术思想是重要的非物质文化遗产

　　非物质文化遗产是表现在文化多样性当中的人的创造力，即思想与智慧。《保护非物质文化遗产公约》指出非物质文化遗产是"被各社区、群体，有时是个人，视为其文化遗产组成部分的各种社会实践、观念表述、表现方式、知识、技能，以及与之相关的工具、实物、手工艺品和文化场所。这种非物质文化遗产世代相传，被不同社区和群体在适应周围环境和自然的过程中和与其历史的互动中不断地再创造，为他们提供持续的认同感，增强对文化多样性和人类创造力的尊重"。

　　中医药孕育于中国传统文化土壤，延绵数千年传承至今，不仅是一种保健和治病的实践技术，是人类有关生命与自然界和宇宙的知识和实践最具代表性的文化表现形式之一，凝聚着中华民族的智慧和创造力，已成为我国具有世界影响的文化标志之一。从根本上说，非物质文化遗产是表现在文化多样性当中人的创造力，对它的保护，就是对不同文化形式和价值的尊重，是对文化多样性的保护。传承的载体是人，传承人是非物质文化遗产的携带者，所以保护非物质文化遗产首先是保护人。名老中医是中医学术和临床发展最高水平的代表，是将中医理论、前人经验与当今临床实践相结合的典范，是中医学术创新发展的源泉。

　　中医药现代化、国际化，首要的一点是坚持中医的特色不动摇，要在对

1

已有的中医药理论和经验很好继承的基础上，加以提高和发扬。中医药具有丰富的社会、历史、人文内涵，然而西医学借助现代科技和文化不可避免的冲击着传统医药，导致中医药的语言表达在慢慢淡化甚至异化，中医药的技能在被慢慢淡忘和失传，中医药继承和发展的认同环境在逐渐消失。为了挽救中国的传统文化，我国第一批国家级非物质文化遗产保护名录将中医药做为列入，内容包括：中医生命与疾病认知方法、中医诊法、中药炮制技术、中医传统制剂方法、针灸、中医正骨疗法、同仁堂中医药文化、胡庆余堂中医药文化、藏医药。这为中医药的传承保护和发展打下了坚实的基础。

中医药学已经入选国家级非物质文化遗产名录，对著名中医药专家学术思想的传承和保护就具有更为重要的意义，这也是中国中医科学院开展中医药博士后传承研究的责任所在。

（二）传承是推动中医药事业发展的重大举措

中医学传承了几千年，生生不息。但是在今天，他的前景深为识者所担心。表面上有"中医院校林林总总，如日中天；师徒传承，中医后继有人，且有青出于蓝而胜于蓝"之势，然自从西医传入中国一百多年来，中医药传承与发展受到极大地影响和冲击。近20年来，中医学面临服务范围缩小，优势特色淡化，本体传承危机等倾向，而最为紧迫的战略问题就是薪火相传的问题。

中医学术主要是按照"继承—积累—传递"的基本模式不断丰富、发展和完善的。传承既是中医学术发展的规律，也是维系中医学术发展的内在动因。没有学术上的传承，也就谈不上学术的发展。随着社会环境的变化，中医学的传承发展面临新的挑战。过去，在科学技术水平较低、系统教学能力严重不足和缺乏与同期相应西方医师比较的情况下，我国尚能涌现出一批技艺超群的中医大师；而现在，中医大师的数量、质量均远远不及以前，原因是多方面的。为什么国力强盛、人们文化素质普遍提高和现代高等中医药教育反而培养不出中医名家，值得我们深入思考。

著名中医药专家经历了大量的中医临床实践，对某些疾病的治疗积累了丰富的经验，对中医理论的认识更加深入，在一定程度上保存着中医的本来面目和学术特色，继承着中医理论和思想的精华，是中国传统医学特有的智能资源，具有鲜明的学科特点和无法替代的学术地位。中医的健康发展离不开对名老中医经验的继承和发扬。然而，很多名老中医虽然临床经验丰富，在某些疾病治疗上有自己独到的见解和体会，但由于长期埋头临床诊治，或临床科研工作繁重，且年事已高，无暇著书立说，没有及时总结自己的经验，经验继承处于失传的边缘。❶

---

❶ 长海，王治英. 名老中医经验继承工作纳入中医研究生培养体系的意义和策略. 中医教育，2006，25（5）：50－53.

开展著名中医药专家学术思想经验传承研究，通过挖掘个性特点，总结共性规律，提炼学术观点，继之对中医药知识体系、学术本质、理论精髓、特色优势进行阐释和传承，进而开展临床应用研究、理论创新研究，促进中医药学的发展。中医药的现代传承从一定意义上直接决定着中医药学的发展方向。中医药事业的繁荣昌盛，应当代代传承，以此为根本者也，方使中医药学薪火相传，发扬光大。

（三）学术思想的传承是中医人才培养的重要途径

目前，著名中医药专家与中青年骨干之间的"脱节"会严重影响传统中医的传承，中医学术的传承及接班人的培养成为当务之急。朱良春先生说过："中医之生命在于学术，学术之根源本于临床，临床水平之检测在于疗效，而疗效之关键在于人才。"翻开中医学发展史，每一个学术鼎盛时期的出现，都是以一代临床大家的突出贡献和卓越成就作为标志的，所以传承中医、发展中医的关键是中医人才队伍的建设，培养具有良好的科学素质和文化修养，系统掌握中医学科的基础理论，并联系实际，富有创新意识，西医学基础扎实，知识面宽，实践能力强的多样化中医人才。中医人才培养应该名老中医学术经验传承与院校学位教育互补；中青年医学科研人员培育与学术拔尖人才培养并进；西医学习中医和中医掌握西医学科学知识并重；继续医学教育与全科优秀人才培训共进，确立老、中、青三个层次学术传承，形成老、中、青三代人代代传承的学术梯队。

培养一大批真正的中医人才，有助于解决当前中医发展过程中存在的很多问题和矛盾。传承研究名老中医的临床经验和学术思想，是继承中医药独具特色的理论体系、临证经验和诊疗技术，培养造就新一代名医、提高中医临床服务水平的需要，也是推动中医学术进步和理论创新的需要。

（四）"高水平师带徒"是中医药传承的重要方式

1. 现代教育对传统师徒传授教育的冲击

建国后，靠父子相传、师徒授受式的传统教育方式已难以适应现代社会发展的需要，国家大力兴办中医药高等院校，统一教材、统一学术观点、统一教育模式，"规范化"使中医教育嬗变为单一的院校培养模式，传统的师承方式则逐渐萎缩。50 多年来，尽管中医院校在继承中医药文化、培养现代中医药人才以及中医临床、科研、扩大中医药国际影响等方面取得了令人瞩目的成绩，也建立了一整套颇具规模的教育体系，为中医药事业的发展奠定了基础。但是"中医教育并非单一的院校教育所能涵盖的。比如学习京剧，无论是否经过院校教育，均需拜师一板一眼地学习唱腔，进而才能形成流派。""中医高等教育所使用的教科书仅是中医学术思想中的一部分，不可能代替源远流长的中医名著。""现代院校教育使用统编教材虽有优点，但却妨碍了学术流派的形成。"❶ 当代已故著名中医学家任应秋教授提出："凡一学派之成立，必有其内在的联系，否则，便无学派之可言。所谓内在联系，不外两端：一者，师门授受，或亲炙，或私淑，各成其说而光大之；一者，学术见解之不一致，各张其立说，影响于人。"❷ 精辟的指出，学术流派的内涵一是师承，二是学说。

师徒授受，自成流派。中医药古代学术流派大都是师徒结合型的，师承教育是学术流派形成的关键因素。师承之法，从拜师开始，就决定了弟子的学习内容、研究特点和发展方向，像刘宗素的弟子，自然而然是其"火热论"的学习、传承与弘扬者。张元素的弟子则必定重视其提出的"脏腑病机"学说。通过老师的言传身教，其主张和风格必然为学生所接受和继承，逐渐形成了在某一学科领域基本观点一致、风格相近、研究方法相似的学派。❸ 由于学术流派受各个不同时期、不同文化以及地域、环境等多方面因素的影响，历史上形成的中医流派可谓"百家争鸣、百花齐放"。但是，近几十年来学院派的大力发展，尤其是执业医师法的出台，中医传统的师带徒模式失去了发展的动力和空间。

2. 师带徒是中医药传承的重要方式

由于中医药的医术自古就有"秘不外传"的规矩，要想学习中医的"绝招"，就得拜师学艺，视师如父。事实证明，师带徒是中医人才培养的重要途径，尤其是某些专科、一技之长、不同流派的医疗经验及手法等，在书本上是很难学到的，只能由掌握者口传心授、手把手地教。而学徒出身的人，往往能在学习上有深度、医疗上有专长。正如全国名老中医朱良春所说："中医之生命在学术，学术之根本在临床，临床水平之高低在疗效。"❹ 但是，现在许多中医已陷入西医的思维模式，遇到炎症就清热解毒，遇到高血压就平肝熄风，其"以方套药、废医存药、中药西化"的做法，完全脱离了中医辨证施治的原则，也丢掉了中医学术的精髓和特色。名师带高徒是现代中医学术流派传承的重要方面，既然师承教育才能产生流派，也就是说，只有在还有师承教育的空间，才能有不同见解的中医，有"独门秘籍"真传的中医。王新陆教授则指出："中医起源于民间，发展于民间。中医学的发展史可以说是

---

❶ 刘燕玲. 中医流派现存几多. 健康报. 2007 – 12 – 03 (6).

❷ 任应秋. 任应秋论医集. 北京：人民军医出版社，2008：376.

❸ 刘丰林. 当代中医教育和管理对中医流派的影响. 开封：中华中医药学会首届学术流派研讨会论文集，2009：141.

❹ 曹东义. 大力推动中医药学术传承和人才培养. 中国中医药报，2006 – 12 – 29 (3).

一部民间中医的发展史，许多青史留名的中医名家像华佗、张仲景、李时珍等无一不是来自民间。当代名家岳美中、吕炳奎、董建华、李聪甫等当初也是民间中医，有了名医才有名药和杰出的技术。"所以，中医学的精髓在民间。像云南白药、福建片仔癀这样的名药都是民间实践、总结的结果。至今仍在民间流传的一些单方、偏方、验方、秘方，都是历代临床实践的结晶，即便是中医经典著作中记载的方药、技术，也离不开民间中医的贡献。可见，师带徒是中医药传承的重要方式。

3. 师带徒传承方式进一步得到政府重视

1990 年，人事部、卫生部和国家中医药管理局共同颁发《关于采取紧急措施做好老中医药专家学术经验继承工作的决定》，先后分 4 批为 1600 多位名老中医药专家配备了继承人，进行学术思想和临床经验继承。《国家中长期科学和技术发展规划纲要（2006－2020）》、《中医药创新发展规划纲要（2006~2020）》、《国务院关于扶持和促进中医药事业发展的若干意见》等政府文件，均对"中医药传承与创新发展"予以高度重视。2003 年和 2008 年，国家中医药管理局先后组织实施了 2 批"中医临床优秀人才研修项目"。每批从全国选拔 200 名优秀的中青年中医临床人才，通过"读经典、做临床、跟名师"，提高他们的临床诊疗技术和医理医德水平，旨在培养新一代名中医。

与此同时，中华人民共和国卫生部自 2007 年 2 月 1 日起施行的"传统医学师承和确有专长人员医师资格考核考试办法"明确规定，以师承方式学习传统医学或者经多年传统医学临床实践医术确有专长、不具备医学专业学历的人员，均可以参加医师资格考试。要求师承人员应当具有高中以上文化程度或者具有同等学力，并连续跟师学习满 3 年；确有专长人员同时具备依法从事传统医学临床实践 5 年以上并掌握独具特色、安全有效的传统医学诊疗技术。

著名中医药专家学术思想传承，需要符合其特殊性的社会土壤及政策环境。2007 年，中国中医科学院开始设立"著名中医药专家学术经验传承博士后"工作站，将师承教育与博士后工作结合起来，既丰富了名老中医学术经验的传承形式，又创新了中医博士后的培养机制，提高了传承效率、加快了人才培养，为师徒传承研究探索了一个全新模式。高水平传承博士后们年富力强有充足的时间保证，基础理论扎实，素质相对较高，学习目标明确等特点，这种名师带高徒的传承方式，是提高中医人才培养质量和继承名老中医经验的有效途径和方法。

二、学术思想传承研究的要点

（一）把握学与术和传与承的辩证统一

著名中医药专家学术思想的传承如同非物质文化遗产保护一样，"传承"

是核心，是灵魂。传承既是一个重要的理论问题，又是一个与现实紧密相关的实践问题。正确理解传承语义及内涵，对于著名中医药专家学术思想总结研究及传承保护有重要的理论与实践意义。深刻认识、理解传承，深入研究传承，是做好著名中医药专家学术思想这项非物质文化遗产保护工作的关键所在。

1. 学与术的含义

"学术"是当今使用率颇高的、吾辈为之而奋取的、或也常借此来相互吹捧或自我标榜的词汇。然而，究竟何谓"学术"？它首先不是一个单纯的词语，而是一个并列词语，是科学和技术的简称。亦可以简言之，"学术者，学＋术也。"梁启超先生1911年在《学与术》一义中写到："学也者，观察事物而发明其真理者也；术也者，取所发明之真理而致诸用者也。例如以石投水则沉，投以木则浮。观察此事实以证明水之有浮力，此物理也。应用此真理以驾驶船舶，则航海术也。研究人体之组织，辨别各器官之功能，此生理学也。应用此真理以疗治疾病，则医术也。学与术之区分及其相关系，凡百皆准此。"❶ 可以这样理解，学是揭示事物的真理和规律，而术则是这种理性认识的具体应用。即"学者术之体，术者体之用"。

严复在《原富》一书的按语中写道："盖学与术异，学者考自然之理，立必然之例。术者据已知之理，求可成之功。学主知，术主行。"❷ 可见"学术"作为一个联称词，正如"学问"一词一样，有其特定内涵。就像"道"、"学"、"术"诸字展转假借皆可互注一样，"学术"一词是不能截然分开的。

以上可以看出，学与术连用，学的内涵在于能够提示出研究对象的因果联系，形成在累积知识基础上的理性认知，在学理上有所发明；术则是这种理性认知的具体运用。"学术"一词包涵了理论与技术的辨证统一，两者既有相对独立的发展脉络，又在结合与交融中相互促进、不断进步。今天我们总结著名中医药专家的学术思想，其学与术不可混淆，更不可分离，这对于兼有人文学科特色和社会实践性质的中医药学而言，尤为重要。中医药学作为一种医学科学，不能单靠人文学科所普遍采用的文本分析的方式，而应该更注重社会实践和技术动态，从更深层次上把握学术与传承之间的关系。我认为：所谓著名中医药专家的学术思想，就是他们的学问和贡献，是知识的探索、学问的追求、智慧的洞观和技术的践行，以及体现在这些研究中的思想方法论的有机统一。说得简明些，学术就是知识、学问、智慧、技术和方法论的统一。

---

❶ 梁启超．清代学术概论．北京：中国人民大学出版社，2006：71.
❷ 王拭主编．严复集．北京：中华书局，1986：885.

2. 传与承的含义

传，《说文解字·人部》：遽也。段玉裁注云："按传者如今之释马，释必有舍，故曰传舍。又文书亦谓之传。引申传速之义，皆凡辗转引申之称皆曰传，而传注、流传皆是也"。承，《说文解字·手部》：奉也，受也。段注云："受者，相付也。凡言承受、承顺、承继，皆奉之训也"。

传承，《现代汉语词典》解释为：传授与继承。传授：把学问、技艺教给别人。继承：泛指把前人的作风、文化、知识等接受过来。可见"传承"一词包含着"授"与"受"两个方面，是一个连续的过程。传承与传播不尽相同，传承更多强调的是一种纵向延续，传播则侧重于横向扩展；传播似乎带有外加的影响，显示出一种"强势文化"的不对等力量，传承则主要出自内心的接受，体现了一种"薪火相传"的息息生机。

古代医学的传承，也同"经学"的传承一样，是师徒相授的，经书要有经师来传授，医经也是由老师来讲解传授，一代传一代，学者们传训话而已。传承虽然可以通过"口传心授"、"言传身教"等方式来进行，但更主要的还是通过文字、书本来获得更广泛、更久远的传承。❶

程莘农学术思想传承研究不仅要通过直面访谈和临床示范来"口传心授"和"言传身教"，更要借助程莘农及所指导过的学生的论文、论著文本中所承载的基本元素来整理研究，文本挖掘和整理是传承学术思想的又一方式与手段。

3. 学术因"承"而"传"才具有继承性

现代信息学认为：信息在传递过程中会不断衰减而失真，为实现长程通讯，须设立一定数量的中转站，使衰减的信息得到增强。文化的传承和传播也表现出这样的规律，作为中华民族传统文化主流的儒家思想，之所以能够历千年而不堕，正是因为孔子的学说不断地为后世所继承并发扬光大，孔子段后有七十二贤达弟子及其后学三千，此后各朝各代都有斯人，传孔门之学，故使儒学之影响至今不绝。

中医学能够传承至今，同样离不开历代医家的继承。《内经》原本早已不存，依托唐代王冰、杨上善的注本和林亿、史裕的校本才得以传世；张仲景的《伤寒杂病论》，倘若没有王叔和的整理编次、没有宋臣的校正、没有金代成无己的注释、没有明代赵开美的复刊，恐怕也已湮没无传。

中国人有一句俗语："一日为师，终身为父"。尊师重教是中华民族的传统美德，更是一种绵延了几千年的淳美风俗，尊师风俗是在一定社区、群体

---

❶ 顾漫. 中医古籍整理与学术传承. 北京：中国中医科学院，2007：5.

之间认同的教育行为，并通过以人为载体来传播、传承。这种风俗不仅能建立对族亲关系的认同感，又能规范人们的思想和行为，以达到对学术有一个公认的把握模式和尺度。在中医学发展的历史长河里，师徒传递承载着文明火种的延续，流派纷呈的学术创新，充分体现着师徒共同开拓进取的足迹。扁鹊脉学，《素》《难》理论，仲景经典，金元学派，温病争鸣，都有学术传承。师傅开创，徒弟继承，不断创新，融会各家，自成流派，生机昂然，绵延至今。

（二）学术见解在理论层面的原创性

中医学是中华民族文化的瑰宝，是一门兼备人文与自然科学双重属性的医学，是中华民族对生命及其与自然关系认知的智慧结晶。对不同时代著名中医药专家的学术见解进行总结，在很大程度上取决于继承人的中医理论和临床水平。如西汉名医淳于意就是在得到公乘阳庆所传授的一批医学经典后，医学造诣和临证水平才得以大幅度提高的，可见学术见解在理论层面的原创性是中医学术传承中的核心。

中医药学理论体系，首先表现为对中国传统文化成果的吸纳和贯彻。《素问·上古天真论》明确提出"法于阴阳，和于术数"。中医学的内容在《汉书·艺文志》的分类中属于"方技"，而方技与数术在古代常常相提并论，合称为"方术"，这两类知识也往往是相互渗透、彼此交叉的。中医学理论构建中融汇了佛、儒、道等历代诸子百家学说，吸取了古代气、阴阳、五行、形神、天人关系等重要的哲学概念，把哲学理论与医学理论有机联系，经过数千年的发展，形成了一门以天人合一整体概念、阴阳五行动态平衡、经络腧穴藏象学说和三因制宜辨证论治为特点的理论体系，并有丰富诊疗和养生方法的传统医学，将其作为统摄经验知识的骨干和框架，从而使中医学的理论体系具备了某种形式上的系统完整性和原创性。

中医药学作为我国独有的医学科学，具有丰富的原创思维。数千年来，历代医家通过不断深入观察与反复临床实践，采用与其他医学不同的视角和思维方式，全面总结对人的健康与疾病的认识，形成了系统的理论与技术方法，建立了独特的医学体系。中医药学原创思维的主要内涵是，以整体观念为核心，注重科学与人文的融合，强调天人合一、形神统一，从整体联系的角度、功能的角度和运动变化的角度，把握人的健康与疾病的规律，它体现了中华民族文化的底蕴和思维，在这一思维模式指导下，中医药在长期的临床实践中不断丰富和发展，形成了鲜明的特点。

今天，我们开展著名中医药专家的学术思想研究，就是要研究这些著名中医药专家在自己的医疗实践发展过程中，是否在不断吸收和融合本时期先进的技术与人文思想，是否在不断创新发展中医药理论体系，是否在临床上用新理论指导医疗技术方法的发明和应用。学术见解在理论层面的原创性不仅仅是对中医药学理论体系的继承，更重要是对中医药学理论体系注入与时俱进的科学思想，只有这样，著名中医药专家的学术思想研究才能真正成为沟通传统与现实的一座桥梁。

因此，在著名中医药专家学术思想的研究工作中，要遵循中医药自身发展的规律，坚守其本质精神，传承其学术精华，加强中国文化研究和教育，主动吸收、融合现代科学技术和方法（包括现代西医学），保持学术见解在理论层面的原创性，是发扬中医药特色和优势的根本，是培养高素质中医药临床、科研人才，提高临床疗效，促进中医药学术创新发展的关键。

（三）经验技术在实践层面的实用性

中国传统的文化思想特征就是"重实践、讲实用"。《论语》即是一部通过孔门师生一些日常具体的言行表述儒家思想的经典著作。"格物致知"更是儒家有关认识论的重大命题，《礼记·大学》："致知在格物，格物而后致知"，即是认为接触事物、动手实践是获得可靠知识的前提。后世派生出的"经世与致用"，则是明清之际士林学界所尊崇的普遍风气，并一直延续到近现代。

中医药学是一门实践性很强的应用科学。中医药学的理论也主要是靠临床信息的反馈、积累、修正、提炼形成的。远古即有神农氏身体力行、亲尝百草而创兴医药。《伤寒杂病论》的问世，既离不开仲景"勤求古训，博采众方"的学习，更离不开其在长期临床实践中的亲身验证和潜心总结。纵观历代杰出医家，亦无不效法神农、仲圣，坚持在临床医疗保健实践中去体验、探索、研究中医药，不断地积累经验，修正错误，融汇新知，创新发展。可以说，临床实践才是中医药学创新发展的不竭动力和源头活水。

中医药学在实践层面的实用性，主要体现在中医的用药经验、针灸按摩技术和养生保健方法等方面的继承、创新应用。例如：中药不仅仅依靠传统的寒热温凉、升降沉浮和酸苦甘辛咸五味以及独特的"炮制"工艺，制成饮片及膏、丹、丸、散等各种药品，来纠正身体疾病之偏性，调整阴阳平衡；如今，中药材的规范化、剂型的多元化、品种的多样化以及现代药理、药化等实验科学研究，增强了中医药安全性，提高了临床治疗效果，扩大了中医药的实用性。

传统针灸技术也是如此，在中医理论指导下，采用取类比象的方法，将人体比作一个小宇宙，自然界一年有 12 个月 365 天，人体相应有 12 条联系内外上下的经络通路和 365 个脏腑气血输注于体表的腧穴部位，运用针具与艾叶等主要工具和材料，刺入或薰灼身体相关的经络腧穴部位，以调节人体平衡状态而达到保健和治疗的目的。回顾针灸学近百年的发展之路，科技的创新与进步推动了针灸技术在应用层面的实用性，如不锈钢针扩大了针灸的临床使用，针刺手法治疗仪更加规范了针刺手法，电针仪则明显提高了针灸的临床疗效。

著名中医药专家学术思想研究，就是要在实践层面上，挖掘整理具有科学内涵和实用价值的中医药用药经验、针灸按摩新技术和适宜的养生保健方法等，在广泛实用、安全、有效的基础上扩大中医药的使用率。

（四）传承研究在历史层面的科学性

1. 在文化的氛围中理解中医药

中医学是中国古代科学和中华传统文化的重要组成部分，传承至今已成为中华民族文化精神的"安身立命"之所。当代名哲李泽厚先生曾敏锐地指出："中国四大文化（兵、农、医、艺）与培育中国智慧形式有关系。中国兵书成熟极早，中国医学至今有效，中国农业之精耕细作，中国技艺的独特风貌，在世界文化史上都是重要现象。兵、农、医、艺涉及极为广泛的社会民众性和生死攸关的严重实用性，并与中国民族的生存保持直接的关系。"❶ 有鉴于此，我们把握中医学术之特点，也应着眼于文化、历史的全景，使之在中华民族传统的大背景下得以浮现。

从古到今，大凡有中医药文化底蕴的人，都要熟读经典勤临证。这与传统文化的"尊古"之风在中医药领域的渗透有关。凡学医之人，必熟诵《内经》、《伤寒论》、《脉经》等经典著作。人们凡要论述自己的观点，必须在经典中寻找理论依据，借用经文来阐述、表达自己的学术思想……凡遇解释不通或与己见有悖之处，宁可提出古书有错简或字句有衍脱之误，也很少自立新说。清代医家陈修园曾说："儒者不能舍圣贤之书而求道，医者岂能外仲景之书以治疗。"在尊古思想影响下，中医界形成了一种学医必寻宗，言理必论经，以经典的注释为研究医学、表达学术思想的治学方式，"习医之人，必以研读医经为首务"❷。

尊古是中华文化的表现之一，在中医药的传承中也不例外，虽然有利于中医药的传承，但也无形的制约着中医药的创新。《礼记·曲礼下》有"医不三世，不服其药"，孔颖达疏曰："又说云：'三世'者，一曰黄帝《针灸》，二曰神农《本草》，三曰素女《脉诀》，又云夫子《脉诀》。若不习此三世之书，不得服食其药。"《内经》中经常提到"先师之传"，可证其渊源自有。

❶ 李泽厚．新版中国古代思想史论．天津：天津社会科学院出版社，2008：241.

❷ 刘理想．试论尊古主义在当代中医发展中的新表现．中国中医药报，2005－3－4.

《素问·著至教论》："上通神农，著至教，疑（拟）于二皇"，意思是说，不通经书或不是三代行医的医生，不能服他开的药。强调就医学而言，必须上通天文，下通地理，中知人事，才能长久流传下去，用以教导群众，也不致发生疑惑，只有这样的医学论篇，才能传于后世，而作为宝贵的遗产。正因为如此，中医学的连续性与包容性造就了中医学这种"百川汇海"式的兼收并蓄，而非一种"截断众流"式的新旧更替。虽然中医历史上有很多的学术争鸣，却常常表现为各家各派彼此交融会通，后来者包容、涵盖了此前对立的各派。在这种中国文化影响下，才使得中医学的知识能够日积月累，随时代推移不断丰富，成为一个蕴藏前世无尽智慧的伟大宝库。

2. 在历史的语境下认识中医药

"中医药发展不可避免的历史印记"。一种学术主张的提出和开创，需要经受历史和实践的检验，也需要不断完善与拓展，往往不能由一个人在短时期里完成，这就需要后来者的继承与创新。只有这样承先启后，才能提炼学说，形成流派。否则，再好的学术主张，也只能是一人之言，一家之说，一时之学，而不是一派之学。名师与高徒的学术传承，应当是积极总结过去，又放眼探索未来，把当代中医学术的精华，沉淀下来，流传下去，发扬光大，形成辐射，带动中医药在新的时代，不断向前发展。

"所有的历史都是当代史"。因为历史都是当代人写前代人的事情，因此所有的"历史"必然会烙上当代人的印记，换句话说，"历史"是经过选择和过滤的，我们看到的中医药也不可避免的打上历史的烙印，今天的中医药就隐含着历史的影子。著名中医药专家作为中医学术的载体，不仅是前人智慧的结晶、古代文明的成果，而且是一种当代可以不断开发利用的宝贵文化资源，蕴藏着极其巨大的医学智慧。现代社会正在从工业化向信息化过渡，中医学处在这样一个科技蓬勃发展的时代，传承与创新已成为中医学发展的主题。传承是发展的基础，是创新的源泉，只有站在历史的高度和角度，还原总结著名中医药专家学术思想，才能推动中医学术创新发展。

3. 在科学的氛围里研究中医药

"创新是中医学可持续发展的必由之路。"一门学科对过去继承的再好，内容继承得再完备，终归是旧的东西在延续。对中医经典背诵得烂熟于心，对古圣哲理论解释得淋漓尽致，也只不过是知识的储存器罢了。古希腊哲学家赫拉克利特有一句名言："博学并不能使人智慧"，仅仅继承知识还不一定就能使人变得聪明，只有渊博的知识和创新方法结合起来，才能在历史的层面促进中医药的科学发展。

随着中医教学、科研、临床的发展和产业开发的深入，中医药学术发展和传承创新势在必行。一是要继续加强对中医药理论的整理规范和现代诠释。面对浩瀚的中医药古代文献，对那些艰涩难解、牵强冗泛而相互矛盾的内容以及理论和临床脱节的问题，在全面梳理、广泛吸收的基础上，对中医理论精髓进行规范、清晰、通俗的现代诠释，更为确切有效地指导临床实践，并为现代人所理解和接受。二是充分吸收和运用现代科学技术和方法，促进中医药的创新发展。在中医临床实践和西医学结合，为中医理论注入新的科学内涵的基础上，在中医药名词术语当代化、诊疗技术规范化和疗效评价客观化的基础上，逐步实现中医医疗技术的安全性、有效性和效益性，这样才能从根本上顺应科技和社会进步的潮流，推动中医学术传承创新发展。

三、学术思想传承研究的目的和方法

（一）学术思想的基本内容

开展著名中医药专家的学术思想传承研究，就必须从著名中医药专家的理论认识、实践经验、思辨特点、认知方式、道德修养等多个方面，正确把握著名中医药专家学术经验传承中的关键——医理、医术和医德。

1. 医理

医理，是名老中医传承研究可持续发展的基点。一是传承中医理论知识和名老中医的学术思想。学术思想是指名老中医在长期从事中医临床、科研与教学活动过程中，对中医学术某一方面或某一领域的问题，经过理性的思考与总结而形成的学术观点、学术见解或学术理论。医理传承就是在跟师学习过程中，不断加深对中医理论知识的掌握与理解，总结归纳、领会感悟名老中医的学术思想，并将其用于指导实践的可持续发展。二是传承名老中医独特的认知方法。研究名老中医的临证思辨特点，掌握其临床思维模式及洞察疾病的能力。临证思辨特点是指名老中医在长期临证实践过程中形成的各具特色的认识病证、辨析病证、判断病证、治疗病证的特点，涉及诊察、辨证、论治的全过程，内容包括四诊采集、病因病机推求、辨证分型、确立治则治法、处方用药等方面。❶-❷

所谓传承医理，是指继承老中医学术思想体系和衣钵（它包括老中医学术思想体系、独特中医理论见解和临床疾病诊治经验等），继承者将来成为老中医学术思想的传人，通过传承、徒弟系统掌握中医基础理论，对中医理论

❶ 徐春波，王思成，贺兴东，等. 名老中医传承研究模式与研究方法. 世界中医药，2009，4（6）：342－344.

❷ 王泓午，马融，李新民. 谈名老中医经验传承的 3 个层次和方法. 天津中医药，2005，22（6）：459－461.

有独到认识和理解，能够形成自身的学术思想体系，不但能够继承老中医学术思想，成为学术继承者，还可以创立新学说，形成自己的理论体系，并用这一理论体系指导中医临床诊治疾病，成为一代宗师。

2. 医术

医术，是名老中医传承研究最为直接的内容。主要是传承名老中医的临床诊疗经验、独特的技术手法等。传承医术是指继承老中医行之有效的临床疾病诊治经验，不同流派的医疗经验及特色手法等，即实用医疗技术（它包括：老中医行之有效的方剂，如祖传验方、单方、外用膏药等，针灸的特殊穴位、针刺手法、推拿按摩技巧和接骨手法等），这些在书本上很难学到，只能由掌握者口传心授，手把手地去教，才能科学的传承并不断创新。

所以所谓传承医术，是指通过师徒间的口传心授，反复实践，掌握名老中医的临床用药经验、独特的技术手法等。继承者将来成为名老中医学术思想的传人，能够在临床实践中再现名老中医的独家技术。中医学是一门实践性、经验性很强的学科，名老中医在长期的临床实践过程中，积累了丰富的临床经验，形成各具特色的诊疗技术。临床诊疗经验和技术手法的传承，必须坚持以临床实践为主要途径，师徒传授的师承教育在医术传承方面具有明显的、独特的优势。

3. 医德

中医药传承强调"以德载术，以术宏德"。当前一个重要现象，就是轻道重术，或者说有术无道。没有高尚的医德、良好的医风和敬业精神，专业技术就不可能达到精湛的水平，名老中医都是德艺双馨的大师和"大医精诚"的典范，我们应该加强医德教育和专业思想教育，这样培养出来的徒弟才能够掌握中医的精髓，成为真正的中医。

（二）传承方式的研究

中医药学术主要是按照"继承—积累—传递"的基本模式不断丰富、发展和完善的。传承既是中医学术发展的规律，也是维系中医学术发展的内在动因。没有学术上的传承，也就谈不上学术的发展。随着社会环境的变化，中医学的传承发展面临新的挑战。当前应秉承传统为先，发展创新为继，如果中医还没学好、继承好，就强调发展创新，那是无根之木。

1. 师徒传授是中医学培养人才的历史选择

历史上中医的师承教育主要是拜师学艺的传承方式，师承教育是在"师傅"指导下，徒弟自学中医基本理论和文献经典并跟师进行随诊学习为主，通过口传心授，将中医特色、临床经验传承给徒弟，徒弟在抄方侍诊中，逐渐理解老师的思维方式、治病用药方法，在学习中悟出新意不断创新。不少名医世家诊治绝技正是通过师承授受而得以世代相传的。师徒相授，有利于临症用药经验和传统操作技术的传授。因此，师徒传授是继承与发展中医药学的一种潜移默化的模式。

师承制是古代中医教育的主要模式，因此教师在教育过程中起主要作用，"古之学者必有师"，"夫务学不如择师"，要掌握真正的医学本领，"决须好师，师不足奉，亦无由成也"。事实上，"凡为名医，必有传授之师"，如扁鹊师从长桑君、张仲景师从张伯祖、孙一奎师从黄古潭等。通过名师垂教，传人将老师的济世活人之学术受承下来，易于成才。

既往的中医药理论和经验主要通过师承授受的方式传承，但传统的师带徒有着一对一的局限性，受众较少，成才较慢；学术传承中，人们局限在一个狭小的圈子内，加之医家各承爱技，秘而不传，导致一些实践医学得不到继承发展和推广交流；中医许多成功的经验往往只属于个人，很难成为医学界共同掌握的技术。中医师徒传承经历了"一对一"拜师学艺，现又上升到"老中医药专家学术经验继承工作"制度的方式，国家先后启动了四批师带徒工作，并且规定师从老中医可给予相应学位，解决了中医师徒传承无学历、无资质的问题。2006 年 12 月 21 日卫生部又发布了《传统医学师承和确有专长人员医师资格考核考试办法》，指出从事中医或者民族医临床工作 15 年以上，或者具有中医或者民族医副主任医师以上专业技术职务任职资格者可作为师承人员的指导老师。

"师带徒"方式对名老中医经验的传承发挥了巨大的作用，许多濒临失传的名老中医经验得到了有效的抢救与保存。师带徒多以临床随诊、抄方、总结病案的方式进行，带有一定的随意性，且老中医经验常各善于某一方面，受此影响，各继承者对名老中医经验的传承也存在一定的局限性，容易出现"各承家技，始终守旧"的医者，形成一家之说，部分民间家传师授，他们所读的书、所学的知识和现代学校教育是脱节的，会影响到师带徒的效果及徒弟培养的质量；其次，尚存在继承者的选择、人情功利等因素，或因教师身体欠佳，或因教师公事繁忙，或因徒弟只为一目的拿最后的证书，师徒一起共事时间甚少；此外，也有少数名老中医舍不得将其经验传给外人。这些都在一定程度上制约了师带徒教学的效果。❶-❷

另外，选择什么样的徒弟也十分重要，必须加强中医传承人的人文素质培养。由于中医学具有鲜明的中国文化特色，这就要求学习中医者，必须具

❶ 崔庆荣，邓沂. 浅谈名老中医临床经验的传承教育. 卫生职业教育，2005，(12)：77.
❷ 周春祥. 名老中医经验总结与传承过程中的问题与思考. 江苏中医药，2004，25 (12)：1－4.

备良好的中国传统人文知识素质。《内经》多处提到，医者必须"上知天文，下知地理，中知人事"，才能成为"上工"，说明通晓人文是掌握中医的基本要求，如果缺乏人文素养，很难领悟到中医学的真谛。若离开了中国传统人文文化教育传播，没有广大人民群众对中医药知识的知晓率、敬畏感和特殊需求，单凭中医药执业人员用中医自己的理论解释中医诊断、方剂、药性和治则等等，终究难成为一代中医名家；离开文、史、哲等文化的滋养，中医的本体思维、价值取向、发展规律都将被扭曲，中医理论难以得到健康稳定发展，当代中医学术大家深厚的传统文化功底更为我们提供了现实的榜样。

2. 学校教育是中医蓬勃发展的主要源泉

中医学校教育古已有之。公元443年，南北朝刘宋王朝皇帝刘义隆采纳名医秦承祖"置医学，以广教授"的建议，创办中医学教育机构，这是我国最早由国家创办中医学教育的开始。唐代在公元624年正式设立"太医署"。北宋继承唐朝中医教育制度设置专门的中医药教育机构"太医局"。明清时代，由太医院兼管国家中医教育，主要是为太医院培养医药专门人才。近代中医学校的创办，开始于公元1885年陈虬在浙江温州创办的中医学堂——利济医学堂。纵观古代官方医学教育，因其办学规模小、医学生数量少，始终未能在中医教育传承中占据主导地位，但其改变了传统的培养模式，对中医学的发展具有规范作用，在很大程度上影响了医学的发展。进入20世纪以来，先后创办的中医学校多达80余所，比较著名的有丁甘仁于1917年创立的上海中医专门学校，培养了章次公、程门雪、黄文东、丁济万、秦伯未等一大批名医。建国以来，1956年国家在北京、上海、广州、成都建立4所中医学院。以后，陆续各省几乎都建立了中医院校或系，中医药教育事业得以蓬勃发展。中医院校教育能用最经济的办法将中医基本知识教给学生，课堂教学具有传播知识的信息量大，传授的知识标准统一、规范、受教育的普及率高等特点，无疑是师带徒传承方式的一种进步。学生在5年的大学时间内，不仅仅是学会看多种中医病证，掌握能够指导中医实践的理论，以及中医的学术观点、辨证施治观念和临床治疗方法，更重要的是学习西医学基础知识和科研方法，架起了与西医学沟通和交流的桥梁。

中医传承教育经历了传统的家传师授和现代的学校教育两种模式，事实上西化的现代院校教育培养模式更注重实用性、有效性和科学性，能够培养出更多的掌握现代医学技术和传统治疗方法的名副其实的"名医"。用发展的眼光研究中医教育的传承关系和传承方式的历史，才有利于探索其在人才培养上的优势，变革中医人才培养的模式，因此，在院校教育的基础上，开展高学历、高职称的师承制教育，对创新中医药人才培养模式，提高中医教育质量，培养出符合中医专业的标准人才，促进中医药事业发展大有可为。

（三）针灸项目代表性传承人的传承现状

国家级非物质文化遗产—针灸项目代表性传承人为王雪苔和贺普仁，王雪苔教授，积劳成疾，离开人世；贺普仁教授已达86岁高龄，已不能在原单位全面从事临床工作，传授能力明显不足，能亲口亲手传授的时间也比较有限。我国申报联合国教科文组织人类非物质文化遗产—中医针灸项目，其代表性传承人为程莘农、贺普仁、郭诚杰和张缙，他们均年事已高，基本上不能亲临一线从事针灸临床医疗工作，但可以通过收带徒弟、学术讲座、著书立说、培训教育等方式，使得其学术思想得以继承和发扬。

针灸项目的传承队伍过于单薄，加快传承的速度和效率是当前迫切需要解决的问题。传承保护工作是项长远的任务，少数几个传承人肯定完成不了这一历史任务，应进一步完善评审标准，严格评审工作，建立传统医药非物质文化遗产传承人名录体系，实行分级保护，形成人才梯队，组建一支老中青结合的传承队伍，给传承及时补充新鲜血液，薪火相传。这样，各种流派的理论体系及名老中医独到的临证经验，如知识、技术、思辨方法、诊疗习惯、祖传经验等一些非物质文化，就不会因一位名老中医谢世而导致失传。

贺普仁教授认为："针灸的传承主要包括理论与实践技术两部分，学校教育、师带徒，对于针灸的传承都很重要，院校教育能够培养出通才，师承教育可以培养出专才，无论何种方法都要强调教学的实践性，重视临床能力的培养，理论和实践两手抓，才可以在传承中发展。针灸是一门应用学科，继承的目的在于应用，在于在临床中发扬光大，如果只是局限在文字上的传承，不能还原到实践中去，继承的意义就不大了。"❶ 由此可以看出，针灸传承主要包括技术传承和理论传承。应该根据传承人的工作环境和传承条件以及传承的重点，采取相应的传承方式，加强"贴身"学习，以系统整理该传承人的学术思想，继承其临床治疗的特殊经验与祖传独特治疗手段。正如访谈中程院士所强调：中医的继承，最关键就是临床疗效，病要看好了，不会看病，就不叫中医。一定要先取得老中医和徒弟双方面的重视，那样才能认识对待，取得成效。

民间名中医，大多掌握一技之长，如果仅传授单一方法或技术，继承者也不可能成为大家认可的真正医家。中医学传承"传什么"，其内容是随着社会发展与中医学术发展的需求而变化、演进的，在不同时期具有不同的特点。与其他自然科学和社会科学相比，中医学传承的实质内容不仅是理论知识、

❶ 杨金生，王莹莹. 非物质文化遗产针灸项目传承人才培养现状与思考. 中医药管理杂志2009，(5)：388－390.

实践技术、道德修为，更重要的是把握其认知方式。❶

总之，传统医学的现代传承，既要体现传承在认识论、方法学上的科学性，又要利用现代科学进行批判的传承；既要承认中医跟师学习，有利于积累经验，又要承认中医师带徒的知识的局限性，只有全面系统掌握中医理论、掌握西医学知识，并指导临床进行广泛的实践，才能更好的发挥中医药特色，为人民健康服务。

四、程莘农学术思想传承研究的思路和方法

（一）选题目的及意义

1. 研究背景

名老中医学术传承是我国传统中医人才培养的有效途径，也是中医学术代代相传，长盛不衰的宝贵经验。

程莘农，中医针灸学家，国医大师，中国针灸界第一位中国工程院院士，"中医针灸"非遗项目代表性传承人，针灸国际培训事业的开拓者之一。毕生致力于针灸临床、教学、科研，曾担任国家攀登计划"经络研究"的首席科学家，主持过多项有关针灸经络的科学研究，临床实践中总结了许多独特的取穴规律和治疗经验，提出许多学术观点，诸如关于经络脏腑作为核心理论的思想，六阴经有原论，八脉交会穴统管心、脑、督脉辨证关系论等，以及"一窍开百窍法"、"通调四关法"、"改良三才针法"等等，这些在学术上都独树一帜。其所编著的《中国针灸学》是风靡海内外的国际针灸教材，为针灸事业作出了卓越贡献，历任第六、七、八届全国政协委员。

2. 研究目的和意义

（1）系统整理研究著名中医针灸专家程莘农教授的学术思想，包括：回顾学医之路，指导后学成长；探索治学之道，提炼成功方法；整理临床经验，归纳诊疗特点；总结人才培养，创新教书育人；汇聚书法神韵，传承中医文化等方面的归纳和总结，便于系统的学习掌握和推广应用。

（2）多角度随访程老并全面整理和分析近些年临床针灸医案，借鉴和学习著名中医药专家的经验，如经络辨证、临证思辨特点及选穴制方规律等，阐述程氏"三才针法"的临床应用，充分体现中医药的特色和优势，为提高针灸临床疗效，推进针灸事业的发展具有十分重要的意义。

（3）从历史的层面科学传承学术思想和评价中医针灸学科的发展，随着人类科学认识的不断提高和进步，针灸科学也在不断的发展和完善，通过著

---

❶ 刘锡诚. 传承与传承人论. 河南教育学院学报：哲学社会科学版，2006（5）：24－36.

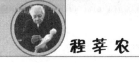

名中医药专家程莘农学术思想的传承研究，探讨中医针灸学发展的传承特点。

（二）研究内容

（1）随访程莘农解放前后的社会环境，了解不同时期中医学的发展背景，调研少年、青年、中年及老年的成长心路和治学历程，探讨学术渊源和中医学传承发展特点。

（2）整理程莘农近 20 年来临床针灸医案，进行对比分析，总结临床经验，归纳诊疗特点，阐述程氏"三才针法"的应用。

（3）收集程莘农及其所培养学生的科研论文和学术著作，进行综合分析，总结其学术思想对中医针灸学的影响意义以及人才培养的经验。

（4）收集整理程莘农学术研究、学术成果和社会活动，探讨程老治学特点和学术贡献。

（5）探讨程莘农书法神韵，论述笔墨书法与中医文化的渊源关系以及书法陶冶性格、养生长寿的道理。

（三）研究方法

以文献研究、深度访谈、病案分析等为主要方法，定性和定量分析相结合，总结和提炼程莘农针灸学术思想和临证经验。

（1）对话访谈：多次与导师程莘农院士座谈、沟通交流，定期向导师提交相关学术特点总结、回顾性病历医案总结等文字性资料，通过导师审阅批改的方式，提炼临床经验和诊治特色，每一次访谈都尽量保留录相、录音、笔记等资料，每次访谈结束后及时加以总结，访谈的内容逐渐深入，最终总结出程莘农学术思想、临证经验等。

（2）资料分析：在站工作期间，听取导师参加相关学术会议的讲座，并收集相关视频资料，查阅统计程莘农学术传承体系发表的有关文章，包括程莘农及其学生、弟子等30余人所发表的学术论文，及其导师为相关著作的题词作序、导师学术评价和影响传记报道、政协委员提案等资料，探求其内在的学术观点和学术贡献。

（3）医案整理：通过收集相关导师验案报道和既往研究资料，结合导师点评，分析其辨证诊断、选穴、针法等特点，进行分析与归纳，总结临床经验。

总之，本研究以客观事实为依据，密切结合临床实践，进行思维提升和信息综合集成分析，全面系统的研究程莘农中医针灸的学术思想和贡献。

第二章

程莘农成长历程及学术渊源

一、程莘农成长历程

（一）诞生于变革年代

20 世纪 20 年代以后，科学和民主的思想作为新文化运动的核心精神而得到广泛的传播，并极大地改变了人们的观念。科学不仅在学术领域确立了至高无上的权威，同时也深入到国民的生活当中。"中国科学化"运动兴起，科学进一步向文化、思想、生产、生活、军事、医学等领域全面深入。中国医学界关于中西医比较评判和取舍抉择问题的论争比以前更加广泛、激烈和深入，其中影响最大的要算"废止中医"论、保存中医论和中医科学化三种思潮。

1. 余云岫与"废止中医"。

余云岫于 1917 年出版《素灵商兑》，对中医理论展开全面批判，主张"废止中医"和"废医存药"。1929 年在第一届中央卫生委员会上他提出"废止旧医以扫除医事卫生之障碍案"并获通过。国民党政府一贯推行扬西抑中的医学政策，足以说明"废止中医"思潮根基之深、影响之大。余氏从世界医学总的历史进程的角度认为："新医之学，以最新最确之解剖生理为基础，进而推求病理，以定治疗之法；旧医之学，以太古以来经验所得之治疗法为基础，附会以谬误之解剖、空想之哲学推演而成生理病理者也。新旧医学，其本末颠倒如此。"他在《医学革命论·初集·驳俞鉴泉经脉血管不同说》中道："阴阳五行之说、脏腑经络之论，荒唐怪诞，无可信从。"❶ 余氏只承认或只认识到中西医之间的时代性差异，而不承认或忽视了中西医之间的民族性或认知类型性差异。这是当时整个文化界欧化论者的普遍倾向或一般认识水平。

2. "中医科学化"思潮随"中国科学化"运动兴起。

"中医科学化"是指要用科学方法整理研究中医学。从 30 年代初直到解放初，中医界最盛行的思潮也是"中医科学化"。解放前的惟一官办中医学术

---

❶ 余云岫. 医学革命论初集. 上海：上海余氏研究室出版社，1950：7，5.

机构——中央国医馆（1931年成立），在其组织章程草案的第一条中规定："本馆以采用科学整理中国医药，改善疗病及制药方法为宗旨。""中医科学化"实际上是"改良中医"的途径之一或表现形式之一。陆渊雷在《生理补正·绪言》中说："国医所以欲科学化，并非逐潮流，趋时髦也。国医有实效，而科学是实理。天下无不合实理之实效，而国医之理论乃不合实理……今用科学以研求其实效，解释其已知者，进而发明其未知者。然后不信国医者可以信，不知国医者可以知；然后国医之特长，可以公布于世界医学界，而世界医学界可以得此而有长足之进步。"❶ 陆氏主张"中医科学化"的关键是他认为中医不是实理，即是不科学。但中医有实效，即客观疗效，因而要用科学方法来研究中医的实效，对中医疗效的机制作出科学的解释。

3. 保存中医思潮

　　一些中医人士从维护中医学术体系的目的出发，奋起反击，不仅力抵"废止中医"之论，同时也抵制中医界内部的"西化"之风，我们将这些人士称之为保存中医派。"中医科学化"论者显然对中医缺乏自信，在与"废止中医"论者的论战中也显得缺乏勇气。而保存中医论者则对中医学有充分的自信，因而也能理直气壮地与"废止中医"论者和中医界的西化论者论争。中医学术自成一系统，为中国祖先遗下最有价值之文化，绝不能亡。以恽铁樵为代表的保存中医派认为，中西医之间不存在孰是孰非、孰优孰劣的关系，作为两个类型的医学，中西医应当并存，独立地发展下去。

　　程莘农就在这样的一个变革时期于1921年8月出生于江苏淮阴（今淮安市）一个知识分子家庭，原名希伊。程家祖籍安徽歙县，后祖上迁至江苏淮阴，世代业儒。程家十代出二十多名秀才，1名举人，是书香门第的旺族。其高祖程师点、曾祖程大铺，均系一代名儒；叔祖程振六是当地有名的举人，他将程家所居水渡口寓所的巷子易名为"集贤巷"；父亲程序生为清朝末期最后一次科举的秀才，是当地有名的私塾先生，门人弟子很多，当时淮阴大多的士绅名流多出自其门下。程莘农是"麒麟贵子"，其父五十得子。按家规，程莘农6岁时即开始接受文化教育，由父亲亲自讲授《四书》、《五经》等书，并在父亲要求下开始悬臂端肘学习写字、读念识文。

（二）10岁朦胧涉入杏林

　　1931年，中国发生了震惊中外的"九·一八"事变。当时，国民党政府正集中力量进行反共反人民的内战，日本侵略军乘虚而入，于1932年1月，东北三省全部沦陷，在日本帝国主义的扶持下，傀儡政权伪"满洲国"在长

---

❶ 陆渊雷. 生理补正. 广学书局出版，1931：2.

春建立。从此，日本帝国主义把东北变成它独占的殖民地，全面加强政治压迫、经济掠夺、文化奴役，国人陷于水深火热之中。"九·一八"事变激起了全国人民的抗日怒潮，各地人民纷纷要求抗日，反对国民党政府的不抵抗的作法，先后涌现出东北义勇军等各种抗日武装。

时值抗日战争时期，有感于世事混乱，其父改变让程莘农业儒出世之初衷，遵照"不为良相，便为良医"的中国古训，转而改教他读医书。并给他取名"希伊"，希望他能像伊尹一样"不为良相，便为良医"。根据这个名字，一位王姓世伯给他取了号"莘农"（取意"有莘之野"）。时年程莘农10岁，其父亲自教读《医学三字经》、《汤头歌诀》、《脉诀》、《内经》、《难经》、《本草纲目》、《本经疏证》等中医经典著作。这些中医药著作相对于四书五经，年幼的程莘农反倒觉得更有趣味、更容易学诵，因此读得兴味盎然。四书五经的儒学底子正为其医学学习奠定了良好的基础。几十年后，他们这些美好的愿望都实现了，程莘农成为了一个未作良相的名医，程氏家门中出了中国针灸界第一位中国工程院院士。

（三）16 岁拜师研习中医

1937 年抗日战争爆发后，由于大部分国土沦陷和财力的极端困乏，绝大多数中医乃至医学杂志被迫停刊，各医学团体也无法开展学术活动。况且举国之心在于抗战，无暇顾及中西医学术之争，故抗战八年间，医界关于中西医比较与抉择之思潮无甚可言，一切以治病救人为用。当年程莘农才16岁，其父亲断然决定送儿子拜师学医，治病救人以立命糊口。

程莘农父亲虽通中医典籍，但因临证少，于是决定拜淮阴当地最有名的医生陆慕韩为师。陆慕韩为祖传业医，其父陆耀堂，曾师从周金杨。据载陆氏擅长看时令病，疗效很好，有"决人生死"的本领。陆氏三代均为治疗温病的专家，声震一方。但陆慕韩因之前三个徒弟均早夭而无意再收弟子，遂关门谢客。不料，当程氏父子登门拜师时，陆老考虑再三，由于程氏家族在本地的声望，加上程莘农叫几声师傅之后，便能将《内经》背得滚瓜烂熟，又有一手好书法，两眼灵秀，出语不凡，陆老连连称奇："怪哉乎！孺子可教！未来将知道徒名而未知师名者，此小儿也！"陆老念程门是名儒之后，便破例收下了程莘农为徒。程家作为答谢送给陆老500块大洋。

陆老带徒要求非常严格，他先让学生为病人诊脉，然后自己再亲诊一遍，告诉学生如何判断，肯定正确的，纠正错误的；关于处方用药，他只报出药名，剂量由学生自己定，他再过目修改，将不适当的剂量调整；门诊结束后，规定学生上晚自习，学习某某篇章，第二天对该章节提问，以督促学生自觉学习。由于程莘农已经有诵读和学习中医经典十多年的扎实功底，使得他在跟随陆师临证过程中得心应手，入门不久即得到老师的器重。程莘农在陆家拜师学艺期间，白天随师出诊，晚上攻读医典，为了让程莘农更快成长，陆老很快就放手让程莘农独立开方，师徒俩时而相随应诊，时而结伴坐堂，形影不离。程莘农在陆老的精心栽培下，打下了扎实的中医临证基本功，同时还继承了陆老在内科、妇科、温病等杂病方面的丰富经验。陆氏临证注重舌诊，著有《验舌辨证歌括》一卷，后经崔金哲收集其病案百十则，最后经程莘农整理为《养春草堂方案偶存》一卷。程莘农跟师临证 3 年半，陆老倾囊而教，尽传其技，使他的医术有了明显的提高。

（四）19 岁挂牌悬壶济世

七七卢沟桥事变后，国内抗日民族统一战线正式形成，但国民党消极抗战，汪精卫在南京成立"中华民国国民政府"，国内几乎到处都处在战争的环境，1940 年共产党的敌后抗日战场逐渐成为主战场，百团大战取得胜利，直到 1945 年后，日本投降，抗战胜利。中国百废待兴，医学团体及其报刊和活动开始恢复或创立，医界各种思潮又重新显露，但其内容基本不出二三十年代的范围，不久内战爆发，医者以治病救人为己任，救大众病痛于水深火热之中。

1939 年当日军进入淮阴市后，陆氏因家破忧愤而病逝。陆老辞世后，只有 19 岁的程莘农便开始独立挂牌行医。虽然程莘农当时很年轻，但由于当时跟师学习过程中，许多患者由程莘农侍诊，患者们多愿意继续接受程莘农治疗。这样，程莘农每日应诊者常有二三十人。由于程莘农热情服务和较好的疗效，患者们不仅仅称其为"小程先生"，还为水渡口程家门前惠赠一幀"程氏医室"的匾牌。程莘农追随老师临证风格，"富贵不跌价，贫贱不轻视"，尽量做到一切以病人健康为重。热心感恩的病友特此赠送了一块"陆慕韩亲授程莘农先生医道"的牌匾，端端正正挂于程家的堂屋。从此，年仅 19 岁的程莘农以行医为己任，正式踏上了悬壶济世的医道。

当时程莘农虽小有名气，但受世俗的观念，因为年轻尚不能使人心悦诚服。有一位姻长张石逸氏（曾拜过程老的父亲学文），患有一个疑难病症，请程莘农为其治疗，服数剂药而愈。张氏病愈后写信感谢，信中有一句话："居然收回春之效"。用"居然"二字实隐隐含有意外或轻视之义。虽然如此，程莘农仍虚心应诊，博览群书，请益智者。

程老用陆氏化温的方法，在一年中治疗温病（暑温）初期的患者约二三百人，在一周内使其出"表"而发展成为温病者极少。程莘农曾治疗一位温病患者，刚痊愈后因食一大盘饺子而复病，中医名为"食复"，出血不止，邀程诊治，程用犀角地黄汤加减一剂药而血止，连服数剂调理而痊愈。又曾治一位"破伤风"患者，已严重到角弓反张，伏地不起，他除用治疗破伤风药物以外，还重用"青黛"，数剂药而痊愈。其他如用陆氏原方治疗血崩证以及慢性咽炎，随症配方，疗效甚好。熟悉陆老药性的病友惊呼："怪喱，陆老显灵喽！"个人的努力加老师的名气和家族的声望，使程莘农业医的起点高于常人，一出道就被吸收入中医师公会。1946至1949年先后担任了淮阴仁慈医院文职兼护士学校国文教员、镇江仁慈医院院务委员兼秘书等职。

民国期间，考试院成立考选委员会，组织办理中医师执业执照，程莘农参加了考试，经审查合格，于1947年获得了中华民国考试院颁发的医师证书。

（五）服从分配，转攻针灸

1950年，卫生部召开了全国卫生行政工作会议，毛泽东为会议题词："团结新老中西医各部分医药卫生人员，组成巩固的统一战线，为开展伟大的人民卫生工作而奋斗。"党和政府制定了"团结中西医"的方针，这是以政府行为为一门学科的发展确立的指导思想。1954年6月29日，毛泽东关于加强中医工作的指示，纠正了卫生部个别领导轻视、歧视、排斥中医的错误，这些举措有力的促进了中医院校的建设工作。

1954年6月，江苏省统战部、卫生厅联合召开了全省中医代表座谈会，决定成立江苏省中医医院、江苏省中医进修学校（南京中医药大学前身）。在此背景下，江苏省中医进修学校（南京中医药大学前身）的筹建工作展开，1954年10月30日，江苏省人民政府任命承淡安为江苏省中医进修学校校长。1955年3月13日，江苏省中医进修学校在南京市朱雀路邀贵井14号，举行了学校成立大会和第一期中医进修班、针灸专修班开学典礼，由此揭开了针灸高等教育的序幕。在第一期进修班学员中，包括了后来的多位中医和针灸泰斗，如董建华、王玉川、王绵之、颜正华、程莘农等就在其中。

1949年以后，程莘农先后在淮阴专区中心卫生院保健室工作、淮阴专区护士学校教务工作、清江市卫生工作者协会常务委员兼秘书股股长等工作。但他心中念念不忘的还是他喜爱的中医事业，于是他向领导提出要求继续从事中医、继续学习的要求，组织上于1953年6月同意程莘农进入"清江市（淮阴）中西医进修班"学习新知识。1955年江苏省中医进修学校举行学校成立大会和第一期中医进修班、针灸专修班开学典礼。当程莘农知道这个消息时，第一批中医进修班的60名中医已经选拔完毕，鉴于程莘农的深厚功底，学校于是将包括政治、中医基础、方剂、中药等在内的试卷寄往卫生院对其进行单独考试。对这一段历史，程莘农记忆犹新，他回忆说："那天我刚下班，院长就推门进来通知我晚上加班考试。"就这样，在没任何准备的情况下，他只用了一个晚上便答完了所有试卷，顺利地通过了考试，被录取为第61名学员，据说阅卷的老师在看过他的答题后，曾拍案叫绝："想不到苏北还有这等人才！"

第一学期程莘农在中医班学习，当时中医进修班的学员都是具备了一定中医基础和临床经验的中青年中医，而老师们则是临床经验更丰富、学术水平更高的名老中医，如教授《内经》的是时逸人，《伤寒论》、《温病》的是宋爱人，医史是周筱斋，中药是叶橘泉，方剂是樊天徒，内科是曹鸣皋，儿科是江育仁，妇科是陈丹华，诊断是邹云翔，针灸是李春熙。第二学期，学校作为师资培养，将大部分学员各自分成专科，搞专科培养。鉴于程莘农具有针灸临床操作技术的功底，学校将程莘农分配到针灸组，由江南针灸名师李春熙、孙晏如教授等带教，程莘农担任学生小组组长。但程莘农当时的思想观念却认为：中医与针灸大夫虽都穿白大褂，但针灸大夫却站着像剃头匠，蹲着像修脚行师傅，扎扎戳戳，感觉明显低人一头。受这种观念的影响，程莘农亦认为针灸是小道耳，内心虽有想法，但仍服从组织，抱着艺多不压身的想法，安心转攻针灸。幼时虽读过针灸书籍，但只知道几十个穴位与常见病证，由于过去以用药为主，而对针灸疗效如何并不十分清楚。后随孙晏如老师临证见针灸疗效甚高，有的甚至超过中西药品，程莘农急请教于孙老，孙老教导说：针灸与中医医道相通，针灸处方用穴的穴性与中医处方用药的药理一样，并不困难。因此，程莘农坚定了转攻针灸信念。

时年34岁的程莘农，一切从头开始，于是专攻《内经》、《难经》、《针灸甲乙经》、《铜人针灸腧穴图经》、《针灸大成》等针灸专籍，只要学校图书馆有的藏书，他都一部不落的通读或摘录，以扩大针灸知识面与提高技能。在攻读十四经腧穴时，经穴记忆须循经不能错乱，由于岁数渐大，记忆力较差，熟读背诵经穴歌诀仍感困难，于是程莘农将经穴歌诀用京剧唱腔演练清唱，不久就全部熟记了，在两星期内记完了十四经穴。

在学习期间，程莘农主要跟随针灸学教研组组长李春熙老师学习点穴与针灸，由于李老师是江苏淮阴人，得知程莘农是江苏淮阴老乡，他将自己从1935年参加第一届中国针灸学讲习所以来，与承淡安长期从事针灸的经验，手把手的交给了程莘农，当时承淡安任中医学校校长，学校行政工作全赖尤堃副校长负责领导，针灸教研组主要由李春熙主持。然当时的针灸教学工作是全无教材教具的，南京的冬天是非常寒冷的，为了切身感受点穴，程莘农依然脱光衣服，让老师和同学们在他身上操作示范，切身感受穴位部位和手法力度。同时他还得到了孙晏如老师的指导，老师亲身教诲，传授诸多临床经验。通过努力学习，他由学生转为老师，担任针灸学科教研组组长，从此成就了他由"用药"到"用穴"的转折，这次意外转行，虽然使中医少了一位开药方的大夫，却使针灸界多了一位学术泰斗，并为后人留下一段学习针灸腧穴的佳话。

（六）拓荒中医 教育先行

江苏省中医学校建校之初，为落实当时国家的卫生工作方针，在浩如烟海的古籍中整理挖掘，组织编写了新中国高等教育第一套中医教材和教学大纲。程莘农到针灸学科教研组以后，首先对江苏省中医学校针灸学教研组编著的《针灸学》讲义进行修改补充，一改过去的编写体例，从肯定中医传统理论入手，直接增加针灸经典文献的注解，增加《内经》、《难经》、《针灸甲乙经》、《备急千金要方》、《千金翼方》、《外台秘要》、《铜人腧穴针灸图经》、《针灸大成》和《循经考穴编》等文献的经文释义，对有关经络腧穴的内容进行系统的分析和补正，理顺了经络循行、腧穴部位和主治病证的关系，从而解释了"经络所通，主治所在"的规律。从文献的角度，客观论述了腧穴主治规律的经络联系，使经络学说的临床应用更有生机。另外，为了推进教学，程莘农受校方委派，首先试行语译全部《难经》。时值卫生部开始重视中医的古籍语译工作，程莘农语释后的《难经》初稿，校方印行并选送卫生部，经中医顾问沈德建组织的专家组审阅后，给予较高的评价，促进了中医古籍语译工作的发展。之后，大量语译的中医专籍相继问世了。

程莘农在江苏省中医进修学校任针灸学科教研组组长时，积极参加学校在全省举办的巡回教学，任针灸巡回教学组组长，深入基层开展工作，负责南京市 100 余名针灸师及各县市针灸医师的进修学习，足迹遍及江苏省 8 个专区 20 个县，推动了当地针灸学术的发展。

1955 年朝鲜曾派三名专家前往南京学习，其中一位金光一教授，要学习全部《难经》，校方选派程莘农为其讲解《难经》及中医针灸的课程，两人遂建立了深厚的友情，金光一还将朝鲜的针灸学名著《五行针》和朝鲜名医李济马所著的《四象方》相赠，为中朝之间的医学交流留下一段佳话。

（七）奉调北京 跌宕起伏

1956 年 8 月 24 日，毛泽东接见音乐工作者时说："学习外国的东西，是为了改进和发扬中国的东西，创造中国独特的新东西"；"就医学来说，要以西方的近代科学来研究中国传统医学的规律，发展中国的新医学。"经党中央、国务院批准创办了成都中医学院、上海中医学院、北京中医学院、广州中医学院，把中医教育纳入国家高等教育的轨道。❶

---

❶ 钱信忠. 中国卫生事业发展与决策. 中国医药科技出版社，1992，565－576.

1956 年 9 月，主管江苏省卫生厅工作的吕炳奎同志调任卫生部中医司司长，此年冬天，程莘农携带组内所研制的"经络循行与病候关系示意图"，亲自向卫生部及首都中医界主要人员进行汇报，因党中央、国务院正制订党的中医政策，此项工作在当时的中医工作中起了很大的影响。

1957 年，由于刚成立的北京中医学院缺乏师资而通过卫生部向南京求援，为响应政府号召，支持北京的中医事业，国家从全国选调了程莘农、董建华、王绵之等 40 余人进入北京中医学院（现北京中医药大学）工作。1957 年 8 月，程莘农、董建华等调往北京，程莘农任北京中医学院针灸教研组组长，负责教学工作。该院是党中央国务院首批的四大中医学院之首，建院之始，一切工作需从头按正轨进行，由于人员少，工作任务繁重，除建立一切规章制度外，程莘农还承担编排教材和教具等，出版了《简明针灸学》；他还参与组建了学院附属医院东直门医院针灸科，当时科室里人才济济，有杨甲三、姜揖君、单玉堂等，程莘农任科组长。同时学院又大搞科研，程莘农又任北京中医学院科学研究委员会办公室的秘书，日常办公人员仅程莘农一人，全院重点和一般科研项目约 200 余项。除了日常临床、教学、科研等工作外，他还参与主持编辑《北京中医学院学报》及任《中华妇科杂志》常务编辑等，还为原苏联和越南的留学生授课培训，组织骨干力量大搞创新。为此，他至今还保持着早起的习惯。因为病人多，必须一早开始临床治病，中午很晚才能回去吃饭，而下午则要在课堂授业，晚上还要伏案笔耕，每天工作超过 12 个小时，对于每一项工作，程莘农无不一一加以谨慎处理，虽然这些往事已过去了半个世纪，程莘农如今常回念如初，历历在目。

1962 年，虽然北京中医学院已经培养出第一批中医大学生，但各科教材亟需修订，由当时的卫生部长助理郭子化等牵头，组织北京、南京、上海、广州和湖北几家中医学院共同编制第二版中医教材。其中，针灸学教材就是由程莘农、裘沛然、邵经明等中医针灸大家亲自审稿、定稿。二版针灸学教材中最突出的一点就是增加了穴位处方的方解。程莘农认为，中医处方用药，有君臣佐使可依，且有《医方集解》等专门的著作来论述，而针灸的选穴除《灵枢》中提到过的七方外，就很少有人提及。于是在二版教材中大胆创新，引入针灸方解，改变了长期以来针术秘而不宣、习者无所适从的境况，成为公认的最好的教材。为了推进教学，程莘农还积极审定编写针灸挂图等教学用品，对针灸学的继承和发展起了积极的示范和推动作用。1963 年卫生部办理主任医师的审批工作，程莘农被卫生部批准为主任医师，又被任命为科室副主任，后又当选为东直门附院工会主席。这是程莘农工作生涯中的第一个黄金时期。

程莘农在病房工作中，积极主张创立中医病房管理办法，除中医书写病历严格辨证外，还要求创立相配套的中医护理方法，如要求护士要会看舌苔，诊脉象等。有一位护士用消毒棉加生姜汁护理患者的膝盖，用于护理膝关节痛，程莘农便加以赞扬。当时程莘农主攻功能性子宫出血、中风和三叉神经痛等临床常见疑难病症的针灸治疗，并完成了"中风偏瘫64例观察"等科研课题，总结出单纯用针灸治疗和用加中成药治疗的不同效果规律。程莘农主张，中医贵在理论与临床结合，因此，他不仅赞成学生多读书以外，要早临床、多临床，还积极响应"面向工农兵"的号召，亲自带领学生到工矿、农村等处实习，曾有一年中秋节，他带领学生到井下为矿工服务，不避工作艰苦，得到学院表扬，在全院大会上还被同学们编剧成快板书表演报道。

1966～1976年的"文化大革命"期间，中医药事业和其他事业一样，受到了严重的破坏，进而造成中医药事业进一步萎缩，中医队伍后继乏人，从事中医药工作的人员减少1/3，全国中医医院从1960年的330所减少到129所，中医学院由21所减为11所。中医基础理论研究被取消，继承和发扬中医学遗产的工作被污蔑为"复古倒退"，大批中医医院、教学、科研单位的房屋被挤占，教学科研仪器遭到了破坏，图书资料被丢弃或损坏，中医学术水平和服务能力大为降低。

尽管程莘农对针灸事业无私追求，但文革期间，他被勒令终生不得从医，否则是对无产阶级专政的蔑视。程莘农眼瞅着一批批或病或瘫、求医无门的病人，心急如焚。在下放到河南期间，看见一小女孩患摇头症，他这个"牛鬼蛇神"竟披藏着针具，偷偷找到患病人家，送医上门，经几次治疗，女孩的头不摇晃了，消息不胫而走，自己却平添了一条罪状，被无辜的批斗，成了四大"牛鬼蛇神"之一。面对当时的社会现状，无可奈何的程莘农只能安于劳动改造，被劳动改造长达6年半之久，1973年因未查到一切罪名才被释放。在一起被劳动改造的四人当中，以著名中医专家秦伯未为首，程莘农被排在最后一名，对此程莘农常常自嘲：秦为牛头，程为牛尾，尔等淡然处之。

（八）客观务实 探索经络

程莘农虽然在"文化大革命"中遭到很大的冲击，但他并没有放弃一个医生的职责与良心，没有停止过医籍研读。"文化大革命"期间，北京中医学院和中国中医研究院（现中国中医科学院）合二为一，"文化大革命"结束后又重新一分为二。正是在这样的大背景下，1976年程莘农选择来到中国中医研究院针灸研究所从事针灸经络的研究工作。他在262医院的协作下，完成的"体表循行81例研究"，是我国早期经络研究的优秀论文之一。将观测的经络感传路线和《灵枢·经脉》篇对照核查，其循行路线基本和《内经》

一致，得出了经络是客观存在的科学判断。此后，程莘农被任命为针灸研究所临床经络研究室主任，继续进行研究。1990年"经络的研究"被列入国家"攀登计划"，程莘农被聘为首席科学家，主持"循经感传和可见经络现象的研究"，从人群普查、生物学指标以及现代物理学（如声、光、电、热、磁、核等）研究等方面进一步证明了经络的客观存在。研究过程中把主观感觉现象的描述和客观指标的记录结合起来，切实注意理论联系实际，基础结合临床，体现了中医的理论特色，在医学和生物学研究工作中开拓了一个新的领域，发现了许多重要的现象和规律，这些现象和规律为国内外其他学者反复证实，具有重要的科学价值，为进一步阐明经络实质奠定了可靠的基础，对于探讨针灸针麻原理都有重要意义。程莘农作为总课题组组长和总设计人、第一作者，该项研究获国家中医药管理局科技进步乙等奖。

程莘农非常重视腧穴的研究，积极参加世界卫生组织国际标准"针灸穴名"研究工作，对腧穴的名称、意义、部位逐一审核，十几年在国内外多次的会议中，力陈自己的见解，主张创新，反对异化。程莘农根据其研究成果与杨甲三合作撰写出《经络腧穴研究》、《十四经穴点穴法》，后者被拍摄成科教电影，于1985年由北京科技电影制片厂摄制发行，并获卫生部科技成果二等奖。

程莘农对针灸情有独钟，但坚持"客观的评价，科学的使用"。他非常赞同加拿大认知科学学会理事会主席萨加德教授的观点："虽然中医和西医有着不同的理论体系，但是，中西医间语言、概念及本体论的不同并不意味着不能建立它们之间的比较。中医不是神秘的宗教，它的目的在于改善人们的健康状态。"他始终坚信：虽然由于历史和文化的差异，对针灸有不同的看法，但是不论你如何理解针灸，它的实践结论证明针灸在许多方面是成功的、有效的和实用的。

程莘农通过自己亲历的临床感受，对针灸有着深刻的理解："针灸是一门非常深奥的学问，中国历史上第一部医学专著《内经》有一半篇幅阐述了针灸的理论和实践。针灸的理、法、方、穴、术都是很讲究的，由于一些人缺乏对针灸学的深刻了解，把针灸作为一种简单的技能，其实，针灸学无止境，用无止境，是一门实践性很深的学问。"

（九）临床培训　针灸传扬

1976年之后，为了把在"文化大革命"中损失的时间补偿回来，他总是每天一大早就起床，早早地开始临床工作，每天6点就开始给病人看病，到8点钟别的大夫正式上班时，他已经完成了几拨病人的治疗。就这样，他每个上午的门诊量就能达80多人次，对于开药方的中医大夫来说，这也是个惊人的工作量，更何况是针灸大夫，针灸大夫处置每个病人，从诊断、进针、行针到起针，少则 10 分钟，多则半个小时，每天在病床与病床之间的奔波可达几公里。他在后来 30 多年的临床工作中，诊治的患者达数十万人次，平易近人，为患者着想，医术高超，赢得患者和同行赞誉。如：在天津急腹证医院观察经络研究情况时，妇产科病房有一产妇患妊娠子痫，已神智昏迷，胎死腹中，产科主任认为已不能切腹，尚无其他治疗办法，下午 5 时许请程莘农会诊治疗，当时为其急行针灸治疗，并开一中药方，嘱其 18 点 30 分必须将头煎药服下，23 点必须二煎药服下，住院医生照此执行，于当夜 23 点 30 分，产妇腹痛，死胎自动产下，后经医院连续治疗而痊愈。该处方中，他重用大黄、芒硝、龟板、川牛膝等药，急则治标，直达病所，取得良好效果。

程莘农擅长治疗中风、半身不遂、血崩（功能性子宫出血）、慢性咽炎、面神经麻痹、偏头痛、三叉神经痛等病症，每天慕名而来的病人很多。他常常废寝忘食，工作很晚，仍坚持学习，与时俱进，临床上将中医辨证与西医辨病结合，实践病证相参的选穴准则。如：治疗一病人患偏头痛，针灸治疗 10 次后，并未能止痛，因此建议患者到医院检查，几个月后有一天，该患者特意前来向程老感谢，并说幸亏程老叫去医院检查，原来是患"脑瘤"，医院当即留其住院为其手术，现已基本康复，此事可见一斑，足以说明其知识的渊博和技术精湛。

为满足针灸国际教学和交流需要，程莘农非常重视针灸的对外交流和培训工作，多次召开专题讨论和经验交流，终于 1974 年 8 月由卫生部、外交部、外经部联合报请国务院批准了在中国中医研究院开展"外国医生针灸学习班"，通过举办针灸学习班，接受友好国家的医生，实现联合国多边援助途径，促进了中医药文化的传播和交流，也是我国一项特殊的外交政策，在国际针灸界引起很大震动。此后，卫生部于 1983 年 3 月决定，将三个国际针灸班（基地）改为中国北京、中国上海、中国南京国际针灸培训中心，扩大了对外交流。通过 30 多年的培训，取得了较好的成绩。程莘农身为培训中心主任，在针灸的教学和培训工作中，既要组织管理、研究带教、编写教材，又要亲自培训授课、临床实习带教，将中医基础理论和针灸临床实践结合，使外国学员在言传身教中体会中医针灸的博大精深。

改革开放 30 年来，他乐此不疲，科研、医疗、教学和交流，兢兢业业、默默奉献，付出了艰辛的劳动，培养了一批中医针灸人才，见证了针灸发展、针灸传扬，成为程莘农工作生涯中的又一个黄金时期。

在北京国际针灸培训中心，学员们来到针灸的发源地学习，都渴望能向针灸学泰斗取得真经，总是以聆听过程莘农的课为中国之行的最大幸福，以得到过他的临床传带为最大收获，以与他合影留念为最荣幸的事。30年来，程莘农始终坚持自己出资购买笔墨纸砚，为中心每一届结业的外国学员们赠送他亲手书写的一幅幅书法作品——针灸传扬，现在程莘农的书法已经挂在100多个国家地区、近万名学员的诊室里，他期冀"针灸传扬"这四个大字，能把医者的责任与精神传及后学，也鞭策他们继续将针灸事业发扬广大，造福人类。

（十）大医精诚　乐在奉献

程莘农以"大医精诚"为座右铭，毕生重视医德修养，认为"天下万事，莫不成于才，莫不统于德，无才故不得以成德，无德以统才，则才为败徳之才，实足以败，断无可成。"他对病人态度和蔼，诊疗细心，一针一灸均亲自操作，全神贯注，心无旁骛，常能力起沉疴。他强调作为一个医生，"非仁爱不可托也，非聪明理达不可任也，非廉洁淳良不可信也"。并告诫后学："临症笃于情，富贵不跌价，贫贱不轻视，凡人有难，所求必应"。虽然临床中获得了较好的疗效，但对患者，他力求避免和减少误诊，治疗力求准确，在他眼里病人永远是第一位的，对自己不专门治疗的病种，总是介绍到别的专家治疗，以同行为师，急病人之所急。

程莘农的病人虽然很多，但收费却少得可怜，在长达近30年的时间里，作为中国工程院院士、文化大革命前就晋升正高职称的主任医师，他却和普通大夫收一样的挂号费和治疗费，有时候病人远道前来求医，生活困难，他就分文不取，颇有医侠之风。

生活中，程莘农是一个非常可亲近的、多才多艺的老人。他从六七岁起就开始修习书法，亦医亦文，或篆或针，笔若蛟龙，神韵无穷。于1948年加入中华全国美术会成为会员，之后又加入上海市中国画会成为外埠会员（当时外埠中有徐悲鸿、黄宾虹、张大千、潘天寿等一辈名家）。1979年加入中国书法家协会成为会员，之后又加入北京市中国画研究会。1996年为国家中医药管理局杏林书画会名誉顾问，1997年担任卫生部老干部书画研究会名誉副会长。其书法作品多次入选展出，作品中有的被选刻于河南省开封市"翰园"碑林及《中国书法艺术大成》，在国内外享有一定声誉。在庆祝香港回归时，程莘农写的书法为全国政协书法室收藏，其事迹传略也已被载入当代书法大成及全国艺术家名录等。此外，他的作品也曾流传于国内、外，如日本、美国、英国、法国、德国等国家。程莘农大之一个字可写三、四尺之大，小之字则如绳头，现仍存有绳头小楷唐诗一卷，达二万余字。除书法外，他亦爱好篆刻，"文化大革命"中作品已流失，现只有《程莘农篆刻偶存》存世。

他淡薄名利，不居功自傲。在不少的媒体报道里，他被称为学术泰斗，但他却认为，这些名誉不是给予个人而是给整个针灸界的。因此，在各种场合，他都不遗余力地为中医事业、为针灸事业鼓与呼，甚至不惜在许多公开场合拍桌子。他具有清雅高洁的品行和广博深邃的文化底蕴，强调对内在精神的调养，是既要注意意志的锻炼，情绪的稳定，又要心胸开朗，清心寡欲，方能减少和防止情志的刺激，从而达到祛病延年长寿的目的。正是这种精神，才使出身于中医的他意外转行后仍能成为一代针灸大家，现已90岁的程莘农仍活跃在针灸学界中，为针灸的发展或喜或忧。

从医70多年来，他见证了新中国中医药事业的发展，主持过多项相关的重大课题研究，提出了许多重要的学术思想和观点。对病人倾心相助，对学术无私奉献，对工作中的无论大事小事，总是大爱在心，激情四射。他是针灸界的第一位中国工程院院士，中央文史馆馆员，历任第六、七、八届全国政协委员，以"大医精诚"为座右铭，治病救人，默默奉献，用自己的言行践行"大医精诚"，无愧于国医大师的光荣称号。

二、程莘农学术探源

（一）家学影响

程莘农家族，世代业儒，是书香门第的旺族。家庭的熏陶和孩童时期的传统文化教育与程莘农的成才密不可分。四书五经的儒学底子正为其医学学习奠定了良好的基础。医与儒，虽是两门不同的学科，但在古代常常是伯仲难分的。中国自古就有"医儒同源"之说，"儒"是医学的基础，为学医创造了便利条件；医是"儒"的延伸，所以又说"儒是基础医是楼"。自从元代戴良在《九灵山房集》一书中提出了"医儒同道"的观点之后，人们习惯于把"医"与"儒"相提并论。文中说："儒识礼仪，医知损益。礼仪之不修，昧孔孟之教。损益之不分，害生民之命。儒与医岂可轻哉？儒与医岂可分哉？"难怪我国古代将医生和教师并称为"先生"。

由儒从医、文仕通医是古代中医传承中的特色之一。"不为良相，即为良医"，"秀才学医，笼中抓鸡"，一方面形象地道出了具有传统文化知识背景的人，学习中医相对比较容易的现象；另一方面也说明了中医与传统文化的密切关系。中医学植根于中国传统文化，无论是理论基础，还是思维方式，都与中国传统文化有着天然的一致性，如气、阴阳、五行等学说，都是从中国传统文化中套用而来，整个传统中医理论体系都是以中国传统文化的若干范畴为理论基础的，可以说没有中国传统文化，也就没有现有形态的中医理论。"问渠哪得清如许，为有源头活水来。"要从根本上解决中医的继承、发展和复兴问题，关键是要彻底剖析中医本质、立足传统中医特色、强化中医文化

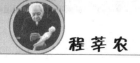

地位、恢复中医整体思维模式，在中医界形成统一认识和一致的发展方向。

今天，若离开了中国传统人文文化教育传播，没有广大人民群众对中医药知识的知晓率、敬畏感和特殊需求，单凭中医药执业人员用中医自己的理论解释中医诊断、方剂、药性和治则等等，终究难成为一代中医名家；离开文、史、哲等文化的滋养，中医的本体思维、价值取向、发展规律都将被扭曲，中医理论难以得到健康稳定发展。中医传承应在努力提高临床疗效的同时，应对其理论体系作重新解析，应将其放在产生的自然背景下，利用现代多学科的知识，找到中医药的"源头活水"，来丰富和发展中医药的临床技术。因此从某种意义上来说，中医的文化研究是中医传承发展的重要推动力，应当重视和加强中医药学科学与文化价值观的传承与中医药知识的普及教育。

（二）拜师学医

程莘农拜师陆慕韩初习临证以及在江苏省中医进修学校学习期间跟随孙晏如和李春熙系统学习针灸，对其一生影响最深。

程莘农虽然经过几年古典医籍的诵读和学习，掌握了一定的中医理论知识，然而，中医学是实践性非常强的一门学问。"熟读王叔和，不如临证多"，程莘农拜师陆慕韩，初习临证，把书本上的知识首次运用于中医临床治病，在3年多的时间里，广泛接触温病、妇科以及内外各科杂病，基本上掌握了常见病的中医药治疗，并进一步理解了中医辨证论治的临床规律，注重理、法、方、药和君臣佐使，尊师据典，这为以后提出针灸辨证理、法、方、穴、术的观念打下了基础。如他本人所言，中医针灸，就是要在中医理论指导下进行针灸辨证论治。中医辨证思想对其针灸治病的学术影响正是来源于此。

程莘农在江苏省中医进修学校学习和带教期间，江南针灸学派众多，学术气氛活跃，当时承淡安、叶桔泉任江苏省中医进修学校校长、副校长，医术高超，声望较高，为当地名医，深受师长影响，发奋图强。虽然聆听，非常受益，但对他从事针灸事业，影响最深的莫过于南通的孙晏如和淮阴的李春熙。

孙晏如重视经络学说和循经取穴，尤其重视经络学说临床应用，他常常以经云："知其要者，一言而终，不知其要，流散无穷。"教导后学，启发后人一定要通晓经络，熟识穴位，他认为经络学说是古人几千年来，从长期的临床实践中所发现的原理和治病规律，不是凭空臆想出来的，而是有它客观存在的物质基础。不认真研究经络，将会有废经存穴的倾向，针灸只能成为一种治疗手段，疗效将得不到提高。并提出：要发扬挖掘古人的学术和宝贵经验，经络是值得研究的，决不可轻易地放弃，在临症时强调辨证施治、循经取穴，"宁失其穴，毋失其经，按经用穴"，受其影响，程莘农在临床上提出了归经辨证主张，明确诊断，提高疗效。另外，孙晏如重视中医基础理论的研究，特别强调："要精通针灸，必须重视中医基础理论的研究，要在中医经典著作上下功夫，博览群书，不断提高中医学术水平。"在临床上则强调针灸与汤药并重，根据病情的需要，适当的加以选择和配合，针药兼施。这些学术观点，影响并指导程莘农一直在临床应用并不断完善。❶

李春熙治学严谨，工作勤奋，早年就读于针灸名家承淡安先生门下，通晓《灵枢》、《针灸甲乙经》、《十四经发挥》等针灸古籍，重视经脉循行及交会穴的应用。先后主编和参加编写了《针灸学讲义》、《针灸学》、《中国针灸学概要》等著作，研制了《人体经穴立体模型》经穴挂图。在针灸临床治疗有丰富的经验和疗效，其编著的《针灸学讲义》为江苏省中医学校当时的主要教科书，对经络、腧穴、针灸手法以及常见病针灸治疗有了比较系统的描述，程莘农对这本书爱不释手，白天跟随李老师出诊带于身边，晚上将心得体会记录在书本上，这本书保存至今。在我们跟师学习的过程中，经常拿出来作为教本指导我们学习。其中标注的关于五输穴、八会穴的渊源、交汇、主治病证和临床应用规律，对程莘农学术观点的形成有较大的影响。

在校期间，程莘农深获孙、李二位老师学长的教导，孙晏如先生的针灸处方精确细腻，李春熙先生的五行配穴惟妙惟肖。他们的学术观点和临床经验，对程莘农后来的针灸研究及临床诊疗产生了深远影响，如经络研究之归经辨证和穴性似药性的理法方穴术施治等。

（三）院校教育

清初至民国时期，针灸医学由兴盛逐渐走向衰退。清朝医生多重药轻针，甚至太医院的针灸科也被废除。这是因为当时有一种社会伦理上的认识占了上风，这种伦理观点就是，身体发肤受之父母，不能够轻易的损伤、破坏它，不然就是大不孝。而针灸治疗方法，就是针对皮肤表面进行的操作，不可避免的会造成一些创伤。所以在当时的伦理纲常的影响下，针灸逐渐走了下坡路，成为医学中的末流，为大方脉所不齿。在这样的背景下，程莘农也认为针灸医生低人一等。在江苏省中医进修学校期间，当将其分到针灸组时，他并不愿意，但本着服从的原则，才转学针灸。

当时，担任江苏省中医进修学校校长的正是近代针灸教育大家承淡安先生。民国时期，针灸多次遭到废除之厄运，为保存针灸，承淡安通过开办函授教育、创办针灸学校及针灸刊物、以西医解释针灸等多种形式，来培养针灸人才、传播针灸知识，在困境中不断抗争，以求生存与发展。新中国成立

---

❶ 程莘农，孙震和. 忆孙晏如先生. 江苏中医药，1986（3）：40 – 41.

后，承淡安被聘任为江苏省中医进修学校校长，将针灸纳入正规院校教育之列。在承淡安大力发展针灸教育的影响下，程莘农打消了轻视针灸的念头，并为其后"首用针灸，针药并用"埋下了种子。

由于江苏省中医进修学校主要是为培养教师，临床经验丰富、学术水平较高的青年中医，副校长尤堃运用解放军"官教兵"、"兵教兵"、"兵教官"的训练方法，即是"老师教学生、学生教学生、学生教老师"，使教学互长。程莘农除要自己系统学习中医课程，很快又要教课，又要管理，这种教学方法为程莘农后来在北京中医学院及中国中医科学院针灸国际培训中心从事针灸教学兼管理奠定了基础。

院校教学具有传播知识的信息量大，传授的知识标准规范一致，受教育的普及率高等特点，通过江苏省中医进修学校的学习，程莘农对中医药有了全面的了解，系统掌握了中医基本知识；加之第一期中医班的学员都是具备了相当中医素养和临床经验的中青年医师，得益于当时活跃的学习气氛和"交替教学法"，他与每位学员经常交谈，吸取各家经验。正像访谈中程莘农所说："院校教育可以使学生接触多位老师，接受更加全面的知识"。

三、程莘农成才之路对中医药人才培养的思考

程莘农从儒医到院士，经历曲折，其成才之关键除自己热爱及其不懈追求之外，结合自身体会认为：熟读经典、跟师学习与院校教育、加强临床实践，编写使用规范教材，以适应院校教育的需要等，为我们今后的中医针灸人才培养提供了借鉴。

（一）熟读人文和医学经典是基础

程莘农年仅 10 岁时，即在父亲的指导下诵读了《医学三字经》、《汤头歌诀》、《脉诀》、《内经》、《难经》、《本草纲目》、《本经疏证》等大量的中医经典著作，以致他拜师陆慕韩门下，跟师临证过程中能得心应手，很快便得到老师的认可，这可谓是熟读经典的作用。后来在转攻针灸时，仍然从经典的学习开始，诵读并摘录了《灵枢》、《难经》、《针灸甲乙经》、《铜人针灸腧穴图经》、《针灸大成》等针灸专籍，这些经典的学习成为其后针灸临床的坚实基础。

《名老中医之路》所辑 97 家中明确强调中医四大经典的学习与背诵者多达 87 家，占其中 90% ❶。王琦曾对近现代 112 家名中医成才因素做探讨，其规律是无不以熟谙经典为本，以奠定学术基础，并在此基础上旁及各家，博

---

❶ 李如辉. 著名中医药专家成才规律研究. 中华中医药学刊，2007（2）：244－246.

及医源。所以加强传统文化和中医经典文献学习，培养传统思维模式，将中医放到传统文化大背景下，才是中医传承的当务之急❶。

　　曾有研究对 20 世纪前半叶 96 位老中医的成才之路加以概括，得出他们成才的基本经验是：通晓人文，构筑学医通途；精读经典，从正门进入医学殿堂；名师引渡，是成才的捷径；随师临证，临证与读书交叉，及早获得扎实的独立应诊能力；善思明辨、终身好学，不拘门第、兼收并蓄；重医德修养，追求德艺双馨。❷ 程老的成才之路与此也十分契合，这说明文化底蕴是中医传承和发展的基石。正如中国中医科学院王永炎院士所强调："读经典做临床是培养优秀中医临床人才的重要途径"。❸

（二）院校教育与师承学习相结合

　　历史上中医师承教育主要是拜师学艺的传承方式，师承教育是在"师傅"指导下，徒弟自学中医基本理论和文献经典并跟师进行随诊学习为主，通过口传心授将中医特色、临床经验传承给徒弟，徒弟在抄方侍诊中，逐渐理解老师的思维方式、治病用药规律，在学习中悟出新意不断创新。师徒相授，有利于临证用药经验和传统操作技术的传授。因此，师徒传授是继承与发展中医药学一种潜移默化的模式。

　　传统中医之所以能够代代相传、生生不息，关键在于有一个与之相应的合适的传承体系，即传统中医教育。传统的中医培养是边学理论边进行实践，师徒传承就是我国中医人才培养的传统方式。随师出诊中，通过老师讲解，临床经验随时能够和理论知识挂钩，结合在一起，融会贯通。一些经验、技巧、技能等用语言不易充分表达者，只有通过师承式传承才能达到较好的效果。师承和家传在中医教育中的重要意义，还体现在中医大家的培养，正如书画、京剧、相声等中国传统文化瑰宝，绝大多数大家都出自师承和家传。

　　既往中医药理论和经验主要通过师承授受的方式传承，但传统的师带徒有着一对一的局限性，受众较少，成才较慢；学术传承中，人们局限在一个相对狭小的圈子内，加之医家各承爱技，秘而不传，导致一些实践医学得不到继承发展和推广交流；中医许多成功的经验往往只属于个人，很难成为医学界共同掌握的技术。中医院校教育恰能弥补师承教育的不足，能用最经济的办法将中医基本知识教给学生，课堂教学具有传播知识的信息量大，传授

❶　王琦. 读经典做临床是造就新一代名医的必由之路. 中医教育，2005（2）：81 – 83.
❷　陶永，王化猛，张国梁，等. 从徐经世学术传承历程看老中医继承方法研究. 亚太传统医药2009，5（1）：5 – 7.
❸　王永炎. 读经典做临床是培养优秀中医临床人才的重要途径. 辽宁中医杂志，2005，32（5）：385 – 386.

的知识标准统一、规范、受教育的普及率高等特点。学生在 5 年的大学时间内，不仅仅是学会各种病证的中医治疗，掌握能够指导中医实践的理论，以及中医的学术观点、辨证施治观念和临床治疗方法，更重要的是学习西医学基础知识和科研方法，架起了与西医学沟通和交流的桥梁。

当今，在中医院校教育中较为突出的问题是：课程结构不合理，西医课程的增加，减少了中国古代人文科学方面的课程，忽视中医经典著作的教学，许多大学生很少看中医经典书籍，文化底蕴不够厚实；中医人才培养上重理论、轻临床，培养出来的学生很少接触中医临床实践，不少中医硕士、博士论文的结论大都从动物实验中得来，步入社会后则不会用中医理论与技能看病；很多教师没有临床经验而教学，背离了中医的实践性等；轻医德教育和专业思想教育，培养出来的学生功底较差，缺少中医特色，难以成为真正的中医。而这些不足恰能通过师承教育的特色所弥补。

因此，应该把现代学校教育和传统师承教育结合起来，互为补充，将师承教育纳入到中医高等教育当中去，成为中医教育的一个重要组成部分。中医教育在本科时可分为两个阶段，前期的基础课教育实行课堂教育，培养厚基础、宽知识的良好知识素质；后期的临床课实行导师制，实行个性化教育，培养中医的专才。或者让中、高职称的医师跟有丰富经验的名师传承学习，即所谓"名师带高徒"。这样就能把中医专才教育和普遍的人才教育结合起来，能够使集中时间学习中医理论与分散跟师学习经验相结合，既克服了传统师带徒教育缺乏中医系统理论的缺陷，又避免了常规学校教育远离临床实际的倾向。

程莘农的成才之路，也正是师承与院校教育的结合。正是由于 3 年半的跟师临证学习，将记诵的中医经典理论得以应用，并将实践和理论知识挂钩，理论与实践结合在一起，融会贯通；后经江苏省中医进修学校学习，经跟多名老师学习，开阔思维，全面了解中医，系统学习针灸，为后来成为针灸大家奠定基础。

（三）编著教材和制定标准以立言

程莘农学习期间，由于时代所限，信息不发达，交通不便利，无规范教材，给学习带来了极大不便。对此，程莘农深有体会，于是早在南京教学期间，便产生了编写统一教材的想法。在后来针灸教学中，程莘农带头编写针灸教材。他亲自撰写和主编了《中国针灸学》、《针灸精义》、《中国针灸学概要》、《针灸学讲义》、《针灸疗法》等国内外各种版本的初、中、高级针灸教科书。其中，《中国针灸学》（中、英文版）一经问世便风靡海内外，成为了包括美国在内的许多国家针灸水平考试或针灸资格考试的指定教材。在内容上《中国针灸学》不但包含了经络学、腧穴学、针法灸法学及针灸治疗学的内容，也包含了阴阳五行、脏腑、诊断、辨证等中医基础理论和中医诊断学的内容，极大地方便了国际培训中心这种短期而全面的教学模式，是当时国内外水平最高的国际教学的课本。在长达三十几年的时间内，由程莘农主编的《中国针灸学》再版了几十次，被译为英、法、西等多种语言的教材，并一直是国际针灸教学的首选教材，是欧美各国的中医学子们认识和学习针灸的入门向导。

随着针灸的广泛应用与传播，制定针灸标准以促进教学、科研、临床实践与信息的交流，已迫在眉睫。标准是行业规则，也是战略制高点，制定规则，抢占战略制高点，是推动针灸有序发展、顺利实现国际化的必经之路。早在 1958 年就参与针灸穴名国际标准化工作，1959 年出版了第一本带有汉语拼音穴名的针灸书，1982 年公布了"中国针灸穴名国际化方案"，自 20 世纪 80 年代以来，我国颁布了三部针灸国家标准：《针灸针》（GB2024－1980）、《经穴部位》（GB12346－1990）、《耳穴名称和部位》（GB/T13734－1992）。这三部标准的颁布与实施，为国内外针灸标准化建设奠定了良好的基础。世界卫生组织一直关注针灸标准化工作，1981 年制订了十四经穴名标准化方案，1989 年颁布了"针灸穴名国际标准"，1995 年颁布了"针灸临床研究指南"，1998 年颁布了"针灸基础培训与安全规范"，这些标准现已在世界范围内广泛应用，它们分别从针灸相关的基础培训、临床实习的安全措施、适应证与禁忌证及临床研究等方面提出操作规范要求，对促进针灸的国际教学、科研、临床实践与信息交流起到了重要的作用。

程莘农积极参与针灸教材的编著和针灸标准的制定，推动了针灸科学的发展和传扬，大家从中获取了知识，他也赢得了大家的尊重。1994 年程莘农当选为中国工程院院士，兼医药卫生学部委员，成为我国针灸界第一位院士，2009 年被评为中华人民共和国"国医大师"。2010 年中医针灸成功入选人类非物质文化遗产代表作名录，他为 4 位代表性传承人之一。

第三章

程莘农学术思想与贡献

一、依经据典，发古解难，发微经络腧穴理论

（一）阐述经络腧穴研究的本质

程莘农在针灸理论、临床治疗、教学科研等多方面的贡献，同他一生的治学严谨和勤奋是分不开的。认真务实精神是程莘农治学的体现，他认为："无论做人、做学问，都必须认真务实"。本着这种精神，他对经络的研究认真对待，客观务实。他多次讲："我们研究经络，首先要端正主导思想，要客观务实，研究出什么就是什么，不要事先被经络'虚无'或'神圣'所左右"。

程莘农主持过多项有关针灸经络的学术研究课题。如60年代程莘农完成的"体表循行81例研究"，是我国早期经络研究的优秀项目之一，将测验的经络感传路线和《灵枢·经脉》对照核查，发现其循行路线基本和《内经》描述一致，为"经络"的存在提供了客观证明。1990年"经络的研究"列入国家"攀登计划"，程莘农被聘为首席科学家，主持"循经感传和可见经络现象的研究"，从人群普查、生物学指标以及现代物理学（如声、光、电、热、磁、核等）研究等方面进一步证明了经络的客观存在。

直到今天，经络的现代研究经过50多年的努力，取得了显著的进展，通过电、声、光、核、气等多种理化方法，采用神经生物形态学方法等手段，积累了大量资料证实：①经络现象是客观存在的，其中循经感传尤为多见，它普遍地存在，是一种正常的生命现象。②人体体表可以观察到与古典经脉循行路线基本一致的线路，它与人体功能的调节密切相关。③经脉和脏腑间确有相对特异性联系。随着近年来的研究思路上的改变，经络研究的重心由形态学转向功能学，不再一味追寻新的"经络结构"；从偏重实验室转向临床与实验室结合；在穴位、经脉、循经传递上收集到一些新的特征；对"体表内脏相关"的物质基础、作用原理上进行了多学科和深层次的探讨。❶ 程莘农如下的学术观点，为我们今后的经络研究提出了全方位思考。

---

❶ 胡翔龙，程莘农. 金针之魂——经络的研究. 长沙：湖南科学技术出版社，1997.

1. 区别对待"经络"现象与经络学说

"经络"现象是在实践经验的基础上，经过长期的观察体验和反复医疗实践，所发现的人体相关生理功能和病理变化的一种客观存在。而经络学说是对这一现象的解释。古代不同时期、不同地域、不同学派发现了不同的人体特定部位之间的联系规律，即"经络"。古人给予我们的只是经络存在的"事实"，并用经络学说给出了相关的"解释"，其中掺杂了许多不同时期中国传统文化哲学观念。如早期的经脉循行线是比较简短的，为了完成经脉循环流注，古人延长和扩大了人体各部位之间的联系规律，并据此绘制了经脉体表循行图。

程莘农认为："当今的经络研究，要区别对待"经络"现象与经络学说，明确经络研究的研究对象，重要的是要探讨古代经络学说中所揭示的人体上下内外联系规律的科学价值与现代生命科学之间的关系，而不能完全只对经络学说中的理论进行验证，更不能"按图索骥"寻找曲折跌宕的人体经脉循行线路。如果我们孤立地只研究经络的循行轨迹，就忽视了经络的整体系统性，得出的结论只是片面的。"

2. 用历史和科学的眼光看待经络学说

经络学说是中国古代医家在当时的文化背景和生产力发展水平下，对人体关联现象的认识和概括，是古人用直观、感性的方式对生命活动的体悟和解释。经络理论体系的形成包含着"天人相应"文化观念的融合，包含着粗浅的客观观察和深刻的主观推理，其内容渗透着人文科学的内容，并非纯粹意义上的自然科学范畴。作为中国传统文化的有机组成部分，中国古代的经络学说与其他传统文化一样，既有糟粕的成分，也有精华的部分；既有迷信的因素，也有科学的成分；既有消极的因素，也有积极的作用，应该科学分析、科学对待。

程莘农认为："在经络学说的科学表达之前，应该首先分清哪些是客观的存在，哪些是主观的臆测，认识经络精髓之所在。如果在研究中过分地强调使用客观的实验数据来寻找古典经络的实质，其结果会有悖于经络的真实含义。"

3. 客观认识经络与现代解剖生理结构的相关性

经络实质的研究对生命科学有着极大的影响和拓展，经络循行线路显示和循经感传等研究结果，肯定了经络存在的客观性和普遍性，但无法对经络实质或物质基础作出实质性的科学解释。目前还提出了大量与经络传导有关的"通道"，如循经低电阻通道、光通道、声通道、化学"梯度/分子"通道、中枢通道等，但均无法建立完整的吻合经典经络的"传导通道"，因为显示这些通道的参数与经络之间没有特异的对应关系，并不能说明经络的功能和物质基础。现代研究还认为，其循经感传的形成必然要涉及到神经系统从外周到中枢的各个环节。从这些研究结果可以看出，经络体现的是一种生命的整体效应，表现形式多种多样，是生命物质之间相互作用的复杂活动的综合反映，不是某种物质结构的单一功能所能解释。

程莘农认为："经络学说是在现代解剖和神经生理等学科之前，人类对自身生命科学现象的概括认识，也许是这些现代科学认识的萌芽状态，是以观察而不是实验数据为依据形成的理论。经络是人体气血运行的通道，是整个人体上下、内外相互沟通联系的路径，但不是简单的能够使某种形质及其功能直接对应，要客观对待经络与现代解剖生理结构的相关性，应用经络学说的研究成果科学地解释经络现象。"

4. 经络研究应该与临床（腧穴）研究结合

以经络腧穴为基础产生的经络理论，是我国传统医学在长期的针灸临床实践中形成的关于人体有机联系的科学理论，指导着用针灸治疗临床疾病。经络研究的结果只有回到临床才能得到检验，并只有在临床中才能获得新的生机。然而从研究的结果看，经络研究投入了如此之多的人力、物力及财力，但令人遗憾的是迄今为止还没有见到一项能够普遍指导针灸临床应用的成果。近年来我国在腧穴研究方面取得了一些进展，尤其是在腧穴特异性研究方面，然腧穴功效主治研究开展甚少。

程莘农认为："必须彻底改变为经络研究而研究的现象，经络的研究要与临床相结合，重视经络研究对针灸临床的指导作用。腧穴是针灸施治的有效部位，是针灸疗法的作用点。经络的研究还要重视腧穴临床治疗作用的研究，与现代理论相结合，腧穴可能与局部神经、血管、淋巴管乃至组织液等人体多种形态结构和功能有关，验证腧穴的功效和发现新的腧穴，使经脉腧穴理论能够切实指导临床实践。"正如《百症针灸用穴指南》程序中所说"论经络而不舍腧穴，论腧穴而不离理论，这种经与穴的结合论述方法，对于发展针灸科学有其重要的意义。依按经络学说的主要内容，还应包括病候、某经发病，就反映出某经病候，然后就用某经腧穴治疗，经络、腧穴、病候三者是密不可分的，因此研究经络，必然要研究腧穴，研究腧穴也就必然研究病候"，❶ 体现了程老对腧穴、病证研究在经络研究中的重视。

（二）对《灵枢》与《素问》关系的认识

程莘农勤于学习和思考，善追根溯源，发古解难。他经常教诲我们说：

---

❶ 仝建庭. 百症针灸用穴指南. 北京：中国古籍出版社，1993：序.

"在平时的工作学习过程中，如遇到不明白的地方，一定要自己勤于查书，中医经典中一定能找到满意的答案。"这也是程老推崇经典的主要原因。"要精通针灸，必须在中医经典著作上下功夫，只有熟读《灵枢》、《素问》、《八十一难经》、《针灸甲乙经》，掌握《金匮要略》、《伤寒论》等，才能灵活运用中医基本理论来指导针灸临床，做到得心应手，针到病除"。

程莘农从 50 年代便开始中医针灸文献的研究工作，他数十年如一日，勤于临证，钻研古籍，主张实践与理论并重，工作或学习中遇到难题，每向经典寻求答案。"继承不泥古，创新不离宗"，"去伪弘真"是他文献研究的一个基本出发点，从不做玄之又玄的学术，对中医的每一问题，要加强审核，力求准确，他的每一个观点见解，所引的每一段经文，都能在他的临床实践中找到佐证。他对《内经》、《难经》等中医典籍研究颇深，撰写出"难经语译"（初稿）、"难经概述"等文章，提出了许多学术思想、观点、方法。

《灵枢》与《素问》的先后问题，历来有不同的看法。因《灵枢》一度失传，王冰注《素问》而未注《灵枢》，导致谈《内经》者多称举《素问》，而不重视《灵枢》。程莘农作为"灵素"学派的一员，对于这个问题有自己的见解，他坚持先有《灵枢》，后有《素问》，并从先秦诸子书中追溯了《内经》理论的渊源。对于《内经》的学术内容，程莘农认为《灵枢》和《素问》两书绝大部分内容是针法，《内经》仅记载了 10 余张方剂和 20 余味药物，用药的处方为 10 多张，而有循经规律的针灸处方达 412 个，正如徐灵胎所说："'灵素'两经为针法研者，十之七八，为方药研者，十之二三。"❶《内经》在治疗手段上也主要以针刺疗法为主，对药物和方剂的论述不多。

通过回顾程老相关的学术资料，结合访谈，从以下三个方面梳理，可以全面理解程莘农关于《灵枢》与《素问》成书时间关系的学术观点：

1. 《素问》多处引"《经》言"

《灵枢》首篇《九针十二原》提出了"先立针经"，名之为《针经》者，即由此而来。在《素问·八正神明论》中也有"法往古者，先知《针经》也"之语。可知《针经》是为《素问》所引用的"往古"经典。《八正神明论》篇中"法于往古，验于来今"这些语句也是从《灵枢·官能》等篇中来。但《素问》虽然引用《灵枢》的文字，并不完全沿袭原来的观点，有的是从另一角度去发挥。如对刺法补泻的徐和疾、方和圆等就是如此，以此显示它所"论"的不同见解。《灵枢》的篇名很少用"论"字，《素问》则大多数用"论"字。"论"就是讨论、论述、发挥，对已存在事物的不同看法

❶ 万芳整理. 徐大椿. 医学源流论·针灸失传论. 北京：人民卫生出版社，2007：58.

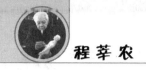

而异。

2. 《素问》引用文献晚于《灵枢》

《汉书·艺文志》始载"《黄帝内经》十八卷"。据晋·皇甫谧《针灸甲乙经·序》所说："今有《针经》九卷，《素问》九卷，二九十八卷，即《内经》也。"❶ 其中《针经》即后来所称的《灵枢》。因其原无书名，或就其卷数称作《九卷》，或据其篇首语称为《针经》，至唐代才出现《灵枢》之名。自皇甫谧编集《针灸甲乙经》之后，杨上善撰注《太素》也包含其内容；王冰次注《素问》时引用《灵枢》文，未另外作注；此后《灵枢》渐趋散失。宋代高丽进献《针经》及史崧出其家藏本刊行之后，《灵枢》才又得流传，但其影响远不及《素问》之广，甚至有人疑其书为伪托。清代杭世骏的说法最武断，说"其文义浅短，与《素问》岐伯之书不类，又似窃取《素问》之言而铺张之，其为王冰所伪托也可知。"这些说法给后世医家认识上带来混乱。如丹波元简父子，虽对其"伪托"之说评为"疏妄"，而认为《素问》"雅古"、"深奥"，决非《灵枢》之所及，以此定为"晚出"。

程莘农认为，现传《素问》引用古代文献的名称有《色》、《脉变》、《揆度》、《奇恒》、《九针》、《热论》、《刺法》、《上经》、《下经》、《本病》、《阴阳十二经相使》、《金匮》、《脉经》、《太始天元册》、《脉法》、《大要》、《脉要》、《阴阳》等等，而仅有《刺法》兼见于《灵枢》，也从一个侧面，说明《灵枢》成书较早无从引用上述文献，而《素问》成书略晚就可引用上述文献，也说明《灵枢》早于《素问》❷。

3. 十二脉由十一脉发展而来

马王堆两部古灸经，以及张家山《脉书》的出土说明：古老的十二脉体系，是由十一脉发展起来。今《灵枢》的《阴阳系日月》、《根结》、《本输》等保留了十一脉的古老痕迹。而《素问》则直言十二经脉，在《素问》中已无法寻找到十一脉向十二脉发展的踪迹，也能说明《灵枢》中的多篇较《素问》的成书年代要早。

通过以上几个方面，充分说明《灵枢》与《素问》的顺序问题，对于探源针灸经典理论具有重要的指导意义。

（三）归纳《内经》针灸处方特点

程莘农在研究《内经》之时，不仅对其中的理论知识进行了归纳，也对整个《内经》运用针灸治病的情况用统计学的方法进行了分析，总结归纳了

---

❶ 刘衡如校，皇甫谧著. 针灸甲乙经. 北京：人民卫生出版社，1962：7.

❷ 贺卫国. 谈谈《素问》和《灵枢》的成书. 国医论坛，2006，21（1）：37－41.

针灸处方特点，尤其是十二经病变及其针灸治疗规律。❶

　　《内经》412 个针灸处方中，以循经取穴的穴位为最多（356，占 86.40%），其次是以痛为腧的处方（19，占 4.61%）、专病专方和对证专方（各 13，各占 3.16%），其余均不足 10 个。在循经取穴的处方中，由于经脉的循行、功能，经脉与相应脏腑的连属，以及经脉之间的阴阳表里等关系，所以有不同的取穴配伍形式。

　　在循经和以痛为腧取穴的 375 个处方中，以取单经的为数最多（266，占 70.93%），异经取穴甚少（3，占 0.8%），而在取单经的处方中，又以取本经的多（263，占 70.13%），即根据病位所在经脉取穴，这种取穴方法在《内经》中最为常用。其治疗的都是本经经脉所过的部位或相应脏器的病变，病机较单一，病位亦仅限于某经、某脏（腑）。运用这种处方，辨别病在何经、何脏（腑）为其关键所在。主要包括局部取穴和远端取穴两种。取局部穴治疗的多为肢节和头部器官的疾患，如膝痛、足髀不可举、枢中痛、齿龋、耳鸣、耳聋等，多为经脉所过局部经气不利所致；取远端穴治疗的多为相应脏腑经脉的病变，取穴多在肘膝以下。

　　取十五络穴处方共 15 个，均是一穴一方，其治疗的是该经所属脏腑或支脉的某些病证，而不是主治该经脏腑和支脉的全部病证，如取通里治疗"实则支隔，虚则不能言"。

　　取下合穴处方共 7 个，除 1 方治疗三焦与膀胱合病之癃闭或遗尿外，余各方皆主治其所合之腑的病变。诸腑病除胆病外，均有腹部症状，病机多为实证。

　　在循经取穴的 356 个处方中，取多经的处方者 98 个，占 27.5%，其中表里经同用者 37，占 10.4%，同名经同用者 4，占 1.1%，其他两经或两经以上同用者 57，占 16%。表里经同用的处方治疗的多是某脏（腑）、某经之阴阳失调，或阳亢、或阴盛、或虚实相移，故应用这种处方，首先应辨别某脏、某经的阴阳偏颇和虚实所在。同名经同用，除 1 方用于热病，取手太阴以发汗解表，取足太阴以生津助汗外，其余 3 方均用以治疗头部器官的病证，如耳聋、颌痛等，其病变部位均为手足同名经脉循行之处，故应用这种处方主要还是从病位之所在与经脉之循行而取穴的。

　　取根结处方共 6 个，专治三阴三阳开合枢的"折关败枢，开合而走"。三阴三阳开合枢在人体起着沟通内外、表里的作用，有特殊的功能；当其发生病变时，亦有独特的临床表现，对其治疗则各取相应的根结穴。

---

❶ 李杨，程莘农.《内经》针灸处方初探. 上海针灸杂志，1982，(3)：9－11，15.

以痛为腧的处方有 19 个，占 4.61%，这种处方是不按经脉循行部位和经穴所在部位取穴，而是病在何处，直接取该部。其治疗的多是局部单纯性疾患，如痹证、痈疽等，多在肢体部。其中 3 方是治疗腹部包块的，或在包块附近取穴，或直接针刺包块。

程莘农在治疗痛证时，尤其注重以痛为腧的取穴方法。通过对《内经》针灸处方特点的归纳分析，提出以下对临床具有实际意义的见解：

1. 处方取穴重在辨病位

辨证论治是中医学的基本特点，其精神亦贯穿于整个针灸学中。辨证的方法虽然很多，但在《内经》针灸的处方取穴中自有一个特点，就是重视病位的辨别，首先辨明病位之所在，据此再予以处方取穴。《内经》的针灸处方中，循经取穴和以痛为腧的处方共 375 个，约占全部处方总数的 91.02%，其取穴都是以病位的辨别为前提的。另外，常常以同一处方，既用于虚证，亦用于实证，如"肠中不便，取三里，盛泻之，虚补之"。可见，针灸处方的拟定首先应考虑病位的辨别。

2. 经络是取穴的主要依据

经络学说是中医基础理论的重要组成部分。人体的五脏六腑、四肢百骸，都要依靠经脉运行气血来营养濡润，并赖经络以沟通人体的表里内外，联络全身各部，使之成为一个有机的整体。以针灸作为治疗疾病的手段，都是通过对经络的调整而达到治愈疾病之目的。当病位确定之后，则针灸处方的拟订和选用穴位的依据主要依靠经络理论为指导。《内经》中 356 个循经取穴的处方都是依据经络理论来确定的，另外《内经》中也有不少针灸处方只指出取之某经而无穴名，即所谓："宁失其穴，勿失其经"。因此，掌握经络理论在针灸处方取穴中具有极其重要的意义。

3. "专方"是一种重要的处方形式

在《内经》中共有专病专方和对证专方 26 个。这是一种比较少见的处方形式。它们无特定的取穴配伍规律，但对某些特殊的疾病有一定的治疗作用，这是普遍规律之外的特殊形式。它提示我们，虽然腧穴的主治功能有其普遍性，如某经的经穴一般能治疗相应经脉或脏器的疾患，但某些腧穴则具有特殊的治疗作用或性能，尤其是对疾病的选择性治疗作用，后世不少针灸医家都较注重专方的运用，如古代很多脍炙人口的针灸歌赋，其中不少是以专方的形式出现的，在临床工作中，运用专方有时会取得更突出的效果，研究专方有着广阔的前景，特别是注重对穴位特异性治疗作用的研究，不但能提高针灸临床疗效，而且又简便易行。

4. 治病求本是针灸处方的基本原则

在《内经》的针灸处方中，常常可以看到，同是一病，可用数个乃至数十个处方治疗。如腰痛，其用以治疗的处方竟有 33 个之多；心痛一病，其方亦有 16 个之众。如此种种，不胜枚举。虽然有"病在腰者取之腘"的取穴原则，但治疗腰痛的处方却有 33 个，《素问·刺腰痛》还专门论述了各种腰痛的治疗方法和相应的处方，详论了各种原因、各个脏器、经脉、支脉等所致腰痛的辨证要点和诊断，根据病位在于某经、某脏而予以处方取穴，体现了"治病求本"的论治精神。《内经》的针灸处方是灵活多变的，是有法可循的，即强调病位的辨别，遵循"治病求本"的基本原则。循经取穴的处方虽有各种不同的取穴配伍方法，但都具有"经脉所通，主治所及"这一总的规律。这是针灸处方最基本、最重要的取穴配伍法则。

5. 手法最能体现针灸的补泻

虽然《内经》多处强调虚者补之、实者泻之，而《内经》的针灸处方在取穴上，通常没有补泻之分，针灸处方的取穴往往是对病而言，即以辨病位为主来拟定的，但对疾病的虚实寒热等则在治疗时予以不同的施术方法。同是一组腧穴所组成的处方，既可用于虚证，亦可用于实证，一般无特定的补虚泻实之特性。因此，在处方拟定之后，掌握相应的施术方法就是治疗的关键所在了。即便处方精确，倘若施术不当，也会导致"补泻反则病益笃"的后果。这就提示我们，人体的腧穴一般具有双向性的调节作用，而不是单一的，主要是对疾病发生的部位具有选择性。有人观察，在合谷穴上分别采用不同的手法，可引起血管的舒张或收缩反应，并经统计学处理具有显著的差异，从而也说明了穴位的双向性调节作用是客观存在的。

（四）概括《内经》十二经病候证治规律

经络辨证是以经络学说为理论基础，概括了经络病变的临床表现以及经络、脏腑病变时的相互影响，是对病变时表现的一般规律的总结。所以，程莘农十分强调针灸辨证论治的经络辨证，指出以经知脏，是其捷径。

1. 总结《内经》十二经病候特点

《内经》中有关病候的记载，内容非常广泛，《灵枢·经脉》篇中记载病候 220 个，阴经病候 96 个，阳经病候 124 个。阴经病候以脏腑病候为主，为阴经总病候数的 52.08%，其次为四肢、头面五官、颈项躯干等部位的病候，这也印证了"阴主内"。阳经病候以外经病候为主，其中头面五官、颈项躯干、四肢部病候最多，分别为 35、27、32 个，计 94 个，约占阳经总病候数的 75.81%，内脏病候仅有 11 个，只占阴经总病候数的 8.87%，这也印证"阳主外"。

历代医家对经脉病候非常重视，如明·张三锡认为："脏腑阴阳，各有其经，四肢筋骨，各有所主，明其部以定经，循其流以寻源，舍此而欲知病之所在，犹适燕而南行，岂不愈劳愈远哉！"强调针灸治疗疾病，当根据病候分布确定病在何经，这样才能选取相应的经穴进行治疗，不致"无的放矢"乱施针灸。《儒门事亲》写道："项关一男子，病卒疝暴痛……泻大敦二穴，大痛立已"。就是根据其病候部位，乃足厥阴肝经所过，"肝足厥阴之脉……循股阴入毛中、过阴器、抵小腹"，诊为邪客于足厥阴，从足厥阴论治，其病属实，故泻足厥阴肝经之大敦穴，暴痛立止。再如明代《医学纲目》中的刺灸治胀七法、刺灸治飧泄三法等，也都是从十二经中有关经脉的主要病候进行综合分析得出的。

总之，十二经病候对于针灸临床具有重要意义，"能别阴阳十二经者，知病之所生。候虚实之所在者，能得病之高下"。掌握了十二经病候，临证之时，方能随时应变，进行恰当的治疗。

2. 论述《内经》十二经病候针灸治疗规律

《内经》有关十二经病候针灸治疗规律主要是突出辨经论治，以循经取穴为主，体现了"经络所通，病候所在，主治所及"的指导思想。通过总结十二经病候处方，发现外经病候多取阳经经穴治疗；脏腑病候多取阴经经穴治疗；神志病候常阴阳两经并取。

程莘农认为，十二经病候中，内脏病候与其经脉内属脏腑的生理病理特点有关，外经病候与其经脉循行部位一致。临证之时，抓住经络这条线索，将病候按十二经进行分类归经，结合其他辨证方法，就可以循其内外，复杂的病候也就有所归属，据此可辨明病因、病位、病性，指导临床。古人根据当时的人体知识和长期积累的丰富临床经验，把大量常见病候与经脉的循行规律，结合经脉所络属的脏腑生理病理特点，以及经气的逆顺和调作了广泛的联系，进行定经归类，分属于十二经脉。这一归类具有重要的临床意义，据此可初步诊断出疾病的部位和性质，即病在何经（络）何脏（腑），属虚属实，从而为治疗提供依据，如选择穴位和手法，如同根据药物的归经规律按经选药一样。

3. 发挥《内经》十二经病候针灸治疗规律

谢任禹[1]通过收集程莘农1986年1月至1987年9月间293例初诊病案，对主要病候进行分析，293例中，以四肢、头面五官及颈项躯干部病候的发生率较高，为229例，占78.16%，提示针灸门诊就诊病人以阳经病候为多，占有较大比例。针灸对各种循经部位的病候，如痛、热、痒、麻等感觉障碍，或肿胀、不用、挛急、不能转侧等功能障碍，也确有较好的疗效。在这些门

---

[1] 谢任禹.《内经》十二经病候及其针灸治疗规律初探. 北京：中国中医科学院，1988.

诊病例中，以脏腑神志病候为主者，有55例，表明内脏病候在针灸门诊治疗中，仍占一定比例，而且疗效亦佳，但相对来说例数较少。这是因为以内脏病候为主要病痛的人，往往直接到内科就诊而很少到针灸科就诊，这与人们对针灸治病范围的了解程度等其他诸多因素有关。

总结发现，以头面五官、四肢、颈项躯干部病候等外部病候，主要取阳经穴治疗（59，58.42%）；脏腑病候多取阴经经穴治疗（47，100%）；神志病候多取阴阳经并治（8，100%）。

程莘农认为，经络、腧穴、病候同为经络学说的重要内容。人们对经络、腧穴已进行了大量的观察和研究，但至今仍不能圆满解释经络之实质。中医关于经络脏腑等组织器官的概念，是从整体功能上进行观察和归纳的，如果从十二经病候着手或结合十二经病候加以考虑，或许会有益于经络实质的研究。

（五）对"五输穴"的认识

《内经》中五输穴包括两种含义：一是指五脏的井、荥、俞、经、合二十五穴而言；一是指五脏、六腑的井、荥、俞、原、经、合、全部穴位而言。程莘农认为，我们现在通称的五输穴，是取后者的合义。（俞字有从肉旁；有从车旁，因"俞"、"腧"、"输"皆通用）。他对历代文献中五输穴的数量、五行属性、循行路线等方面进行了考证。❶

1. 五输穴的数量

程莘农认为，《灵枢·九针十二原》记载："五脏五腧，五五二十五腧，六腑六腧，六六三十六腧，"总共加起来，只有六十一个。《本输》篇并列举出五脏六腑的井、荥、输、原、经、合的穴名，其中无心经井、荥、输、经、合五输穴，代以心包络经的中冲、劳宫、大陵、间使、曲泽五穴，至皇甫谧《针灸甲乙经》始有心经五输穴（少冲、少府、神门、灵道和少海）的记载，合起来为六十六穴。

2. 五输穴的五行属性

程莘农认为，《灵枢·本输》在列举五输穴名时，凡属阴经井穴下皆加一"木"字；凡属阳经井穴下皆加一"金"字，其余不论阴经、阳经的荥、输、经、合穴下皆无五行属性。《难经·六十四难》："阴井木、阳井金、阴荥火、阳荥水、阴俞土、阳俞木、阴经金、阳经火、阴合水、阳合土。"从此，五输穴才全部有了五行属性的记载。《难经·六十四难》解释为，具有刚、柔（阴阳）之义。张隐菴谓："五脏之俞出于井木者，五脏合地之五行，以应生长化

❶ 程莘农. 有关"五输"的几个问题. 中医杂志，1961，(6)：17.

收藏之气，故从木火土金水而顺行；六腑之俞出于井金者，六腑应天之六气，六气生于阴阳而初于地，故从秋冬而春夏，此阴阳逆顺之气也。"

3. 五输穴的循行路线

五输的循行路线，皆由四肢指（趾）端走向肘、膝，而十二经脉循行路线，有从内脏达四肢，有从四肢达内脏，内外相贯，如环无端，二者相左为何？程莘农认为，五输不独是十二经脉之气流行其中，即十五络脉之气，亦流行于其中，即经络血气均经大络行于五输。正如《灵枢·九针十二原》载："黄帝曰：愿闻五脏六腑所出之处。歧伯曰：五脏五腧，五五二十五腧，六腑六腧，六六三十六腧，经脉十二，络脉十五，凡二十七气以上下，所出为井，所溜为荥，所注为输，所行为经，所入为合，二十七气所行，皆在五腧也。"由于五输循行皆到肘、膝处和经脉会合，因此通称五输全部穴位，为手不过肘，足不过膝的六十六穴。

程莘农认为，经络血气均经大络行于五输。如《经脉》篇曰："脾之大络，名曰大包……此脉若罗络之血者，皆取之脾之大络脉也。"十二经及任、督脉各有一络，为什么脾又多一大络呢？杨上善[1]解释为："脾为中土，四脏之主包裹处也，故曰大包也。"张隐菴[2]解释为："……罗络之血者，谓大络之血气，散于周身之孙络皮肤，若罗纹之纵横而络于身也，夫脾之有大络者，脾主胃行共津液，灌溉于五脏四旁，从大络而布于周身……而血络之若罗纹，以络于周身。"以上所引三家的解释，不但让大家明了脾之大络的作用，并且更能进一步了解经络和五输的联系。

4. 关于五输中的原穴

程莘农认为，阴经亦有原穴。一般主张五输中阴经无原穴，而阳经多一原穴，如《难经·六十二难》曰："脏井荥有五，腑独有六者，何谓也，然腑者，阳也，三焦行于诸阳，故置一俞名曰原，腑有六者，亦与三焦共一气也。"《难经·六十六难》曰："三焦所行之俞为原者何也，然脐下肾间动气者，人之生命也，十二经之根本也，故名曰原，三焦者，原气之别使也，主通行三气，经历于五脏六腑，原者，三焦之尊号也，故所止辄为原。"由于三焦之气所过之处，故阳经多一原穴，称为"所过为原"。《灵枢·九针十二原》提到，肺原太渊、心（包络）原大陵、肝原太冲、脾原太白、肾原太溪，正是五输阴经的俞穴，故有"阴经无原，以俞代之"和"俞、原并过"的说法。

---

❶ 李云校. 杨上善. 黄帝内经太素附黄帝内经名堂. 北京：学苑出版社，2007：99.

❷ 孙国中，方向红校. 张志聪. 黄帝内经灵枢集注（卷之二·经脉第十）. 北京：学苑出版社，2006：139.

（六）总结八会穴功能与主治规律

程莘农认为，八会穴的确立，依据了脏腑的生理功能、中医的解剖知识、某些部位的生理特性、穴位与经络的联系等中医学基本理论，既有充分的理论依据，又有一定的临床实用价值，是针灸学中必须研究的课题。他通过梳理文献，结合临床验证，对八会穴的主治规律进行了总结：

1. 主治脏腑病

五脏六腑之间有着表里关系，故腑会中脘穴和脏会章门穴治疗脏腑病是相互为用的。中脘穴不仅能治疗腑病，也能治疗脏病；章门穴不仅能治疗脏病，也能治疗腑病。中脘和章门具有调理脏腑的功能，对消化功能异常方面的病证具有一定的主治作用。如《针灸甲乙经》载"胃胀者，中脘主之"，"腹胀不通，寒中伤饱，食饮不化，中脘主之"，"腹中肠鸣，盈盈然，食不化……不嗜食……章门主之"。临床上常单用中脘、章门或配其他穴治疗消化功能异常方面的病证。如《针灸大成》中就记载了用中脘、章门穴治愈这方面疾病的病案。其主要内容是："张相公长孙，患泻痢半载，诸药不效，相公命予治之……今长孙患泻痢，不能进食……即针灸中脘、章门，果能饮食"。

程莘农在临床治疗消化系统疾病时，擅长使用中脘、章门穴。如随机抽取程莘农门诊100份临床病例中，有15例是由不同的病因所致的消化功能紊乱，出现胃脘痛、腹痛、腹泻等临床症状。在这15例针灸处方中，就有13例分别取了中脘、章门、或者二穴合用。统计结果表明，中脘、章门穴对胃脘痛、腹痛、腹泻病证的使用率占87%。❶

2. 主治筋、骨、髓病

许多文献中记载了阳陵泉、大椎、绝骨穴主治筋骨瘫软无力、筋骨疼痛类病证，如《马丹阳十二穴治杂病歌》记载："阳陵泉主治冷痹及偏风，举足不能起、坐卧似衰翁"。《铜人腧穴针灸图经》记载："大椎主治七伤乏力"。临床上对筋骨瘫软无力的病证，常取阳陵泉、大椎、绝骨穴。如《素问·刺疟》说：䯒酸痛甚，按之不可，名曰胕髓病，以镵针针绝骨出血，立已。"临床上对筋骨疼痛的治疗，常采用阳陵泉、大椎、绝骨穴而获效。据吕景山氏报导，针阳陵泉一穴，治外伤引起的肘关节疼痛，屈伸不利的病症，一次而愈。至于治颈项强痛，针绝骨取效的案例更屡见报导。

研究程莘农临床针灸门诊病案，在100份病例中，有62例有半身不遂、肢体痪软无力、关节疼痛的症状，在62个针灸处方中，就有51个处方分别选择应用阳陵泉、绝骨、大椎或三穴合用。可知，这三个穴位在程莘农治疗

❶ 郑其伟，程莘农．八会穴的理论基础与临床运用．江西中医药，1981（2）：46－50．

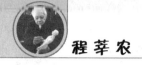
半身不遂、肢体瘫软无力、关节疼痛病证的使用率占82%。

3. 主治气病

《针灸甲乙经》曰："咳逆上气，唾喘短气不得息……膻中主之"。《针灸资生经》论述膻中穴载："肺气上喘……胸中如塞等疾，宜灸此"。程莘农在临床上常用膻中穴治疗喘咳证。100份病例中，9例分别有咳嗽、哮喘症状，9个针灸处方中，均有膻中穴。说明，在治疗咳嗽、哮喘一类属气病时，膻中穴使用率最高。

4. 主治血病

许多文献中有关于膈俞穴上治血病的记载。如《类经图翼》说，"膈俞，此血会也，诸血病皆宜灸之……血热妄行，心肺二经呕血，脏毒便血不止"。《针灸大成》记载："《难经》曰：血会膈俞，疏曰：血病治此。盖骨蒸劳热，血虚火旺，故取此以补之"。现代研究证明，膈俞穴对贫血有一定的治疗作用。临床上，程莘农常以膈俞配其他穴治疗与血有关的病证，如治风疹等。

二、重视中医理论指导针灸临床，发微理法方穴术辨证体系

程莘农之师孙晏如先生，毕生重视中医基础理论的研究，特别强调："要精通针灸，必须重视中医基础理论的研究，要在中医经典著作上下功夫，博览群书，不断提高中医学术水平"，在临床上则强调针灸与汤药并重，根据病情的需要，适当的加以选择和配合，先生善于针亦善于针药兼施。

程莘农师从孙晏如先生，加之初习中医，后转攻针灸，更是重视中医理论对针灸临床实践的指导作用，他指出针灸疗疾要在辨证论治的基础上贯彻理、法、方、穴、术的统一，即"缘理辨证、据证立法、依法定方、明性配穴、循章施术"，五者统一，方能事半功倍，游刃有余。

早在1962年，程莘农、裘沛然、邵经明等中医针灸大家，编写二版针灸学教材中，最突出的一点就是增加了穴位处方的方解。因长期以来，大方脉的医生处方用药，有君臣佐使可依，而针灸处方选穴，就很少有人提及。所以在二版教材中大胆创新，引入针灸方解，此后，程莘农一直在临床和教学实践中应用推广，并得到大家的认可和使用。

（一）理——掌握经脉循行，归经辨证，以诊断为基础

程莘农认为，针灸治疗疾病，虽不同于药物，但选穴处方和施术手法，同样离不开中医学诊疗疾病的基本原则——辨证论治。缘理辨证、据证立法，准确辨证是取得疗效的前提。临证时尤其重视经络辨证，他认为经络辨证是以经络学说为理论基础，概括经络病变的临床表现以及经络、脏腑病变时的相互影响，总结出病变表现时的一般规律，实现以病归经，以经知脏，准确

诊断。施术时强调"宁失其穴，勿失其经"，表现了对经络的高度重视，在具体诊断和辨证施治过程中，主要掌握以下要点，才能有的放矢，提高诊治疗效。

程莘农认为，只有熟记经络循行，认清病候归经，才能够准确的进行经络辨证。经络循行和病候归经在经络辨证中具有重要作用。"有诸内必形之于外"，任何疾病都以其一定的"病候"表现于外，"经络所通，病候所在，主治所及"，各经脉病候与其经脉循行特点密切相关。通过对病候进行分析，判断病在何经、何脏（腑），据此进行处方配穴，或针或灸，或补或泻。虽然十二经脉病候与脏腑病候有很多相似之处，但十二经脉病候以经脉循行部位的病变较多，而脏腑病候则以内脏病变较多。如胸肺部胀满、咳喘、缺盆中痛，肩背寒痛，臑臂内前廉痛，口渴，心烦，恶寒发热，汗出等病候常从肺经论治。尽管十二经病候常有交叉，如心烦，可见于手太阴肺经、足阳明胃经、足太阴脾经、足少阴肾经及手厥阴心包经病变，但可根据其他症状来判定。若其他症状为足少阴肾经病变，则心烦属足少阴肾经。将病候按十二经进行分类归经，结合其他辨证方法，就可以循其内外，复杂的病候也就有所归属，以辨明病因、病位、病性而立法处方。他强调进行经络辨证时，除应重视十二经病候规律外，还应注意经脉循行部位的病变，尤其是局部的疼痛、发热等感觉变化和拘挛、屈伸活动转侧受限等功能障碍症状，如脾经通过腹部，故腹部胀满属脾。前头痛属阳明经，偏头痛属少阳经，头顶痛属厥阴经等，都是依据经脉循行路线进行经络辨证。"凡刺之理，经脉为始"，只有熟记经络循行和病候才能归经辨证，循经取穴，辨证施治。

（二）法——据证立法，树补泻、温清、升降六法

程莘农指出：临床中应严格根据辨证，确定相应的治则治法。临床治病如攻城守地的战役，治则治法则如同一场战役中的战略意图，是大方向、大原则，法一立，则排兵布阵、选穴定方，一气呵成，顺势而就，因此，临床上治则治法具有高度的指导意义，既要明确，也要坚持，辨证益精，立法益明，治疗益专，坚持守法治疗，不宜轻易变更，因为针灸治疗疾病，是由量变到质变的过程，慢性病更需坚守原方治疗较长时间才能获效，故临床立法后，力求持之以恒，恒而有效。

针灸治法是通过经络腧穴的选取、针灸方法的运用而实现的。程老根据《内经》等有关记载及临床运用情况，将针灸治法概括为补、泻、温、清、升、降六法。

1. 补法

补法，是用针灸扶助正气、补益人体阴阳气血和脏腑虚损的一类治法，

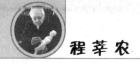

适用于虚证。《灵枢·经脉》记载："虚则补之"，《灵枢·官能》记载："阴阳皆虚，火自当之"，都是指针灸补法的应用。

临床常用的补法，例如：补益肾气，常取肾俞、关元、太溪等，针刺用补法或灸法，用于治疗肾气虚证；补中益气，常取中脘、气海、足三里等，针刺用补法或灸法，用于治疗脾胃气虚证；补益气血，常取脾俞、膈俞、足三里、三阴交等，针刺用补法或灸法，用于治疗气血两虚证；补益肾阴，常取太溪、照海、志室等，针刺用补法，治疗肾阴虚证。

强调邪气实不宜用补法，邪气未尽不宜早用补法，虚中挟实不宜单用补法。

2. 泻法

泻法，是用针灸驱除邪气、消除积滞，以利于恢复正气的一类治法，适用于实证。《灵枢·经脉》记载："盛则泻之"，《灵枢·九针十二原》记载："凡用针者……邪胜则虚之"、"满则泄之"，《素问·阴阳应象大论》记载："血实宜决之"，都是描述泻法的应用。

临床常用的泻法，例如：疏风解表，常取风池、合谷等穴，针刺用泻法，用于治疗表实证；泻热通便，常取曲池、天枢、丰隆，针刺用泻法，用于治疗里实证；破瘀活血，常取有关腧穴，用针刺泻血法以治血瘀证；消食化滞，常取建里、足三里、四缝，针刺用泻法，以治疗食积证等。

强调虚证不宜用泻法，虚实挟杂不宜单用泻法。

3. 温法

温法，是用针灸温经通络、温养阳气、温中散寒、回阳救逆的一类治法，适用于寒证。《素问·至真要大论》记载："寒者热之"、"清者温之"；《灵枢·经脉》记载："寒则留之"；《灵枢·官能》记载："结络坚紧，火所治之"；《灵枢·阴阳二十五人》记载："凝涩者，致气以温之"；《灵枢·禁服》记载："血寒，故宜灸之"，都是针对温法的应用。

临床常用的温法，例如：温通经络，可根据寒邪所在部位循经取穴，留针或用灸法，用于治疗寒凝经络证。温中散寒，常取中脘、足三里，留针或用灸法，以治疗胃寒证；回阳救逆，常取关元、神阙，用灸法以治疗阳气衰微、四肢厥逆证。

强调热证不宜用温法，阴虚证慎用灸法。

4. 清法

清法，是用针刺清解热邪、泄热开窍的一类治法，适用于热证。《素问·至真要大论》记载："温者清之"；《灵枢·经脉》记载："热则疾之"；《针灸大全》记载："有热则清之"，都是针对清法的应用。

临床常用的清法，例如：清解热邪，常取大椎、曲池、合谷，针刺用泻法，治疗热证；一般脏腑热证常取本经井、荥穴，用毫针泻法或点刺出血治疗；泄热开窍，常取人中、十二井穴，针刺用泻法或点刺出血，用于治疗热蒙清窍证。

强调体质虚弱的禁用清法。

5. 升法

升法，是用针灸升阳益气、提举下陷的一类治法，适用于清阳不升、中气下陷等证。《素问·至真要大论》记载："下者举之"；《灵枢·经脉》记载："陷下则灸之"；《灵枢·官能》记载："上气不足，推而扬之"，都是针对升法的应用。

临床上常用的升法，除近部取穴外，可配用百会、气海、关元、足三里等穴，针刺用补法，并用灸法，以治疗清阳不升头晕目眩，中气下陷，内脏下垂、脱肛、久痢等病证。

强调阴虚阳亢者，不宜用升法。

6. 降法

降法，是用针灸降逆、潜阳的一类治法，适用于气阳上逆等证。《素问·至真要大论》记载："高者抑之"；《灵枢·阴阳二十五人》记载："气有余于上者，导而下之"；《灵枢·四时气》记载："取三里以下胃气逆"，都是针对降法的应用。

临床常用的降法，例如：和胃降逆，常取膻中、中脘、内关、足三里，针刺用平补平泻法，治疗胃气上逆证；平肝潜阳，常取风池、太冲、涌泉，针刺用泻法，治疗肝阳上亢证等。

强调虚证、上虚下实证，不宜用降法。

（三）方——依法定方，君臣佐使，大小缓急奇偶复

1. 八纲既定，守方不移

程莘农认为，外感病与内伤病不同，外感病是感受外邪六淫，自外向内转变，如伤寒按六经传，温病按卫气营血传变。初起多为急性发热，传变迅速，几乎每日症状都会变化，辨证、立法、处方亦应随之而变。主张急性外感病，每日都应更方，才能符合病情。而内伤病多因饮食劳倦，七情等因素缓慢发病，逐渐加重，一但形成，症情稳定，变化较少，某些症状可持续数月、数年。所以应抓住病因、病机，确立脏腑、寒热、虚实。一旦确诊，选穴配方，则守方不移，平时只有随症加减，变化不大。如治疗中风病，基本守方不变，由量变到质变，如中药效不更方，自信不疑。

2. 君臣佐使，针药同理

程莘农认为，针灸处方配穴规律与方剂的君、臣、佐、使配伍原则基本相似，有共同的理论基础，配穴乃某穴之特性与它穴之特性互相佐使，而成特效之用，犹之用药，某药为主，某药为辅，相得益彰也。

例如，"补中益气"，用药则用补中益气汤（黄芪、党参、白术、炙甘草、当归、陈皮、升麻、柴胡、生姜、大枣），用穴则用百会、关元、气海、阳陵泉、足三里、三阴交、曲池。方中气海、关元补益元气，调补下焦气机而振奋中阳，功似党参、黄芪；百会升清举陷，功似升麻；阳陵泉疏肝利胆，功似柴胡；足三里、三阴交健脾和胃，调补气血，功似白术、甘草、当归等等，亦能取得补中益气之功效；曲池疏风解表，调和营卫，类似于生姜、大枣。"心肾不交"，方剂选用交泰丸以交通心肾，以黄连为君，肉桂为臣，而针灸即可选取心经和肾经原穴，神门为君，太溪为臣，也可取心经经穴神门和肾经经穴太溪，还可取心包经八脉交会穴内关和足三阴经交会穴三阴交，又可取背部的心俞和肾俞，此乃穴药殊途同归之理。

3. 组方以证为凭，以精为准，以适为度，以效为信

程莘农认为，针灸临床取穴的多少亦应以证为凭，以精为准，以适为度，以效为信，取穴多少，当以大、小、缓、急、奇、偶、复为原则，不能胶柱鼓瑟，故临床取穴时，少则一二穴，多达十几、二十穴。

大——选用的腧穴较多，适用于脏腑经络病变范围较广的病证，如治疗精神疾病的13鬼穴：水沟、少商、隐白、大陵、申脉、风府、颊车、承浆、劳宫、上星、会阴、曲池、舌下中缝刺出血；取穴较多，属大方之类。

小——取穴少，针对性强，一般3～5穴，广泛适用于临床常见病证治疗，如治疗失眠基本方神门、太溪和心俞；再如治疗脾胃疾病常用中脘、天枢、足三里。

缓——病情轻重不同，治疗的周期长短也不同，针对许多慢性疾病，病程日久，气血不足，体质虚弱，难以速效，需缓和起效。灸即缓方，对人体阳气虚损、寒凝经脉之症，如腹冷痛经、关节冷痛、消化不良、虚劳羸瘦等，灸有独特的疗效，正如《医学入门》所载："药之不及，针之不到，必须灸之"。

急——程莘农应用针灸对许多急病进行抢救性治疗积累了很多经验，如刺水沟苏厥，刺百会开窍，刺人迎降压，刺尺泽治疗急性吐泻等。而另一方面，急方也显示了针灸起效的迅速，如少商刺血治疗咽喉肿痛，往往针下血出则咽痛立减。

奇——有专用一个穴位的，可称为奇方，如取郄门治疗心痛，水沟治疗腰脊痛，攒竹止呃逆，至阴矫正胎位不正等。

偶——取双穴配伍，可称为偶方，如俞募穴相配，原络穴相配，八脉交会穴的上下配穴等。例如，程莘农临床中使用的"四关调神法"中的合谷、太冲，两穴皆为本经之原穴，合谷属阳，太冲属阴，两穴相配，符合"阴阳互根"和"孤阴不生"、"孤阳不长"的理论；又合谷善调气，阳明经乃多气多血之经，太冲主调血，肝经少气多血，肝藏血，体阴而用阳。两穴一阳一阴，一腑一脏、一上一下，一气一血，相互依赖，相互制约，相互为用，升降协调，阴阳顺接，相得益彰，有疏通经络、调气和血、活血化瘀、平肝潜阳、熄风止痉、镇静安神、祛风止痛、疏肝解郁、养血柔筋之功，故临床常配合应用。

复——是指用两组或两组以上不同治疗作用的腧穴，适用于病情复杂，有两种或两种以上同时存在的病证，如头痛与腹泻同时出现，治疗时可用治疗头痛和治疗腹泻的基本方复合使用。

（四）穴——掌握穴位主治，明性配穴，随机应变

程莘农认为：只有明晰穴性，临床上才能正确、精确地选穴处方。程莘农早年为中医专家，对于中药的药性有比较透彻的认识，后学习针灸，对腧穴与中药、中药处方与针灸处方做到了融会贯通。他强调临证处方选穴，首先应掌握穴位主治和腧穴的特性，就像中医大夫不仅要熟记方剂，而且要掌握每味中药的功效主治。

1. 穴性与药性类比

程莘农认为，用药用穴都是在中医学基础理论指导下进行的，穴位和中药的作用常有异曲同功之妙。他通过数十年临床经验的不断积累，将腧穴主治与药物功能理论做了相应探索和融汇贯通。例如：太渊养阴补肺，功似沙参；列缺宣肺止咳，功似桔梗、杏仁；尺泽清泻肺热，功似黄芩；曲池祛血中之风，功似荆芥；大椎调和营卫，功似桂枝、白芍；风门疏散风寒，功似紫苏；风池既能疏散外风，又能平熄内风，功似防风、钩藤；足三里大补元气，功似人参、黄芪；阳陵泉疏肝利胆，功似柴胡、竹茹等等。

虽然程莘农主张腧穴与药物一理，但他又强调腧穴作用又多优于药物，一穴具有多方面功能和双相调节的作用，这些是药物所不具备的优点。如关元穴补气之功似人参，但又能行气活血化瘀，对妇科月经病有很好的疗效，较之人参又有泻的作用。"腧穴所在，主治所及"，每个腧穴可以治疗所在部位的浅表和内脏疾患，即近治作用，如太溪位于内踝处，能主治内踝肿痛。除此以外，每一个经络上的腧穴，还有它共同的属性和特性，即是属于同一条经的腧穴，在主治上都有它的共同点，属于哪经的穴位，都可以治疗本经的疾病，例如前面提到的太溪穴，由于它归属于足少阴肾经，且为肾经之输穴、原穴，经气输注之处，肾经又通向脊柱，故太溪除了可以治疗内踝痛外，

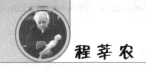

还可治疗腰脊痛。另外每一腧穴在治疗上除共同点外，还有其特殊作用，即特性，如合谷为汗穴，内关为吐穴，丰隆为痰穴，膻中、气海、关元为补气之穴，足三里为保健穴等。

2. 多法配穴，随机应变

程莘农认为，一个针灸大夫对每种病症至少要会开三张方子，治疗时方可随机应变，左右逢源。他常用的取穴方法有据症按经取穴、审症选穴、压痛选穴、病证结合选穴、原络配穴和俞募配穴法等。

如前面介绍的交通心肾，方剂选方交泰丸，以黄连为君，以肉桂为臣，针灸可选心经原穴神门为君，肾经原穴太溪为臣；拓展一下思路，则还可以选择心的背俞穴心俞为君，选择肾的背俞穴肾俞为臣；再拓展一下，心包经掌心处的劳宫与肾经足心处的涌泉，心包经的内关与足三阴经交会的三阴交等等。

（五）术——循章施术，虚实补泻，因人而异

1. 病有虚实，针有补泻

程莘农认为，针刺得气后，依据病性及患者体质，施以适当的补泻手法，亦是针刺取效的重中之重。如《千金方》所言："凡用针之法，以补泻为先"。对于气血虚弱，身体羸弱诸虚病证，施用补法，以鼓舞人体正气，使某种低下的功能恢复旺盛的作用；而对于高热疼痛，邪气亢盛诸实病证，则用泻法，以使某种亢进的功能恢复正常。他常用的补泻手法有：捻转补泻法、提插补泻法、平补平泻法。他指出强刺激即为泻，弱刺激即为补，捻针时要有方寸，捻转一圆周为强刺激（泻法），捻转半圆周为中刺激（平补平泻），捻转不到半圆周为弱刺激（补法）；提插时要有深浅，提插1cm以上者为强刺激（泻法），0.5cm左右者为中刺激（平补平泻法），0.2cm以下者为弱刺激（补法）。捻转、提插法可以单用，亦可联合使用。他还指出针刺补泻的运用，还要结合腧穴的主治性能。例如：针刺足三里、气海、关元、肾俞等穴，可促进人体功能旺盛，即为补；而针刺十宣、中极、委中、曲泽等穴，退热祛邪，即为泻，所以针刺时正确地选用腧穴，也是实现补泻的一个重要方面。他认为针刺补泻作用的效果，与机体的功能状况有着密切的关系。某些体质虚弱的患者，医生虽经多次行针引导经气，针下仍感虚滑，这种往往疗效缓慢。凡正气未衰，针刺易于得气者，收效较快；如果正气已衰，针刺不易得气者，则收效较慢。如腹部疼痛的病人先针远端穴，待疼痛缓解后，再针腹部的局部穴，如此等等。

2. 进针深浅，因人而宜

程莘农认为，针刺浅深问题，是毫针刺法的重要技术指标之一，直接决定疗效。三才进针手法既以浅中深"三才"为主，又要仔细体会手法与针感的关系、针尖所到之处以及得气时持针手指的感觉。并要求做到进针无痛、针身不弯、刺入顺利、行针自如、指力均匀、手法熟练、指感敏锐、针感出现快。

针灸的辨证论治不但要运用在认证取穴上，而且要运用在针刺手法上。对于怕针者，或初次来诊者，手法宜轻，进针宜浅，穴位宜少。因为他们对针的感觉敏锐，怕痛，所以医生决不可草莽从事，否则要么病人不能坚持治疗，要么不能很好配合治疗，从而影响疗效。

关于针刺的深浅运用，主张当深则深，当浅则浅，并非对每一穴位的刺针深度必须达到三部。病有表里、寒热、虚实、阴阳之分，刺有浅深之异。在表者浅刺，在里者深刺。如治疗外感表证时刺风池宜浅，进针 7 ~ 12mm 即可，而治中风语言謇涩之里证则深刺风池，可直刺达 20 ~ 30mm；寒性胃痛刺中脘进针深，而热性胃痛则浅刺之。此外，针刺浅深还应与所取腧穴相对应，随腧穴所在部位不同而异，腹腰、四肢内侧等阴部腧穴刺之宜深，头面、胸背、四肢外侧等阳部腧穴刺之宜浅。

综上可以看出，决定针刺浅深的因素是多方面的，但是病情是决定针刺浅深的关键，腧穴所在部位是决定针刺浅深的基础，患者年龄、体质是决定针刺浅深的重要条件。总之，在掌握针刺浅深时，要因病、因穴、因人而宜，既要与患者年龄、体质相适应，又要与病情属性相适应。否则，就会产生深则邪气从之入，浅则邪气不泻的后果。

3. 针具尺寸，区分材质

程莘农认为，针具的选择要根据患者年龄、性别、职业、体质、病情等方面情况考虑，选择适当粗细、长短的针灸针。一般来说老人、小孩、女性、体质弱或慢性病者宜用较细、较短的针，反之则用较长的针具。同时选择适当的体位，有利于腧穴的正确定位，便于针灸的施术操作和较长时间的留针。避免针刺以后发生意外。以粗 0. 30 ~ 0. 35mm、长 25 ~ 75mm 的针具最为常用，针体必须光滑锋利、挺直，易于进针，手感好，针尖具有"尖中带圆，圆而不钝"的特点，必须达到刺棉花拔出不带纤维，挑木板不起毛勾的境地，施针痛感才小。进针后针柄必须与皮肤留有 1 ~ 2 分距离，避免进针太深，针尖受损，针身容易弯曲导致断针的发生。

4. 诸法配合，联合并用

程莘农认为，针灸方法的使用也要因病而异，单独或配合进行。针刺不是疗疾的惟一方法，常常配合艾灸和药物等，其目的在于扶正祛邪，促进康复。针刺的补法和艾灸法都具有扶助正气的作用，针刺的泻法和放血疗法则具有祛除邪气的作用。临床应重视正与邪，采取多种方法扶正祛邪，促病痊愈。如：治疗风寒湿痹的病证，多针、灸同时使用；治疗面瘫的病人，瘫侧用灸，健侧用针，治疗面肌痉挛的病人，痉挛侧用补法，健侧用泻法。

另外，应根据体质、病情及所取经络腧穴、节气等，来灵活掌握留针时间或配合使用电针，对体质虚弱和久病的患者，不应产生较强的针刺反应，而应以持续弱反应治疗，故留针时间宜长不宜短；对于热证患者不宜产生较强的升温作用，故留针时间宜短不宜长；寒证则宜长不宜短；对于顽证、痛证如针刺反应不够强，就不能达到治疗作用；阳经腧穴宜深刺而久留针，阴经腧穴宜浅刺而短留针甚至不留针；冬季可多留，夏季可少留。如用廉泉治各种原因引起的舌强语謇时，向舌根方向深刺 25~50mm，不留针，取针后轻按针刺处，避免出血；针刺天突、膻中治疗咳嗽、哮喘时，针天突多以针尖沿胸骨柄后缘，刺 25~50mm 不留针，膻中针尖沿皮向下刺 7~12mm，留针，二穴取之要有针感则甚佳。

三、强调针灸临床疗效，改良三才针法，得气至上

（一）以人为本，三才进针

程莘农认为，医生临床要以病人为本，不仅重视疾病，更要关心病人。在患者体位、针具选择、进针方法、针刺深浅等方面，既要确保疗效，又要注意患者能否接受，尤其是初次被针灸的人，进针的快慢、是否疼痛等因素，直接影响针灸的疗效。

程莘农在长期的医疗教学实践中，总结出了一种易学、易教、病人痛苦小的进针得气法，取名为"三才针法"，取意天、地、人三才，进针轻巧而迅速，由浅入深，逐层深入，得气迅速，疗效显著。他强调持针要有"手如握虎"之力，方能"伏如横弓，起如发机"；运针讲究指实腕虚，专心致意，气随人意，方使针达病所，气血和调，正胜邪去。仅进针这一操作，就将点穴、押指、穿皮、进针等融合为一体，在一二秒钟内完成。这一针法确有无痛、快速等优点，同时使初学者便于掌握应用，深受患者和学生的好评，吸引了不少国内外的学者前来学习。他强调针灸治疗时，进针手法的好坏关系到针灸的治疗效果，运针的指力，对疗效有直接影响。要有《内经》所说的"手如握虎"之力，方能"伏如横弓，起如发机"，进针时指力和腕力必须配合好，悬指，悬腕，悬肘，切循经络，针随手入。

三才法源于《针灸大全·金针赋》："且夫下针之法，先须爪按，重而切之，次令咳嗽一声，随咳下针。凡补者呼气，初针刺至皮内乃曰天才，少停进之针，针至肉内，是曰人才。又停进针，刺至筋骨之间，名曰地才。此为

极处，就当补之。再停良久，却须退针至人之分，待气沉紧，倒针朝病。进退往来，飞经走气，尽在其中矣。凡泻者吸气，初针至天，少停进针，直至于地，得气之泻。再停良久，却须退针，复至于人，待气沉紧，倒针朝病，法同前矣。"

程莘农对传统三才进针法进行了改进和简化，使得针刺的时候更容易得气，补充了古人对于进针手法的不足，首提腕力要虚，拿针时手指用力，手腕不用力，便于灵活施针，提出了极具特色的"指实腕虚运针法"，并成为程氏三才针法的动作基础。

三才，取意天、人、地三才，即是浅、中、深，进针时分皮肤、浅部和深部三个层次操作，先针 1~2 分深，通过皮肤的浅部，为天才，再刺 5~6 分深，到达肌肉为人才，三刺 3~4 分深，进入筋肉之间为地才，然后稍向外提，使针柄与皮肤之间留有一定间距。如此进针，轻巧迅速简捷，由浅入深，逐层深入，得气迅速，一则减少患者的疼痛，二则可以调引气机之升降。这一刺法吸取了中国传统针法与管针进针法的长处，动作揉和一起，得气（感觉）极为迅速而效果良好，具有快速无痛、沉稳准确的优点。

程莘农认为，虽然古有"青龙摆尾"、"白虎摇头"、"苍龟探穴"和"赤凤迎源"等特殊手法，由于很难理解，不易操作和体验，已很少应用。施针者采用指实腕虚运针法持针、运针，采用三才进针法针至穴位的相应部位，同时施以辅助行气催气手法，然循、按、刮、飞等法繁琐，故常用振颤法，即手持针，做小幅度较快速的提插捻转略加振颤，即进针至天、人、地部后，手不离针，施以快速震颤手法，针体可直立，亦可顺经或逆经，以明补泻或催气速达病所，这种"震颤催气法"使一次得气率达到了 80% 以上。得气后，如需进一步施以补泻手法，则手指在离开针柄的一瞬间，施以飞旋动作，拇指向前为补，拇指向后为泻，称为"飞旋补泻法"。

程氏三才针法，包括指实腕虚运针法、三才进针法、震颤催气法和飞旋补泻法，看似一个动作，实为四步连贯操作，一气呵成，快速有效，也成就了程莘农在临床上"快针"的美名，形成了独特的"程氏三才针法"。

（二）取效之要，莫过得气

针刺"得气"，主要讲的是毫针刺法。因为毫针针刺一般都深入到穴位以内，并在穴位内部进行手法操作，能够较强的调动人体的经脉之气，从而可以产生"得气"的感觉。而三棱针刺法、皮肤针刺法等其他针刺方法，则因针刺用具不同，治疗目的不同，所造成的刺激也就不一样，所以较少产生得气的感觉。

程莘农认为，针刺欲取得效果，首先必须得气。进针的最终目的是寻求针下得气，在运用手法的同时，更要注意针下得气，气至才能生效。得气之时病人有针感，医生手下也应该有得气感。针感以直接刺激的感觉为主，所以有时有针感不一定是得气，此时可停针待气，若为了单纯追求针感而反复提插，结果虽然有某种"针感"，但却可能打乱气机的正常运行，疗效往往不佳。另外，医生若不细心体察针下情况，而以追问病人的感觉为主，这样，就会心中无底，疗效很难保证。

一般来说，针感出现迅速，容易传导的疗效就较好，反之则疗效较差。金代针灸名家窦汉卿曰："气之至也，如鱼吞钩饵之沉浮；气未至也，如闲处幽堂之深邃；气速至而速效，气迟至而不治。"就是对针下得气的最好描述。程莘农强调，这种沉涩紧的感觉要与因手法不当引起疼痛而造成局部肌肉痉挛或滞针（体位移动）严格区别开；若针刺后未能得气，常采用候气的方法催气，或暂时留针，或再予轻微的提插捻转，有些患者不应单独强力行针寻找得气，可采用温和灸，或另配穴以引导经气；做捻转手法时，要做到捻转的角度大小，可以随意掌握，来去的角度力求一致，速度快慢均匀，在捻转中也可配合提插；做提插手法时，要做到提插幅度上下一致，频率快慢一致，同时也可以配合捻转，这样才能得心应手，运用自如。

程莘农指出，现在针灸者，不明留针、行针与得气的关系，多认为行针之目的乃为得气，而留针，则是得气后将针留于穴位之内，以加强治疗效果。如详细分析《内经》原文，则会发现《内经》中的留针与得气之关系，留针是为得气，而得气之后，就要按补泻治疗目的的不同，采取不同的方式处置。《素问·离合真邪论》记载："呼尽内针，静以久留，以气至为故，如待所贵，不知日暮。其气以至，适而自护，候吸引针，气不得出，各在其处，推阖其门，令神气存，大气留止，故命曰补。"《灵枢·九针十二原》记载："刺之而气不至，无问其数。刺之而气至，乃去之，勿复针。"也就是说，如果未得气，则我们可采取多次针刺、手法行针，以达到加强刺激、使经气得至之目的；如果针刺已得气，就可以不留针，不要反复刺激。程莘农临床中经常在针刺达到得气的目的之后，就起针，不再继续进行针刺，正如《灵枢·九针十二原》所曰："刺之而气至，乃去之，勿复针"。

程莘农根据自己多年的临证经验，认为影响针灸得气的因素与医生水平有关，针灸医生要熟练的掌握针灸知识，得气靠练习，靠临床经验，针刺时的选穴是否精确，针刺手法是否娴熟、运用是否恰当也很重要。尤其要在针刺的时候，正确的辨证论治、据证选穴、熟练针刺、行针才能有得气的感觉。另外，医生本人要有浩然正气，有一颗誓愿普救含灵之苦的善心和细心，如此，施针之时才能够快速的得气，而惟有如此，毫针针刺才能取效于顷刻。

四、擅长治疗各种痛证，分清部位归经，六纲活用

程莘农辨治思路缜密，诊治痛证颇有特色。他认为，中医从古到今对疼痛的认识都比较直观，主要指症状（自我感觉）而言，常把身体内外产生的一种难以忍受的苦楚称作疼痛，虽然有各种不同证型的疼痛，但通称为痛证。针灸治疗疼痛优势明显，除各种急性疼痛外，临床主要用于急性组织损伤消退后的持续疼痛，或反复发作的慢性疼痛，多见于某脏器或某一处软组织慢性劳损性疾病。程莘农强调这些慢性疼痛多数本身就是主症，也是一种疾病，如关节痛、颈肩痛、腰腿痛、三叉神经痛、偏头痛等，但不能把慢性疼痛简单地看作是其他疾病的症状。

疼痛有寒热虚实之分，如《证治准绳·杂病》所说："暴痛多实，久痛多虚，高者抑之，郁者开之，血热者凉血，气虚者补气，不可专以苦寒泻火为事。"临床治疗时，应根据不同的病因采取相应的治疗，才能收到事半功倍之效。对于疼痛的诊治要点，程莘农主要从以下几方面进行分辨：

（一）分清部位

程莘农认为，诊治时应首先根据疼痛部位判断属于哪一个经络或脏腑。"经络所通，病候所在，主治所及"，各经脉病候与其经脉循行特点密切相关。只有熟记经络循行，认清病候归经，才能够准确的进行经络辨证，辨别归经。通过分析，判断病在何经、何脏（腑），据此进行处方配穴，或针或灸，或补或泻。进行经络辨证时，除应重视十二经病候规律外，还应注意经脉循行部位或所支配部位的病变，尤其是局部的疼痛、麻木等感觉变化和拘挛、屈伸活动转侧受限等功能障碍症状，如脾经通过腹部，故腹部胀满疼痛属脾，多取三阴交；前头痛多取百会；偏头痛多取风池；头顶痛多取涌泉等，都是依据经脉循行路线进行经络辨证。

王焘《外台秘要》曰："头项背痛，随身痛即灸，不在正穴也"。对于疼痛，程莘农按照"诊病之处即是治病之处"的规律，常常采用压痛选穴法，以压痛点作为针刺的治疗点，分穴位压痛选穴和非穴位压痛选穴，前者常用的有募穴、背俞穴以及四肢的穴位；后者又称阿是穴压痛选穴，广泛用于扭伤、痹证、落枕等病，如牙痛近取颊车、下关，远取合谷、内庭。

（二）判断虚实

程莘农认为，施行治疗时仅停留在病位的辨别是不够的，还必须进一步辨别其性质，从而与以虚者补之、实者泻之的不同治疗。导致疼痛的病理因素很多，但它们都有一个共同的病理基础，即"不通则痛"和"不荣则痛"，前者为实痛，后者为虚痛。因此，诊治痛症时应详判虚实，多从以下九方面

辨别虚实：①痛而胀闭者多实，不胀不闭者多虚。②拒按者多实，喜按者多虚。③喜寒者多实，喜热者多虚。④饱则甚者多实，饥则甚者多虚。⑤脉实气粗者多实，脉虚气少者多虚。⑥新病年壮者多实，久病年衰者多虚。⑦痛剧而坚，一定不移者多实，痛徐而缓，莫得其处者多虚。⑧痛在脏腑中，有物有滞者多实，痛在腔胁而牵连腰背者，无胀无滞者多虚。⑨补而不效者多实，攻而加剧者多虚。

程莘农认为，医者必须在对患者病情虚实掌握的基础上，选用适当的或善补或善泻的穴位，并相应施用补泻手法以加强补泻的效应，才能得到最佳的补泻效果。《千金要方》曰："凡用针之法，以补泻为先"。判别虚实是补泻效果的最基本因素，选穴与应用补泻手法是在这个基础上展开发挥的，但这三个因素都是任何一个能单独决定补泻的效果，而且任何一个因素都能影响另外的两个因素。疼痛所在部位的腧穴，是决定针刺浅深的基础，病情虚实是决定针刺浅深的关键，对于顽证、痛证如针刺反应不够强，就需加大刺激，要依患者的年龄、体质决定。对于腹腰、四肢内侧等疼痛，腧穴刺之宜深，头面、胸背、四肢外侧等疼痛，腧穴刺之宜浅。针刺得气后，依据病性及患者体质，施以适当的补泻手法，对于气血虚弱，身体羸弱诸虚病证，施用补法，以鼓舞人体正气，使某种低下的功能恢复旺盛的作用；而对于高热疼痛，邪气亢盛诸实病证，则用泻法，以使某种亢进的功能趋于正常。除常用的捻转补泻法、提插补泻法、平补平泻法外，针刺特定的穴位如足三里、气海、关元、肾俞等穴为补；而针刺十宣、中极、委中、曲泽等穴为泻，所以针刺时正确地选用腧穴，也是实现针灸虚实补泻的一个重要方面。

（三）细审寒热

寒热不合则痛。《素问·举痛论》载"寒气客于经脉之中，炅气相薄则脉满，满则痛而不可按也"，"寒气稽留，炅气从上，则脉充大而血气乱，故痛甚不可按也"。可以看出，寒热不合，气血失调而致痛。

程莘农认为，不论何种疼痛，因于寒的十常八九，因于热的十仅二三。其所以然者，寒主收引，主凝滞，无论其为有形的寒邪，或为无形的虚寒之邪，都容易使经脉发生收缩、牵引、细急、稽滞、拘挛等病变，妨碍气血的运行而致痛。尤其是阳气亏损的虚寒病变，或血液虚少不足以营养经脉，或阳气衰微不足以温煦组织而致痛。凡寒邪盛的，往往出现气逆、胀满、强直、身重、拒按、不思食，舌苔白滑、脉来弦紧有力诸症。凡属虚寒的，则每见恶寒、倦怠、气短、喜暖、喜按、时作时止、遇冷加剧，舌淡苔薄，脉来沉细无力诸症。因于热盛的疼痛，则多有恶热喜冷、口渴思饮、烦躁不宁、大便燥结、小便短赤、苔黄少津、脉来弦数、痛而不可近等，由于热邪燔灼气血而致。热盛致痛，虽不是太多，要区分寒热真假，应着重注意："脉象的有力与无力，舌质的淡与红，舌苔的润与燥，口渴与不渴，喜冷饮与热饮，胸腹是否温暖，小便的清与黄，不欲盖衣被等"。

（四）辨别气血

程莘农十分重视调理气血，气血是构成人体和维持人体生命活动的基本物质。气血和则百病不生，气血失和而百病由生。《医宗必读》强调："气血者，人之所以赖以生者也，气血克盈，则有邪外御，病安从来？气血虚损，则诸邪辐辏，百病丛集。"气血循行全身，不断为全身组织器官提供丰富的营养，维持机体正常的生理活动。他认为疼痛的病机主要是气和血两个方面，尤其老年人的身体疼痛则多因气血不足。凡属痛在气分的，多见胀而痛，时作时止，痛无常处。凡属痛在血分的，多见痛而硬满，疼痛部位相对固定，并呈持续性的疼痛，多属于有形的血痛。其他如食积、痰滞等，亦属于有形的一类。

经脉是气血运行的通道。《灵枢·刺节真邪》曰："用针之类，在于调气"。气血辨证，有助于指导补泻手法的实施，气少之经不宜深刺，以免诛伐太过，耗伤正气；血少之经不宜出血，灸壮也不宜过大、过多，以防伤及阴血；多气多血之经可"出血"、"出气"，即可施行刺血疗法或针刺泻法；少气少血之经则"恶气"、"恶血"，即不宜采用泻法，应使用补法；多血少气之经可"出血"、"恶气"，即可刺血但不宜过分耗伤正气；少血多气之经可"出气"、"恶血"，即可用泻法引邪气外出，但不宜刺血。如偏头痛，为少阳经循行所过，少阳经多气少血，多气则气逆而上，出现胀痛，选穴时必选引气下行的远端穴位，如足临泣穴等。

总之，疼痛是一种临床常见症状，很多病理性疼痛本身就严重影响患者的生活和工作，对人体的危害往往比其他疾病更大，世界疼痛大会将疼痛定位为继"体温、脉搏、呼吸、血压"之后的人类第五大生命指征，采用非药物的针灸治疗方法，成为人类战胜疼痛的又一个亮点。程莘农的痛证临床治疗原则，在病候归经的基础上，分清部位以远近取穴，判断虚实、细审寒热、辨别气血以指导补泻得气针法，为复杂的针灸治疗痛证开创了一种简易明了的治疗思路。

五、编著《中国针灸学》，开拓针灸国际教育

（一）著书立说，领衔编著《中国针灸学》

为了顺应世界性的针灸热潮，卫生部成立了北京、上海、南京3个国际针灸培训中心，推广中国的针灸与中医药。有着丰富的临床与教学经验的程

莘农被调入刚成立不久的北京国际针灸培训中心，任中心副主任和针灸教学研究室主任等职，从事对外针灸教学工作，是针灸国际培训的倡议者、开拓者和践行者。

随着中医药事业的不断发展，针灸在国际上的地位也越来越高，外国人来华学习针灸的数目日益增多，在国际针灸教学中，教材问题需首先解决。他亲自带头撰写和主编了《中国针灸学》、《针灸精义》、《中国针灸学概要》、《针灸学讲义》、《针灸疗法》等国内外各种版本的初、中、高级针灸教科书。《中国针灸学》一经问世便风靡海内外，成为了包括美国在内的许多国家针灸水平考试或针灸资格考试的指定教材。在内容上《中国针灸学》不但包含了经络学、腧穴学、针法灸法学及针灸治疗学的内容，也包含了阴阳五行、脏腑、诊断、辨证等中医基础理论和中医诊断学的内容，极大地方便了国际培训中心这种短期而全面的教学模式，是当时国内外水平最高的国际教学课本，是中医针灸的标准规范教材，起到了引领中医针灸走向世界的作用。谈起《中国针灸学》的编写，程莘农不讳言是大家集体创作的结晶。当时国际培训中心草创，百事待兴，编写统一而规范的针灸教材则是重中之重。纪晓平医师是恢复研究生考试制度后程莘农的首届研究生，也是当时参加中文稿编写的人员之一，他回忆起当时的情景说："那时候，我们没白天没黑夜地整整干了3个多月，终于把第一稿的中文部分拿出来了，然后导师逐字逐句地修改，大家一起讨论，特别有学术气氛，我们也特别有干劲。"

在长达三十多年的时间内，由程莘农主编的《中国针灸学》再版了几十次，被译为英、法、西等多种语言的教材，并一直是中国国内和国际针灸教学的教材，是欧美各国的中医学子们认识和学习针灸的入门向导，这使得程莘农和北京国际针灸培训中心声名遐迩。自中国北京国际针灸培训中心成立，他就一直负责业务工作。在之后30年的发展中，"中国北京国际针灸培训中心"造就出了一支优秀的团队，拥有一支以院士领衔，教授、博士结构合理的专职教师队伍，以及语种涉及英、意、德、日等7个语种的翻译团队。他们中大部分被邀请赴德、挪威、美、英、日、法、瑞、荷等数十个国家从事针灸培训、医疗及学术交流等工作，并承担了中国外交部、国家中医药管理局等许多重大的外事医疗任务，以及在中国中医科学院、国家中医药管理局等许多重大的针灸国际会议，外事活动中担任翻译工作。

（二）教书育人，旨在针灸传扬

在针灸国际培训教学中，程莘农主张实践与理论相结合，因材施教，在经络和腧穴的翻译中坚持使用中文名称，在教授医术的同时，要传承中国的文化和思想，强调在中医基础理论指导下的针灸临床实践。为推动针灸走向国际，扩大针灸在国际上的影响，自 1975 年开始程莘农便全心倾注于国际针灸教学工作。他每天上午坚持带外国学员临床实习，先后为百余国家的数万名外国留学生传授针灸学术，如今成为各国从事针灸教学、科研和临床的骨干力量，足以说明人才培养是中医针灸事业传承发展的关键。

除了亲躬国际教学数百班次，培养了来自欧美、东南亚及非洲等国家和地区上万名外国学生以外，他还为国家培养了 20 余名针灸专业的硕士、博士研究生和继承生，主要有纪晓平、彭荣琛、郑其伟、程洪峰、王宏才、胡金生、杨秀娟、李杨、黄涛等，他们大多已成为针灸学科的骨干，活跃在国内外针灸学术界中，如王宏才负责中国北京国际针灸培训中心工作，为国内外针灸教学作出了巨大贡献，李杨、郑其伟等在英国、美国从事针灸临床工作，扩大了针灸国际影响。

可以说 20 世纪 80 年代以后，针灸在国际上影响力迅速提升，也是程莘农在国际舞台最活跃的 20 年。他还先后应邀前往日本、印度、加拿大、美国、英国、意大利、巴西等十几个国家的几十个城市进行讲学和考察，并多次参加国际学术会议，努力向国际推广针灸，在国际上获得较高声望。因此被聘为加拿大传统针灸学院名誉教授、美国美东中医针灸师联合会名誉理事、南斯拉夫针灸学会名誉主席、挪威针灸学校名誉校长等职。凡是对针灸发展有利的事，他都尽力去做，他心中只有一个信念——走出国门，传扬针灸。所到之处，便是他传扬针灸的舞台，讲起针灸来口若悬河，滔滔不绝，凭借着深厚的学术功底和渊博的知识，随时都能引经据典，驳斥谬论，旁征博引，讲解针经。一次在法国学术大会，聚集了 200 多人的大厅里，他的报告从理论到实际操作，让在场的听众聚精会神，鸦雀无声，无不对针灸精彩的演示喝彩。

程莘农给外国友人诊治疑难疾病，让针灸传扬。如巴西一位大使夫人患坐骨神经根炎，疼痛如煎，用了很多办法都难以缓解。于是，请程莘农到巴西使馆，见到病人，他不发一言，屏息调律，切住病脉，沉思片刻，便取出四根针灸针，进行针灸治疗，半小时后，大使夫人竟能下床活动，病痛骤减，在场的人无不感叹针灸之神奇。国外学员们来针灸的发源地学习，都渴望能得到他签名的《中国针灸学》为荣耀，以与他合影留念为最荣幸的事。几十年来，他为中心每一届结业的外国学员们赠送他亲手书写的一幅幅书法作品——针灸传扬，以期中国针灸在全球传扬。

程莘农在多年教学生涯中积累了丰富的经验，努力奖掖后学，以满腔的热忱投入到国内外针灸教学工作中，为针灸教育事业作出了巨大的贡献。在教学中，程莘农总是耐心教诲，淳淳善诱，手把手地、毫不保留地传授自己的才智、技术和本领。他还特别注意在教书中育人，在育人中他把握三条：一是首重培养医德；二是以务实的精神研究，不尚浮夸；三是为病人全心全意服务。数十年的辛勤耕耘，使其桃李满园尽芬芳，学生遍及国内外各地。于1986年获得中国中医研究院颁发的优秀教师证书、卫生部医学科学委员会颁发的荣誉证书，1988年荣获中西医结合研究会荣誉教师证书。

第四章
程莘农临床特色和治疗经典

程莘农从医 70 余年，始终牢记医生的天职，以治病救人为己任，无论从事科研还是教学期间，也要坚持临床医疗工作，诊治了无数的疑难病患者，积累了丰富的临床经验，为了把握要点和学习特色，本章对程莘农临床辨证选穴、配穴特点、奇经八脉证治经验以及在痛痹、中风、消渴、痛经和关节痛等 10 个代表性病证的诊治特色进行解读，以期对中医针灸临床有所补益。

一、临床辨证取穴特点

（一）临床辨证取穴方略

1. 据症取穴

据症取穴，即审症选穴，是程莘农临床诊治经验的结晶。他指出，只要症穴相宜，治疗常获良效。他在临床上总结了许多据症取穴的经验。如"一窍开，百窍开，窍闭不开取百会。"百会为手足三阳，督脉之会，升清举陷，醒脑开窍，百会刺法宜轻浅"；"大凡风症取风池"，风池系手足三阳，阳维之会，既疏散外风，又平息内风，此穴内外兼治；"迎风流泪，目闭不利取睛明"，睛明为手足太阳，足阳明，阴跷，阳跷之会，祛风司目之启闭；"头目昏胀取攒竹"，攒竹能够清利头目，其刺法似蜻蜓点水；"喉痹暴喑取天鼎"，天鼎位于结喉旁；"口苦取阳陵泉；口臭取大陵"；"痰中带血取尺泽"；"小儿弄舌取手三里"；"经络闭阻，不通而痛，上肢疼痛取合谷、外关"。合谷为手阳明大肠经原穴，外关为手少阳三焦经络穴，原络穴相配治疗上肢疼痛；"下肢疼痛取昆仑、悬钟"，昆仑为足太阳膀胱经经穴，悬钟为足三阳之大络，髓之会穴，经会穴相配治疗下肢疼痛；"周身疼痛取曲池、大包"，曲池为手阳明大肠经合穴，大包为脾之大络，阳明、太阴为气血生化之源，营养周身通灌四旁；"镇痛诸穴，刺宜泻法"，并于留针过程中行针 1 ~ 2 次，多有针起痛止之功；"筋脉失其气血濡润则挛急，四肢拘挛取尺泽、曲泉、阳陵泉"。三穴分别为手太阴肺经，足厥阴肝经，足少阳胆经的合穴。肺主气朝百脉，肝主筋而藏血，胆为中正之官，以缓急。三穴相配，如矢中的；"手足震颤取手三里、足三里"，阳明者水谷之海也，滋水涵木，熄风止颤；"足背厥冷取厉兑"，胃经井穴，温煦足胫；"足跟疼痛取大钟"，肾经络穴，通经止痛；

"皮肤瘙痒取曲池、血海"，清热凉血，祛风止痒；"人之所有者，血与气耳，合谷调气，太冲和血，调和气血取合谷、太冲"；"足三里补气，三阴交益血，补益气血取足三里、三阴交"；"脾约便秘取大横"，大横为足太阴，阴维之会；"阳虚自汗取内关、足三里以益气固表，阴虚盗汗取内关、复溜以敛阴止汗"；"气虚则麻，血虚则木，指趾麻木系中风先兆，上肢麻木取外关、后溪，下肢麻木取中渎、悬钟"；"尿检化验出现红细胞取血海，出现白细胞取大椎、足三里，出现蛋白取阴陵泉、三阴交"。❶

2. 压痛选穴

程莘农临证中重视压痛选穴法，即取压痛点作为针灸治疗点的方法。此法是以内经中"以痛为腧"和"在分肉间痛而刺之"等刺法演变而来的。主要包括穴位与非穴位压痛选穴两种。穴位压痛选穴：既可用以诊断，也可用于治疗。常用的有募穴、背俞穴以及四肢的一些穴位。例如，阑尾炎常在天枢和阑尾穴处有压痛，胆囊炎或胆结石在胆囊穴上有压痛等等。所有这些压痛点，又是有效的治疗点。非穴位压痛选穴，又称阿是压痛选穴。阿是穴之名始于唐代《千金要方》，以后历代文献均有记载。程莘农在临床上常常选用压痛点治疗疾病，例如扭伤、痹证、落枕等病，常用压痛选穴法，可取得满意的疗效。

3. 病证结合选穴

程莘农主张，中医辨证，西医辨病，临床上应该病证相参。如：胸痹（冠心痛）取内关、膻中，振奋心阳，宣畅气机；癫狂（精神分裂症）取大陵、神门、内关、百会、四神聪，安心宁神，开窍益智；癫证刺宜平补平泻法，狂证刺宜泻法；胃脘痛（急、慢性胃炎，溃疡病，胃神经官能症）取中脘、内关、足三里，宽胸降逆，和胃止痛；单腹胀取气海、公孙、足三里，健脾理气，散痞消胀；消渴（糖尿病）取然谷、肾俞、三阴交，益肾以生津；泄泻（急、慢性腹泻，消化不良性腹泻）取天枢、中脘、足三里，振奋脾阳，健运止泻，泄泻治疗宜针、灸并用；疝气取关元，足五里、曲泉、太冲，疏肝理气止痛；痿证（急性脊髓炎、进行性肌萎缩、重症肌无力）取手、足阳明经腧穴为主，配筋会阳陵泉、髓会悬钟，通调经气，补养气血，濡润筋骨。本证疗程较长，同时配合皮肤针辅助治疗；上肢痿证沿手阳明大肠经，手太阴肺经轻打叩刺，下肢痿证沿足阳明胃经，足太阴脾经轻打叩刺；癔病性瘫痪取足跟赤白肉际足心部，刺法透向涌泉，每收立竿见影之效；流感、猩红热、肺结核取大椎，大椎为诸阳之会，杀菌消炎，增强机体免疫功能，为临

---

❶ 常宝琪. 程莘农教授选穴针刺经验. 中国针灸，1993（6）：3728－3730.

床常用穴位。❶

五脏六腑之精气皆上注于目，因此治疗目疾多采取多经取穴的方法，如上睑下垂取阳白、头临泣、阴陵泉、三阴交；青少年近视取风池、睛明、四白、合谷、光明、三阴交、太冲；老年性白内障取四白、养老、曲池、太冲；鼻渊（慢性鼻炎、慢性副鼻窦炎）取迎香、上星、通天、列缺、合谷，宣肺清热通窍；偏头痛取头维、太阳、率谷、足临泣，疏解少阳，活络止痛；耳聋分虚实两类，耳聋实证取听宫、翳风、液门、侠溪、太冲，利胆疏肝，开闭通窍，刺宜泻法；耳聋虚证多责之于肾，取肾经腧穴为主，并随症酌加上穴，益肾复聪，刺宜补法。

4. 原络配穴

原络配穴法又名主客配穴法。这是根据脏腑、经络的表里关系，而制定出来的一种配穴方法。例如肺经（里）先病，大肠经（表）后病，则肺经为主，取原穴太渊；大肠经为客，取络穴偏历。反之，大肠经先病，肺经后病，则大肠经为主，取原穴合谷，肺经为客，取络穴列缺。

程莘农认为，原络配穴法可以不受原络、主客的含义所限，而是里经有病，可以取表经的腧穴治疗；表经有病也可以取里经的腧穴治疗。如取肾经然谷与膀胱经肾俞治消渴；取心经阴都与小肠经后溪治虚劳盗汗；取肺经少商与大肠经合谷治咽喉肿痛。奇经八脉中阴阳相济的配穴方法也常用，如用任脉关元与督脉命门以治阳痿；取阳跷申脉与阴跷照海以治足内外翻、失眠。经脉的气血运行是阴阳相济，互为影响的。阴经与阳经，形成阴阳相贯，如环无端。在配穴方法中，或脏病治腑，或腑病治脏；或引阴气注阳经，或助阳气以充阴经，往往是通过原络配穴法来实现的。

5. 俞募配穴

程莘农认为，俞募配穴的基本原则是"从阴行阳，以阳行阴"。俞穴在背部，是经气输转的部位，募穴在胸腹部，是经气聚结的处所。功能失调属阴的脏病，常在属阳的腰背部出现压痛、敏感点或结节等异常现象；功能失调的腑病，常在属阴的胸、腹部出现压痛或结节等现象。凡某一脏腑有病，即可同时取某一脏腑的俞穴和募穴进行治疗。例如胃病常取背部的胃俞、腹部的中脘，膀胱有病取骶部的膀胱俞和少腹部的中极等。

俞募穴的配合应用，除了能直接治疗脏腑本身的疾病外，还可以间接治疗在病理上与内脏器官相关联的疾患。例如肝开窍于目，治目疾可以取肝俞，肾开窍于耳，治肾虚耳聋可以取肾俞等；取太阳配风池治头风痛；廉泉配哑

---

❶ 常宝琪. 程莘农教授选穴针刺经验. 中国针灸, 1993 (6)：3728 – 3730.

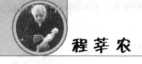
门治中风失语；璇玑配大椎治哮喘；关元配命门治遗精、阳痿；归来配次髎治妇女痛经等。这些有效的制方经验，都是根据俞募配穴的原则衍变而来。

俞募配穴法治疗所需时间较长，为了解决这一矛盾，程莘农常采取俞穴或募穴施以快针的方法，同样收到良好的治疗效果。

（二）临床辨证取穴慎要

1. 认证主穴不移，配穴灵活加减

程莘农认为，为了提高疗效，应注重认证准确，在基本功上锻炼，不要追求虚招。治病的方法要能使人容易理解，容易掌握。如果讲得眼花缭乱，结果谁也弄不懂，那就不好了。临证时，辨证要认真仔细，宁愿多花一点时间把好治疗的第一关。认准了证就要敢于坚持守法，不要一天一改穴，三天一变方，要认识到疾病也有一个从量变到质变的过程。尤其是一些慢性病，更要注意这个问题。如治疗一例心气不足，血络瘀滞（冠心病）患者，用内关、膻中、心俞、膈俞、三阴交作为主方，先后经过3个月，连续针灸43次不更方，终于使自觉症状基本消失，上班工作。

在认准了证后，用穴又要灵活，主证主穴一般不要轻易变动，但配穴却要注意加减，要死方活用。如在治疗中风病后遗症过程中出现过感冒、晕针等情况，则随时配用不同穴位，如感冒配列缺、华盖、丰隆；晕针则提前出针，减少留针时间等。使这些兼杂病症很快控制，将急性病与慢性病的治疗结合进行，使内科病与妇科病的治疗互相促进，从而取得满意的结果。

2. 按照体位取穴，重视骨度取穴

程莘农认为，在进行辨证取穴时，还得注意病者的体位，选用不同的穴位采用不同的体位。这样既便于用针，又不使病人感到疲倦。如取腹、面部的穴位，则取仰卧位；取背、颈部的穴位，则取俯卧位。若有必要背、腹部同时取穴时，则以一面为留针穴，另一面为点刺穴。如诊治背部沿脊椎两侧疼痛、活动受限，则以俯卧位取留针穴，用肝俞、肾俞、膈俞，留针20分钟，然后配用期门、章门、膻中，在背部穴出针后进行点刺，得气即出针；若属慢性病需要长期治疗，可采用一天用仰卧位，一天用俯卧位的穴位交叉进行；如诊治腰骶骨折手术后变形疼痛例，在俯卧位控制疼痛之后便采用一天俯卧位，一天仰卧位的办法取穴，改善全身症状，效果较好。如此选穴，有阴阳平衡之意，以防止阴阳偏激。

程莘农强调，人体体表有许多解剖标志，骨性隆起、凹陷或边缘不仅相对固定而且标志明显。中医的骨度不但是一种体表尺寸，而且与内在的经脉长度等有关，因此强调骨度与穴位的关系极为重要。以骨度量取的穴位准确性较大，因为骨度本身就有穴位尺寸的含义。如取列缺穴，即按高骨后陷中

下五分，摇患者之手有罅处即是此穴。如足三里穴为循胫骨粗隆前缘向下，模至最凹处旁开一指即是此穴。如丰隆穴在外踝尖与胫骨粗隆最高处连线的二分之一处即是，如此等等。这样取穴方便可靠，适宜临床操作。

如对肾经在腹部的循行，脐中旁开 0.5 寸，但程老认为不对，肾经应该旁开 1 寸，否则与任脉太近不易分清，加之现在人肚腹比较胖大。

3. 学习他人用穴，注重实际效果

程莘农除了从书本上学习以外，他还向有经验的医生学习，博采众长，提高临床技能。他平时所用的一些经验针灸处方，多数学自其他老中医。如向焦励斋学习用后溪、申脉穴治疗周身关节病；向杨永璇学习用肩峰阿是穴治疗肩周炎；向单玉堂学习用郄门穴治疗疔疮等。凡此种种，只要有一技之长，程莘农定为之求教，一针一师，一穴一师，一德一师，不断吸取他人长处，以更好为患者服务。

程莘农指出，疗效的好坏，要以客观表现为主，如面瘫者要通量尺寸进行对比，中风偏瘫除量肢体活动角度外，还要看病人的活动能力是否提高，胃痛病要看疼痛发作次数及程度，还要看饮食、消化情况是否改善等。特别要注意的是，有些病人出于感激心情而说"好一点"，实际上并不一定有效。在记录病历时千万不要把这种"好一点"写上去。假若这也算有效的话那就是面子疗效，是不可信的。所以程莘农遇见这种情况，就只在病历上写一个针灸日期。有些病症治疗比较困难，把握性不大，也如实向病人说清，从来没有自以为是的虚荣心。每天国内群众和外宾慕名而来的骆绎不绝，可见名气之大，但有时为了方便病人，他还是主动给病人介绍当地较有能力的医生，建议他们到当地治疗，并把自己的看法和用穴情况记录下来，供其他医生参考，很得群众赞扬。❶

（三）奇经八脉证治经验

奇经八脉通过交会穴和八脉交会穴与十二正经有着不可分割的联系，从而成为经络系统中独特而重要的组成部分。根据外邪所侵部位不同，其临床表现各不相同，证治规律也不相同。

由于奇经八脉在历代文献中的论述比较散落，对此进行系统论述者尚不多见，程莘农对奇经八脉的证治特点进行了归纳，总结了八脉的常见病机、证型以及针灸治疗原则和取穴特点，在此基础上进一步总结了奇经穴的应用规律，认为临床中应用八脉交会穴在治疗一些疑难病症、内科病证时效果显著，尤其是当病变累及数经，或者应用经络辨证时因病证复杂而不易辨清病

❶ 彭荣琛. 程莘农针灸经验简录. 山东中医杂志，1981 创刊号：12－14.

变到底属于何经时，临床使用奇经八脉的辨证施治规律就具有重要的现实意义。❶

1. 督脉病辨证及针灸施治经验

督脉起于少腹，如足太阳、足少阴会于长强，在大椎与手足三阳会合；在风府与足太阳、阳维相会；在神庭与足太阳相会，在水沟与手足阳明相会，在龈交与任脉、足阳明交会，具有输布阳气，卫外御邪；敷布命火，主行元气；转输阴精，养脑益髓；协调阴阳，通调百脉的功能。

外邪侵袭入督，或阻于头背，而出现恶寒发热、头痛难忍、项背怯寒、脑户穴冷、腰背疼痛等，或见旦风、眼寒；或见角弓反张、脊背反折等"痉"病；或阻于胞宫、阴部，出现月经病、癃闭、遗溺、痔疾等。风寒从督入脑证常取百会、风府、大椎、风池为主穴，如治疗感冒。其中百会、大椎振奋督脉阳气，以祛风散邪；风池为足少阳、阳维交会穴；风府为督脉与阳维交会穴，阳维主表，针之以祛散表邪，卫外御邪。外邪从督脉阻于胞宫、二阴诸证，常用"任督配穴"法为主，并配以肾经和背俞穴。程莘农善用关元、命门、腰阳关、肾俞、三阴交、合谷、太冲治疗月经不调，若为寒湿入侵，在关元加灸。其中关元、命门、腰阳关以调理任督，通行经气，余穴以调理肝、脾、肾，使经血畅通。

督脉经气逆乱，可见痫证，或癫狂，或厥证。对督脉气逆所致的癫痫，常用处方为：百会、风池、大椎、后溪、申脉。其中百会、大椎为督脉穴，以调理督脉之气机升降；后溪、申脉为八脉交会穴，通督脉，是治疗癫痫之有效穴；风池以祛风。治疗厥证也以"任督配穴"为主，取百会、人中督脉穴以振奋阳气；配膻中、气海任脉穴以疏理气机升降。

督脉气郁痰结，而致癥瘕积聚为主证，伴有月经不调；或情志抑郁、胸胁胀满等证，程莘农常取任脉之膻中、上脘以行气活血化瘀，配以大椎、命门以振奋阳气，温阳化瘀，此外配肝经之大敦、曲泉及局部围刺以化痰散结。

督脉阳虚寒凝下焦，可见月经不调，或见宫寒不孕，男子阳痿遗精等证。对督脉阳虚，清阳不升的阴挺、脱肛等证，常取百会、命门、长强、中脘、气海、足三里、太溪等穴。对督脉阳虚遗溺、癃闭，取百会、中极（加灸）、命门、肾俞、委中、太溪，温补肾阳，以益气化。

督脉阴虚上扰肝阳，可见震颤、癫狂，或心烦失眠、腰膝酸软、遗精等证。对督脉阴虚，肝阳上亢于脑的癫狂证，以任督配穴为主，配以肝、肾经穴。如百会、神庭、人中、膻中、巨阙以调理任督，镇静安神，配以太溪、

---

❶ 杨秀娟. 奇经八脉针灸证治探讨——附针刺八脉穴为主治疗郁证（抑郁症）临床观察. 北京：中国中医研究院，1991.

太冲以滋阴潜阳。对督脉阴虚，风阳上扰，久而不愈的病证，常取百会、大椎、风池、关元、太溪、太冲、后溪、申脉，以滋阴祛风，调理任督阴阳平衡。

2. 任脉病辨证及针灸施治经验

任脉起于少腹，循行中先后六次与足三阴、阴维、冲脉等阴经交通，具有承任诸阴，主持元阴、月经，通行三焦之气的功能。常见有寒凝任脉，滞于胞宫，或湿热内停，任脉为女科之要脉，治疗经带胎产等并必用任脉穴，以气海、关元、中极为多常配以灸法，以温经散寒。

任脉气逆，上犯心而致不得俯仰，咳逆喘息，或妊娠恶阻等病症。上焦病常取任脉之天突、璇玑、膻中；中焦病取建里、中脘；下焦病取气海、关元，并根据不同主症配以其他腧穴。

任脉气血亏虚，而致的腰酸、经少、带下、遗精滑泄等病证，以补益任脉，培本固元为主要原则。程莘农常取任脉之关元、气海、中脘。配以督脉命门穴为主。盖因关元为足三阴与任脉之交会穴。三焦之气之所生；气海为元气之海。针灸二穴以益气生阳。中脘系胃之募穴，又为足阳明胃经与任脉之会穴，针之以健脾胃而助气血生化之源。命门位于两肾之间，为"肾间动气"之所在。故针之可益命火，壮肾阳，以生发元气，此外还可配以脾胃经穴，以滋化源。

任脉不固而致的阴挺、胎漏、带下、遗精滑泄等病证，以补气固脱为治疗大法。常取百会、人中、关元、气海、神阙。百会、人中为督脉穴，督为诸阳之会，取之以振奋阳气；神阙、关元、气海大补元阳之气以回阳固脱。此外，以任督配穴为主。合以脾胃经穴，可以升阳提托，以治阴挺。

3. 冲脉病辨证及针灸施治经验

冲脉起于小腹内，联络"胞宫"及"肾下"；外出"会阴"；与阳明会于"宗筋"；上达"咽喉"，过鼻之内窍"颃颡"，最后"别而终唇口"。

若寒凝冲脉不能温煦四肢而致足痿，趺阳脉不动，常取关元、气海、血海、足三里、冲阳、太溪、照海加温灸法。其中关元、气海为冲任、足三阴交会穴，针之能振奋阳气，使气血沿冲脉渗灌下肢；足三里、冲阳为阳明经穴，阳明多气多血，针之使气血畅达，以通脉络；血海以活血化瘀；太溪、照海以温肾助阳，以祛寒湿。

外感湿热火邪或气郁化火，冲脉血海有热，热迫血行而见月经量多；湿热下注可见外阴瘙痒、溃烂；冲脉达于咽喉、颃颡，环绕唇口，冲脉浮火上冲，耗伤阴液而见口热舌干，或糜烂。对冲脉湿热所致外阴瘙痒、溃烂等证，常取关元，配以肝经的大敦、行间、曲泉以清泻肝热，再合以三阴交清利湿

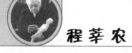

热。对口热舌干或糜烂等证，常取然谷、三阴交、大陵以滋阴泻火，因肾、脾、心经脉联于舌，故取上穴。

冲脉气逆，上犯肝胃而致的呕吐、干哕等证，常取中脘、内关、公孙、太冲以疏肝和胃降逆，其中内关、公孙八脉交会穴，通冲脉、胃、心、胸，配胃之募穴中脘以和胃降逆止呕，太冲以疏肝理气。对于肝肾阴虚，火逆上冲的燥热心烦，头晕目眩，五心烦热，恍惚狂疑宜滋补肝肾，平冲降逆，取太溪、照海、太冲以滋补肝肾潜阳；取内关、神门、三阴交以镇静安神。

冲脉阳虚，宗筋弛纵，四肢痿厥，常取任、督脉穴，配以足少阳、足阳明之穴。如取关元、命门加灸以温补元阳；足三里、三阴交、太溪以温补脾肾，使气血畅通，温养四肢。对冲脉阳虚，肾气不固，二便失禁，常取中极、关元、天枢加灸，合以足三里、三阴交、太溪用补法。

4. 带脉病辨证及针灸施治经验

古籍对带脉的循行众说纷纭，程莘农认为，根据《内经》、《难经》及《八脉考》等古籍之论，带脉的循行为：起于十四椎（带脉穴），过章门，交会足少阳胆于腹部的"带脉、五枢、维道"，最后会于"气冲"。带脉病辨证以虚实为纲。实证包括寒湿证、湿热证；虚证包括气虚证、气陷证。

对寒湿凝于带脉所致的腰腹冷痛，除了取带脉二穴，常配合命门、肾俞、关元、三阴交、委中，以温阳健脾化湿，活血通络。

湿热客于带脉所致的经带病，以任脉、带脉、足太阴、足厥阴、足少阳经穴为主，常取带脉、中极、阴陵泉、下髎、行间为主穴。其中中极、下髎清利胞宫湿热；带脉、阴陵泉清泻带脉之湿；行间祛肝胆之火。

对肝胆湿热，移热于带脉的缠腰火丹，取局部带脉与胆经交会穴为主，再配以脾经和胆经腧穴，以清利湿热。治疗局部围针，可取内庭、外关、侠溪、公孙。内庭阳明之荥穴，公孙足太阴之络穴，泻之能清利湿热，外关、侠溪以利少阳经气，疏利湿热。

带脉气虚失约出现的带下证，不仅取气海以补之，还要取带脉穴以固涩带脉，更取百会穴以升提阳气，下病上取之意。

阳明虚，肝肾虚而致带脉不引所导致的痿证，故以补益阳明，填补肝肾为主，取足三里、三阴交、复溜、行间为主。其中足三里、三阴交以益气血生化之源；复溜、行间补益肝肾，从而治疗带脉不引的足痿。

中气下陷，带脉失约，失去维系胞宫的作用而致阴挺、胎漏、疝等病证，以补益冲任肝肾，升提带脉为治疗原则。治疗阴挺以百会、气海、维道、大赫、照海、太冲为主。其中维道是带脉与足少阳交会穴，取之升提带脉；百会是三阳五会，取之以升阳举气；余穴以调补肝肾。疝证不仅为带脉证，也与冲、任、肝经有关，临床必须兼顾之。《席弘赋》云："若是七疝小腹痛，照海、阴交、曲泉针。又不应时求气海，关元同泻效如神。"阴交为任脉、冲脉、足少阴之会穴，以补肾培元、疏调冲任之气；气海、关元、照海以升阳举陷，培补元气；曲泉为肝经合穴以理气止痛。

5. 维脉病辨证及针灸施治经验

关于维脉的起点，众说不一，程莘农从金门、筑宾之说。维脉具有维系阴阳，调节气血，主持表里，协调营卫的功能。

人身阳脉流于督，阴脉流于任，而诸阳、诸阴散见而会者，又必有经脉以维系而主持之，所以又有阳维以维系诸阳经，有阴维以维系诸阴经。二维之所以能取得维系阴阳的作用，必从阴阳根底之处以发其气，气极盛然后才可达到维系阴阳的目的。而维脉行于营卫之分，阴阳之会，故有调节阴阳诸脉的功能，维脉失调，阴阳不能自相维，则怅然失志，不能自收持。维脉失调，不能维系阴阳诸脉，导致阴虚阳亢而见心神不宁、惊恐不安、失眠心烦、盗汗、精神不振等。临床常同时取阴维、阳维脉的交会穴如金门、筑宾、照海、申脉为主穴，治疗阴阳失维证。因阳维脉发于足太阳金门穴，阴维脉发于足少阴筑宾穴，二穴可调整维脉阴阳平衡。照海为阴跷与足少阴交会穴，申脉为阳跷与足太阳交会穴，四穴共凑阴阳平衡之功。对惊恐烦躁、失眠盗汗、精神恍惚者宜滋阴潜阳、镇静安神，上述主方配风池、本神、头临泣、三阴交。其中风池、本神、头临泣为阳维于足少阳之会，以镇静安神；三阴交、筑宾、照海以滋补肾阴，益脑安神。

阳维属卫主表，外邪侵于阳维，邪正交争则寒热、肌肤痹痒、咳嗽喘息、头项强痛、肢节疼痛等证，取风池、风府为主方。风池为阳维与足少阳之交会穴，风府为督脉与阳维脉之交会穴，二穴相配以祛风解表，清热散寒，调和营卫。若风寒束于阳维，可加列缺、合谷以宣肺散邪，鼻塞加迎香，无汗加大杼。若风热袭于维脉可加大椎、曲池、合谷，大椎以散阳邪而解热；曲池、合谷清肺气，退热。

阴维受寒邪所侵，或阴维及其所交会的足三阴、任脉本虚，阴寒内结而变生的脘腹痞痛，反胃噎膈、肠鸣泄泻、结胸、胁肋攻撑疼痛、阴中切痛、腰痛等证，常用阴维与相关交会经脉的交会穴，如治疗心下痞满，腹痛里急，泄泻等阴维、太阴病证，以府舍（足太阴、足厥阴、阴维交会穴）、大横（足太阴、阴维交会穴）、腹哀（足太阴、阴维交会穴）为主穴，随症可加中脘、天枢、足三里、关元等补益脾胃之气。若胁肋攻撑疼痛，胸闷心烦等阴维、厥阴并病，以期门（足太阴、厥阴、阴维交会穴）为主穴，配合合谷、太冲等以疏肝解郁。内关亦是治疗阴维里证的主穴之一。阴维、阳维都可致腰痛。

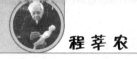
阴维与足少阴并病而致的腰痛、阴部切痛，取阴维交会穴筑宾为主穴，常配以太溪、肾俞、腰阳关；若腰腹痛连及阴部痛可灸关元。

6. 跷脉病辨证及针灸施治经验

跷脉在古文献中描述较为简单，具有主肢节；主左右之阴阳，一身之动静；主行卫气；主眼睑开合的功能。常见四肢部、目部、神志病候。

阳跷表证发热恶寒，取风府、风池；对于表证的项强、腰脊强，取京骨、委中；若中有寒邪，可取交信、大敦；对于阳跷脉不利引起的腰痛，可取申脉、仆参，为阳跷与足太阳之交会穴；若为阴跷不利所致腰痛，可取交信；若目痛从内眦始源阴跷者，可取睛明、交信治疗；若目痛源于阳跷，可取睛明、申脉；对于寒邪中于跷脉的四肢厥逆、僵直，宜温经散寒为主，除取阴跷之照海、阳跷之申脉外，常配合阳陵泉、足三里、血海、绝骨，加灸，以温经散寒，活血通络。

跷脉阴阳失调而致的失眠、癫痫等证，以调整阴阳乃为治疗大法。运用补泻方法，阴跷以阴为体，可以结合阳跷为用，故阳虚阴盛宜补阳泻阴；阴虚阳盛宜补阴泻阳。常以照海透申脉治疗失眠，以平衡跷脉阴阳。

跷脉主肢体的矫捷及运动。素体气血虚弱，或邪热中于跷脉而灼伤阴液，或风痰阻脉，气血闭阻可导致跷脉失养而出现肢体挛急抽搐或震掉等。除取阴跷、阳跷脉穴外，还宜配合与跷脉相关的经脉的腧穴。如治疗弛缓性软瘫属虚证者，先取大椎、大杼、肩髃、曲池、合谷，以振奋阳气，疏通经络。上肢下垂、瘫痪无力、不能上举加天宗、肩髎、臑俞。其中肩髎、臑俞分别是手阳明、手太阳与阳跷的交会穴；伴有下肢软弱无力，手足无力加后溪、申脉，以振奋阳气，温养四肢。其中申脉为足太阳与阳跷脉之交会穴，后溪为八脉交会穴，通于督脉。中风后遗症，有足内翻或足外翻者，加照海、申脉。但足内翻者常泻照海，补申脉；外翻者泻申脉，补照海。

二、临证经典验案选释

（一）痛痹

1. 诊治经验

（1）强调寒邪致病，多选阳经穴位

程莘农认为，历代对痹证外因的认识，多趋于风寒湿热四邪，但从临床看则以寒气胜者居多（约60%以上）。寒者热之，湿者燥之，热者清之，虚者补之，血实宜决之，去菀陈莝。"痹者，闭也"，故主张"散寒"、"温之"、"通之"。由于痹证患者受邪兼夹不同，体质虚实之异，又须配它法应用。寒热错杂，则散寒清热并举，令寒散热清；夹瘀，则宜散邪祛瘀；阳虚则宜温阳散邪；气血不足，补益气血，散寒行滞。因寒邪偏重，感受寒邪，邪阻经络，经气凝滞，不通则痛，而阳经经气更易受寒邪侵袭，故选取穴的作用多是疏通经络止痛，多选阳经穴位。

（2）以痛取穴，重视阿是穴的运用

痹证以局部疼痛为主要症状，气血运行闭阻为主要病机，针灸治疗痛痹的总原则为：祛邪止痛，通调血气。

程莘农指出，对于疼痛，"诊病之处即是治病之处"，阿是穴对于缓解疼痛症状，往有奇效。因此，常常采用压痛选穴法，以压痛点作为针刺的治疗点，分穴位压痛选穴和非穴位压痛选穴。

全身疼痛：取后溪、申脉；

颈部疼痛：取大椎、风池、后溪、合谷；

肩部疼痛：取肩髃、肩髎、肩内陵；

腰脊痛：取腰俞、秩边、次髎等穴；

上肢疼痛：取肩髃、外关、合谷等穴；

下肢疼痛：取环跳、阳陵泉、承山、昆仑、悬钟等穴。

（3）基本处方

基本处方为：百会、风池、大椎、三阴交。

方义：百会为督脉经穴，又为厥阴经通巅之会。取之，和调阴阳，疏通血气；大椎是手足三阳经与督脉交会之所，为宣通阳气，祛散寒邪之要穴；胆经腧穴—风池善于祛风，引邪外出，为治风之要穴；三阴交为足太阴脾经腧穴，又乃足三阴经交会之处。肾主水，助膀胱气化，脾主运化水湿，取之可以利水化湿，故《针灸甲乙经》有："湿痹不能行，三阴交主之"之说。四穴合用，共凑散寒、祛风、除湿，疏通血气之功，而成针灸治疗痛痹的基本处方。

（4）辨证加减

按部位

通过对 1980～1990 年间程莘农在中国中医科学院针灸所门诊诊疗的痛痹103 例进行回顾性分析，统计穴位使用频数，挖掘穴位间的关联规则，并结合程莘农的点评，将其治疗各部位痛痹常用处方总结如下：❶

①颈肩部

［**处方**］合谷、外关、曲池、风池、肩髃、阿是穴。

［**方义**］此方多用于上肢疼痛，有疏经通络止痛之功。风池穴一般有压

---

❶ 高金柱．程莘农教授学术思想研究．北京：中国中医科学院，2007：45－61．

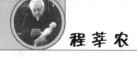

痛，为阳性反应点，取之即可祛风邪，亦有"以痛为俞"之理。肩髃、曲池多气多血之阳明经穴，外关为手少阳三焦经络穴，通督脉，相配以疏通上肢经气。

②腰部

[**处方**] 肾俞、腰阳关、环跳、秩边、风市、阳陵泉、委中、悬钟、昆仑。

[**方义**] 肾俞补肾气，强腰脊；腰阳关强腰膝，壮下元；"腰背委中求"，委中为膀胱经合穴，下合穴，可强健腰膝，通经活络；昆仑、阿是穴所在，主治所在，疏通经络。

③下肢部

[**处方**] 肾俞、腰阳关、环跳、风市、秩边、血海、足三里、阳陵泉、委中、昆仑、悬钟、阿是穴。

[**方义**] 肾俞、腰阳关强健腰膝，祛风散寒；秩边、环跳、风市、阳陵泉、足三里、悬钟、昆仑"循脉之分""各随其过"，取用病痛肢节部的经穴以蠲邪定痛；阳陵泉，筋之会以舒筋活络；足三里理脾胃，调中气，化湿，强健体质；昆仑为足太阳膀胱经穴，悬钟为足三阳之大络，髓之会穴，经会穴常相配治疗下肢疼痛。

按病因

由于痛痹患者症状表现不一。按照前述痛痹辨证要点，其证则有寒热错杂、夹瘀、气血阴阳亏虚之不同，故治疗时在总原则的基础上，还有必要配合下述诸法加以应用：

①祛邪清热，疏经开结

[**处方**] 百会、风池、大椎、三阴交，加曲池、腰阳关。

[**方义**] 大椎乃诸阳之会，配手阳明大肠经合穴曲池能清热，合腰阳关又能祛寒，故取大椎穴有用一穴而凑两功之妙。诸穴相配，能令寒除热清，适用于痹证痛有定处，局部无红肿、喜热敷温熨，寒象明显，而又有舌红苔黄、小便黄、大便干、脉象有力等内热之象，证属寒热错杂之痛痹。

②祛邪散凝，行气活血

[**处方**] 百会、风池、大椎、三阴交，加血海或膈俞。

[**方义**] 血海或膈俞（血会），皆善活血化瘀，配百会通调气血，合方适用于血瘀痛痹。

③祛散邪气，壮阳通经

[**处方**] 百会、风池、大椎、三阴交，加关元或腰阳关。

[**方义**]《难经》云："诸十二经脉者，皆系于生气之原，所谓生气之原

者，谓十二经之根本也，谓肾间动气也。此五胜六腑之本，十二经脉之根，呼吸之门"。肾间，外当乎关元之分，为冲脉所出之地，取关元，补肾阳而益命火，又乃小肠之募，"小肠者，受盛之官，化物出焉，分清别浊，吸收水谷精华而生阴血，故取之又有"阳得阴助而化源不竭"之功。腰阳关，强阳通经，合方用于阳虚痛痹。若顽痹阳衰，可配隔姜或附片灸神阙，破阴回阳，临床根据阳虚所在脏腑，分别选加肾俞、脾俞或心俞等。

④益气祛邪，舒筋止痛

[**处方**] 百会、风池、大椎、三阴交，加中脘、足三里。

[**方义**] 三阴交，配足三里，补益后天，令谷气内充，营卫强盛，循于常道，"不与风寒湿气合，故不为痹"，中脘为手太阳、手少阳，足阳明、任脉之会，又是胃之募穴，取之补益中气，运化水谷精微，生津液而润宗筋、利关节。合方用于气虚痛痹。脾气虚加公孙、阴陵泉；心气虚加神门、内关，用补法。

⑤竣补真阴，祛散邪气

[**处方**] 百会、风池、大椎、三阴交，加足三里、太溪。

[**方义**] 太溪为肾经原穴，用补法以益肾阴；脾胃为后天之本，"饮入于胃，游溢精气，上输于脾，脾气散精，上归于肺，通调水道，下输膀胱，水精四布，五经并行"。而脾胃又居中焦，"中焦受气取汁，变化而赤，是谓血"，故取脾胃经穴足三里，三阴交，以资阴血生化之源，助太溪补阴液。合方适用于阴虚痛痹。如肾阴虚加肾俞、阴谷、大钟；肝阴虚加肝俞、太冲、曲泉；心阴虚加心俞、神门、阴郄等。

2. 临床研究

庄家秀❶在程莘农指导下，观察研究了上述针刺方法治疗痛痹的疗效，通过对 75 例痛痹门诊患者的观察结果分析表明：单纯针刺和针刺加灸都是治疗该病非常有效之方法，总有效率高达 98.2%（其中针刺加灸组有效率明显高于单纯针刺者，经统计学处理差别有非常显著性意义），病人不仅自觉症状治疗前后有明显好转（症状积分下降明显），而且，较为客观的痛阈值升高也有非常显著性统计学意义（$P < 0.01$），两组间比较，针刺加灸组的止痛效果与单纯针刺组的止痛效果差别有显著性统计学意义，说明针灸治疗痛痹的疗效优于单纯针刺者。验证痛痹多寒湿之邪，寒湿得温则易散而然。

3. 治验举例

赵某，男，23 岁。[1]

---

❶ 庄家秀. 针灸治疗痛痹之研究. 北京：中国中医研究院，1988.

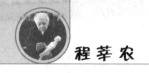

主诉：左下肢后侧疼痛 3 月余。

病史和表现：患者缘于汗后淋浴，即感左小腿酸胀不适，半月前天转冷，出现左下肢后侧疼痛，昼轻夜重，得热稍舒，动则痛增，经服中药及消炎痛疗效不佳，饮食尚可，伴下肢拘急，舌质淡紫苔发白，脉弦紧。

诊断：痛痹，寒痹。

治法：祛邪通经，活血止痛。

取穴：双侧：百会、风池、大椎、腰阳关、肾俞、三阴交；左侧：环跳、次髎、委中、承山、昆仑。

手法：泻风池、大椎、委中、昆仑，补腰阳关，余平补平泻，每日一次。

治疗经过：初诊时患者左下肢痛剧，活动受限，夜间需服 4 片吲哚美辛方能入眠，经上法治疗 6 次后，其下肢疼痛明显减轻，活动基本已不受限制，停用止痛药后，夜间尚有轻微疼痛，下肢拘急症状消失。查脉弦，舌质淡红。

结果：守法治疗 12 次后，症状全部消除，嘱注意保养，半年内忌过于负重和避寒湿而愈，2 月后随访未见复发。

[分析] 此患者汗后，腠理疏松，衣里冷湿，更兼贪凉淋浴，风寒湿之邪乘机侵入，杂合为痹，寒气为胜而成痛痹之证，所以用风池、大椎、三阴交急去其邪，配合局部取穴，疏通经络，患者年轻，治疗及时，针灸两周则邪去痛除而愈。治疗后，嘱其避过劳重负，充分体现了中医注意医养并重的丰富经验。

（二）胃脘痛

1. 诊治经验

（1）病位在胃，病机关联肝脾

程莘农认为，胃脘痛发病部位虽在于胃，但其病变机制却与肝、脾、肺密切相关。因脾与胃互为表里，胃主受纳及消化食物，脾主运化水谷精微，二者共同完成饮食的受纳、运化和吸收的过程。其生理上相互为用，病理上相互影响，如脾失健运则胃失和降，气逆气滞在所难免，滞下不通，胃痛即作。肝主疏泄，助脾胃健运，若肝失疏泄则脾运失健，胃失和降，或脾胃失于纳化，土壅积滞，肝木郁结而呈肝郁克脾之候，可见胸胁胀痛、嗳气、泛酸、纳差等症。

（2）明虚实补泻兼施

程莘农指出，胃脘痛多非一日之病，其发病往往有较长的过程，其间由于酸辣辛腻等食物的不断刺激，以及不良情绪的影响而使病情反复发作，日久则正气亏虚，故患者多伴有神疲乏力，甚或气短，纳差，腹胀，脉弱无力或口干鼻燥，胁痛隐隐，按之痛感或有灼热感，便干尿黄，舌红少苔，脉细数等脾胃气虚或阴虚证的表现。所以治疗胃脘痛时，既注重调理气机，有适宜补益脾胃。

（3）常用处方

[**处方**] 中脘、内关、足三里、公孙、脾俞、胃俞。

[**方义**] 中脘，胃之募穴，八会穴之一，腑会，也是任脉与手太阳、少阳、足阳明经的交会穴，具有调理中焦，升清降浊的功效，治疗胃痛、呕吐、吞酸、腹胀等。足三里是足阳明经的合穴，合治内腑，"主逆气而泄"，"肚腹三里留"，故可通降胃气，是脾胃病的要穴，主治呕吐、胃痛、噎膈、腹胀、纳差等；内关是手厥阴心包经的络穴，八脉交会穴之一，通阴维脉，手厥阴经脉下膈络三焦，阴维脉主一身之里，其是动所生病中有"苦心痛"；内关有宣通上下两焦气机的作用，解心郁，清胸胁热，不仅可治疗心痛、心悸，更可治疗胃痛、呕吐等胃病；公孙也为八脉交会穴之一，通于冲脉，主治胃痛、呕吐等功能，内关与公孙同用，可治疗胃心胸等方面的疾病；脾俞、胃俞分别为脾胃的背俞穴，可健脾和胃，降逆止痛。胃俞与中脘同用，属俞募配穴，治疗胃脘痛具有良好效果。

（4）辨证加减

肝胃不和：加阳陵泉、太冲。太冲为肝之原穴，可调理肝之病变，清肝和胃；阳陵泉为八会穴之一，是胆的下合穴，合治胆腑病，可泻胆腑上逆之气，主治胁痛，口苦、呕胆等胆经病变。

胆胃郁热：加用内庭。内庭为足阳明之所溜荥穴，荥主热病，可清胃腑之热，大便干者，加天枢以降逆通腑。

脾胃虚弱：加关元、气海。关元是在任脉与三阴经的交会穴，小肠募穴，与气海同为保健要穴。二穴与中脘可加灸。

胃阴不足：选三阴交，其为足三阴经的交会穴，可调理一身之阴液正常输布。

胃络瘀阻：加膈俞、血海有活血化瘀之用，故可治。

2. 临床研究

黄涛❶在程莘农指导下，观察上述针刺方法治疗胃脘痛的疗效，随机观察了60例胆汁反流性胃炎患者，治疗组给予单纯针灸治疗，选穴以足三里、阳陵泉、中脘、脾俞、胃俞、内关、公孙为主，辨证施治，随证配伍，与药物多潘立酮、胃宁合剂对照：治疗组的总有效率为90.91%，对照组的总有效率为93.10%，二组无明显差异。但治疗组症状改善的显效率明显优于对照组，

---

❶ 黄涛. 针灸治疗胃脘痛《呕胆（胆汁反流性胃炎）的临床》研究. 北京：中国中医研究院，1998.

治疗组对个别症状如恶心呕吐、呃逆、纳差、反酸等的改善优于对照组。治疗组辨证分型中以肝胃不和及胆胃郁热型最常见，但治疗组对各个证型的疗效无统计学差异。二组对胃液 pH 值的改变、胆汁反流的减少、胃蠕动的增强方面无显著性差异。

3. 治验举例

王某某，男，65 岁。❶

主诉：上腹部不适两月余。

现病史：2 月来渐觉上腹部不适，胀痛，无明显规律，伴反酸，呕吐，有呕出胆汁样物病史。呃逆频，纳食可，大便常，小便黄。嗜烟，每日 40 支，酒少许。舌质暗红，苔黄厚，脉弦滑。检查中脘处有压痛。西医检查为胆汁反流性胃炎。

诊断：中医胃脘痛·呕胆（肝胃郁热）。

治法：疏肝泻热，健脾和胃。

取穴：足三里、阳陵泉、中脘、内关、公孙、太冲、内庭、脾俞、胃俞、膈俞。

刺灸方法：各穴毫针直刺，留针 30 分钟，平补平泻。

结果：治疗一疗程后症状减轻，续一疗程，隔日治疗一次，一月后复查，患者反酸症状消失，微有上腹不适，偶有恶心、呃逆，未再呕吐，纳食二便常。

[**按语**] 足三里、中脘、内关、公孙、脾俞以调和胃气，和胃以止痛；太冲、阳陵泉疏泄肝气，内庭泻胃火，膈俞既可止呃逆，又可调气养血；足三里与阳陵泉是为胃胆二经合穴，合治内腑；内关与公孙两个八脉交会穴主胃心胸病；中脘与脾胃俞是俞募配穴，调理脏腑功能；这几组穴位与太冲、内庭、膈俞共用，体现辨证与辨病相结合的指导思想。

（三）中风病

1. 诊治经验

程莘农治疗中风病，比较推崇《针灸大成·中风瘫痪针灸秘诀》引《乾坤生意》的观点："中风入脏，以致气塞痰壅，不语昏危：百会、大椎、风池、肩井、曲池、足三里、间使七穴，针。中风风邪入腑，以致于足不遂：百会、耳前发际、肩髃、曲池、风市、足三里、绝骨七穴，灸。中风口眼㖞斜：听会、颊车、地仓，灸"。以及《针灸大成·治症总要》的原则："中风不省人事：人中、中冲、合谷。问曰：针之不效奈何？答曰：针力不到，补

---

❶ 黄涛. 针灸治疗胃脘痛《呕胆（胆汁反流性胃炎）的临床》研究. 北京：中国中医研究院，1998.

泻不明，气血错乱，或去针速，故不效也，前穴未效，复刺后穴：哑门、大敦。半身不遂：肩髃、曲池、手三里、合谷、足三里、绝骨、昆仑。问曰：此症针后再发何也？答曰：针不知分寸，补泻不明，不分虚实，其症再发，再针前穴，复针后穴：肩井、上巨虚、委中。

（1）中风在脑，必用百会

程莘农主张，"一窍开百窍开"，窍闭不开选百会。百会，又名三阳五会，是"手足三阳和督脉之会"，升清举陷，醒脑开窍，为临床治疗督脉为病、神志病等的常用穴位，且刺法宜轻浅，即所谓"一窍开百窍法"。中风病的病位在脑，更应重视百会穴的应用，《灵枢·海论》篇曰"脑为髓之海，其输上在于其盖，下在风府"脑为髓液聚集之处，称为髓海，其气血出入的重要穴位。上在百会穴，下在风府穴，不论何种原因导致的气血阻滞而逆乱，出现的头脑疾患都可取本穴治疗。

（2）倡用四关，调理气血

程莘农认为，中风病机是气血逆乱于脑，调理气血最为重要。《灵枢·九针十二原》："五脏有六府，六府有十二原，十二原出于四关，四关主治五脏"。据此，程老提出了中风病的"通调四关法"。四关本意是肘、膝关节，即两合谷，两太冲穴。合谷为手阳明大肠原穴。可调理全身之气，合谷双为四总穴，治疗头面部要穴，善治头痛、眩晕、口眼㖞斜，牙关紧闭，半身不遂、发热、恶寒、隐疹、齿痛、鼻渊等症。太冲为肝经原穴，肝藏血，可调理全身血量，有平肝降逆之效。故可治疗上实下虚之中内忧外患病。二穴合用可调理全身气血。

（3）善用对穴，调整阴阳

中风半身不遂常见足内翻，足外翻，上肢拘急或驰缓。总为经气不通，阴阳失衡。程莘农喜用对穴，上肢：内关、外关；曲池、少海；中府、肩贞。下肢：梁丘、血海；阳陵泉、阴陵泉；阳交、三阴交；申脉、照海。正如李时珍《奇经八脉考》曰："阴跷为病，阳缓而阴急，阳跷为病，阴缓而阳急"。《针灸大成·标幽赋》："二陵、二跷、二交，似续而交五大"。

（4）辨证取穴，风火痰瘀虚，重风痰阻络

程莘农认为，由于人们生活及饮食习惯的改变，目前临床中风病患者"风痰阻络型"明显增多，而且多发于40岁以上的中老年人。配穴组方强调化痰通络，重视百会、神庭、风池、丰隆、公孙、内关、中脘、列缺的通络化痰作用。

（5）常用处方

初起多阳经取穴，阳主动，意在恢复肢体功能。后期治疗取配阴经腧穴，

协调阴阳，阴平阳秘，精神乃治，多以百会、神庭、风池、丰隆、公孙、内关、中脘、列缺为主穴。

如中风（脑血管意外）急证昏迷不省，常取人中、内关、极泉、足三里、三阴交，益阴扶阳，醒脑开窍。人中刺法需令患者泪出，极泉刺法至肢体活动效佳；中风后遗半身不遂，初起治疗取阳经八穴，上肢为肩髃、曲池、外关、合谷，下肢为环跳，阳陵泉、悬钟、昆仑；面瘫用颊车、地仓；失语用通里；癃闭用中极；口眼㖞斜（面神经炎）取睛明、四白、地仓、颊车。睛明刺法沿眼眶边缘直入0.8～1.5寸忌捻转提插，地仓刺法透向颊车；心开窍于舌，舌强失语，取廉泉、哑门及心经络穴通里。

（6）辨证按症加减

根据病因病机，加减变化。

肝风：风池、风府、风市、翳风、风门。

痰：丰隆。

瘀：膈俞、血海、三阴交。

火：行间、侠溪。

虚：足三里、关元、太溪、肾俞。

另外，根据主要症状随证加减：如中风后遗症弛缓性软瘫属虚证者，先取大椎、大杼、肩髃、曲池、合谷以振奋阳气，疏通经络；伴有上肢下垂、瘫痪无力，不能上举加天宗、肩髎、臑俞；下肢软弱无力，手足无力加后溪、申脉；有足内翻或足外翻者，加照海、申脉，但足内翻者常泻照海，补申脉，外翻者泻申脉，补照海。

2. 临床研究

丁兆琳[1]观察程莘农针刺治疗中风（风痰阻络型）经验方的临床疗效，主穴：百会、神庭、风池、列缺、丰隆、公孙、内关、中脘。配穴：口眼㖞斜加刺地仓透颊车；失语加刺通里；上肢不遂加刺曲池、合谷；下肢不遂加刺环跳、阳陵泉；癃闭加刺中极；便秘则加强丰隆刺激量。观察组30例患者中，经3个疗程治疗后，其中基本痊愈4例，占13.33%：显效10例，占33.33%；有效15例，占50%，总有效96.66%。对照组30例中基本痊愈1例，占3.33%；显效3例，占10%；有效23例，占76.67%，总有效率90%。两组治疗前后总疗效比较，经统计学处理有较显著意义（$P < 0.05$），观察组优于对照组。治疗后观察组风痰证辨证积分下降更明显，风痰证程度明显减轻，舌苔腻、脉滑等定性指标亦明显改善，提示针刺丰隆、公孙、内

---

❶ 丁兆琳. 针刺治疗中风（风痰阻络型）的临床调查和研究. 北京：中国中医科学院, 1999.

关、中脘、列缺可以提高疗效，有效地改善机体痰浊状态。

3. 治验举例

马某某，男，72 岁。❶

主诉：右侧半身不遂 9 年。

病史和表现：患者右侧半身不遂 9 年，病初曾于北京某医院经 CT 检查诊断为"脑血栓"，虽多方医治罔效。现患肢屈伸不利，指趾麻木，手握力差，步履艰难，沉重如坠，面赤眩晕，两目昏花，少寐，恶心纳减，舌质红少苔中有裂纹，脉象沉细弦尺弱。

诊断：中风后遗症，肝肾阴虚，风阳上扰。

治法：滋补肝肾，平肝熄风。

取穴：百会、风池、太阳、四白、肩髃、曲池、外关、合谷、内关、环跳、足三里、阳陵泉、三阴交、悬钟、太溪、太冲。

针刺方法：补法。

结果：治疗 6 次（1 个疗程），右侧肢体沉重感大减，活动较前灵活，眩晕恶心亦见好转，效不易方，随症加减连续治疗 4 个疗程，患侧肢体已活动自如，诸症尽消而病痊愈。

[按语] 患者年逾七旬，肝肾阴血已虚，水不涵木，风自内生遂成上述诸症。百会、风池，开窍熄风，足三里、三阴交、悬钟、太溪、太冲，滋补肝肾，培益气血，平肝熄风，肩髃、曲池、外关、合谷、环跳、阳陵泉，疏通经络，太阳、四白、内关，系兼症选穴。程莘农治疗中风后遗症日久不愈，采用通调周身经脉，阴经阳经腧穴并取的方法，旨在畅达经络血气，协调阴阳。

（四）消渴

1. 诊治经验

（1）强调气阴两虚，不忘热瘀

程莘农认为，糖尿病虽涉及五脏六腑，而五脏之中以肺、脾、肾三脏为主，尤以肾为关键，其主要病机为气阴两虚，主要病邪为热瘀，在选穴上以益阴清热补气为治疗大法。

（2）常用处方

[处方] 肾俞、关元、太溪、然谷、三阴交、胃脘下俞、肺俞、承浆。

[方义] 肾俞、关元、太溪、然谷、三阴交共凑补肾、滋阴、清热之功。如前所述，消渴病以肾阴虚为主，肾为先天之本，主藏精，属水脏，为阴之

❶ 常宝琪. 程莘农针灸医案三则. 山西中医，1994，10（4）：16 – 17.

本。肾阴亏则虚火内生，上燔心肺而见烦渴多饮，中灼脾胃则胃热消谷，阴虚阳盛，肾失开合，固摄无权，则水谷精微直趋下泄随小便而排出体外，故尿多甜味或混浊如脂膏，因此在治疗上以补肾阴为先。尊赵养葵在《医贯》的观点："治消渴证，无分上中下，先治肾为急"。

肾俞为肾之背俞穴，补肾之主穴。清代《针灸集成》曰："肾虚消渴取然谷、肾俞、腰俞"。然谷穴是足少阴肾经之"荥"穴，配五行属火，"荥主身热"，然谷合以三阴交等穴以"益阴清热"。《针灸甲乙经·卷十一·五气溢发消渴黄疸第六》曰："消渴黄疸，足一寒一热，舌纵烦渴，然谷主之"。太溪穴为足少阴肾经之原穴，既可益阴又可补阳，阴虚者补之可益阴，合然谷以养阴清热。关元是足太阴、少阴、厥阴及任脉之交会穴，可补肝、脾、肾三脏，合以肾俞、太溪、然谷、三阴交以培补肾阴，补益元气。关元还为小肠募穴，具有调节小肠功能的作用，《素问·灵兰秘典论》曰："小肠者，受盛之官，化物出焉"，具有分清泌浊，通调二便功能，故补关元，以强小肠通利小便，分清泌浊之功"。《针灸甲乙经·卷十一·五气溢发消渴黄疸第六》曰："消渴小便数……以指按取关元一处。三阴交为足三阴经交会穴，消渴之证，阴虚为本，针刺此穴，可调节三阴经之经气，起到补虚益阴之作用。胃脘下俞，位于第8胸椎棘突下，旁开1.5寸，《千金方》载："消渴，咽喉干，灸胃脘下俞"。胃脘下俞，又称胰俞，乃经外奇穴，为治疗消渴病的专用穴。消渴病常因肺阴不足，虚热内生，耗灼肺金则常有口干口渴之主症，故取肺俞合以滋阴之穴，以补肺阴，布津上承，生津止渴。承浆为任脉之穴，任脉为阴脉之海，程莘农常取承浆治口干口渴之症，如《针灸甲乙经·卷十一·五气溢发消渴黄疸第六》曰："消渴嗜饮，承浆主之"。以上诸穴共凑补肾气，滋肾阴，生津止渴之功。

（3）按症加减

血瘀：取血会膈俞及血海以活血化瘀。

骨蒸盗汗：多因阴虚热扰，心液不能敛藏所致，取心经郄穴，阴郄以调阴清热，以治骨蒸盗汗。

视力模糊：多配以邻近腧穴，取风池、四白、太阳。

胸闷心痛：可取气会、膻中及内关，以宽胸理气。

半身不遂：配以百会、风池及患侧肩髃、外关、环跳、阳陵泉、太冲。

手足麻木：多局部取八邪、八风以活血通络。

血压高：配涌泉、太冲、合谷、曲池，以滋阴平肝，降血压。

2. 临床研究

黄明仁[1]采用临床对照的研究方法，系统观察了上述方法治疗 60 例糖尿病患者的临床疗效。结果针刺组 30 例患者，经过 1 个疗程的系统治疗后，显效率为 46.67%，总有效率为 83.30%，与玉泉丸中药对照组的结果相当。经统计学处理，两组无显著性差异。研究表明针刺治疗糖尿病不仅明显改善临床症状，而且可使糖尿病患者空腹血糖、餐后 2 小时血糖、糖化血红蛋白、果糖胺显著下降，血浆胰岛素显著提高。

3. 治验举例

张某，女，45 岁。

主诉：口渴 10 个月。

病史：患糖尿病 1 年多，空腹血糖 11.00mmol/L。现心悸、饥饿感、乏力、自汗、尿糖（＋＋＋＋），形体消瘦，面色少华，舌质红、苔薄黄，脉细数。

诊断：消渴，气阴两虚。

治法：益气养阴，通调三焦。

取穴：肾俞、关元、气海、太溪、然谷、阴郄、三阴交、肺俞、承浆。

结果：治疗 3 个疗程，患者空腹血糖降至 6.5mmol/L，餐后血糖降至 10.8mmol/L，大便恢复正常，心烦有所减轻；后又连续治疗 5 次，空腹血糖降至 6.1mmol/L，餐后血糖 8.9mmol/L，饮食有所减少，后患者加服降糖药，之后未坚持治疗。

[按语] 糖尿病因肺燥、胃热、肾虚所致，故取肺俞以清热润肺、承浆生津止渴；取阴郄、三阴交清胃泻火、和中养阴；取肾俞、太溪以益肾滋阴、增液润燥；取然谷导赤清心，关元、气海益肾固本。诸穴合用，共奏生津滋阴、清热润燥之功。另外，患者接受治疗期间，饮食控制和适度运动。

（五）膝关节痛

1. 诊治经验

（1）扶正驱邪，从瘀论治

膝关节骨性关节炎的发生，其内因为肝肾脾等脏腑功能虚弱，如肝肾亏虚、筋脉失养，脾不健运、湿邪内生；其外因为风寒湿之邪杂至，合而为痹或外伤劳损，损伤筋骨，气滞血瘀等。程莘农指出病因病机与瘀血关系甚为密切。针灸治疗本病，临床上多偏于祛风寒湿、补益肝肾、健脾利湿等几个方面，从活血化瘀方面治疗的较少。他指出，针灸治疗和中药治疗本病一样，

❶ 黄明仁. 针刺治疗消渴（糖尿病）肾气阴虚证的临床研究. 北京：中国中医研究院, 1995.

其原则都离不开这几个方面，或治其标或治其本；或以祛邪为要，或以补正为先，治疗上当以活血化瘀、改善血液循环为首任。

（2）常用处方

以活血化瘀为主，兼以随症加减，远道取穴和局部取穴相结合。取穴：风府、鱼际、曲池、血海、鹤顶、膝上两穴、犊鼻、阴阳陵泉、膝关、足三里、太溪。兼以随症加减。

2. 临床研究

孔繁蕾❶根据程老的临床经验，并在程老的直接指导下，观察了从瘀论治骨关节炎的疗效，将 64 例膝关节骨性关节炎随机分为两组，实验组 34 人，采用刺络放血、火针及毫针等综合针灸方法治疗，病情重者每日 1 次，轻者隔日 1 次；对照组 30 人，均采用同一的按摩手法治疗，隔日 1 次。针灸组治愈 29 例，好转 5 例，治愈率为 85.29%，总有效率为 100%；与按摩手法组比较，差别无显著性意义（$P > 0.05$）。说明两种治法对膝关节骨性关节炎患者都有较好的疗效，且疗效相近。但是，针灸治疗前后膝关节功能优良率评定，有显著差别（$P < 0.01$），表明针灸显著地改善了患者的症状、体征，特别是对疼痛、压痛点、肿胀、上下台阶、单腿下蹲试验、研磨试验等改善最为显著（$P < 0.01$），对步态、屈曲挛缩等有改善，但较缓慢（$P < 0.05$），而对畸形改善不明显（$P > 0.05$）。认为针灸治疗在急性止痛、关节缝内的疼痛、定点痛、刺痛等方面优于手法治疗，尤其对寒证明显者疗效更佳；手法治疗对关节周围疼痛及有关的韧带、肌肉等疼痛优于针灸治疗，尤其对畏针和小儿气血亏虚者更适宜。

3. 治验举例

高某某，女，42 岁。❷

主诉：双膝关节疼痛，伴有活动功能障碍 2 年加重 2 周。

病史和表现：患者 2 年前受凉后开始出现关节疼痛，活动不如以前灵活，未作系统治疗。近 2 周复感风寒疼痛加重，右膝关节步行数小时疼痛，左膝关节过度活动后疼痛，夜间有时厉害，蹲起困难，上下台阶不便，走路时关节偶有摩擦音，双膝关节怕冷恶风，遇寒则甚。曾自服布洛芬治疗，症状无明显改善。现膝关节仍疼痛，活动不利，遂来就诊。无明显外伤史。舌质暗红，脉弦。西医诊断为膝关节骨性关节炎。

诊断：痹证，气滞血瘀。

治法：活血化瘀，温经通络止痛。

❶ 孔繁蕾. 针灸治疗膝关节骨性关节炎的临床研究. 北京：中国中医研究院，1999.

❷ 黄明仁. 针刺治疗消渴（糖尿病）肾气阴虚证的临床研究. 北京：中国中医研究院，1995：40.

取穴：风府、鱼际、血海、足三里、阳陵泉、委中、昆仑、悬钟、太溪、阿是穴。

针灸方法：委中和腘窝较粗静脉血管采用刺络放血，犊鼻穴要求用2寸毫针，刺入髌下关节腔内，患者针感强烈。鱼际穴要求小幅度捻转1分钟，患者局部有较强发胀感；蹲起困难患者可边行针边作蹲起运动，留针15～20分钟。

结果：治疗5次后，疼痛基本消失，蹲起轻松，下台阶可，上台阶稍差。治疗8次时，患者主诉有种力把膝往里拉。又巩固治疗几次。共治疗12次痊愈。半年后随访未复发。

[按语] 患者节怕冷恶风，遇寒则甚，可见证属风寒痹阻。风府为治风要穴，取其祛风通络之用，鱼际祛周身之恶风寒；用血海之活血、养血之功，取血行风自灭之意；足三里健运脾胃而化湿；取阳陵泉、委中疏筋活络，亦取阳陵泉强健腰膝之用；取善治下肢痿痹、足缓难行之效穴昆仑、悬钟；配用阿是穴以祛邪活络、疏筋止痛。

（六）耳聋

1. 诊治经验

（1）首分虚实，强调镇静安神

程莘农认为，耳聋的发生多因肾虚，肾虚是本，风火痰瘀是标，根本病机虽在肾，但与肝胆有密切关系。耳聋分虚实两类，实证主要为肝胆火旺，闭阻清窍。虚证为肝肾阴虚，精不上承，髓海不足，窍失其养，窍闭不开。实证宜镇静安神，启闭开窍，清肝泻火，活血通络，多取听宫、翳风、液门、侠溪、太冲、外关、行间、足临泣，利胆疏肝，开闭通窍，刺宜泻法。虚证多责之于肾，宜镇静安神，启闭开窍，滋补肝肾，养脑益髓，取肾经腧穴为主，并随症酌加上穴，益肾复聪，刺宜补法。

程莘农指出，情志失调是导致耳聋的重要原因之一。同时，情志活动对耳聋的发展转归及预后有明显影响。西医学证明，精神情志失调，则导致肾上腺素分泌增加，使血黏稠度增加，易致聋。故治疗耳聋要镇静安神，多取具有镇静安神作用的穴位，当首推百会和神庭。

《针灸资生经》载："百会治无心力，妄前失后"，"凡思虑过多，心下怔忡或自悲感慨，必灸百会"。神庭"居处为庭，考脑为元神之府，穴当天顶之上，为神所居处，针之，具有镇静安神之意义，故名神庭"。"凡治有关神识之证，皆可取此。"《备急千金要方》记载，神庭穴可治"目闭耳聋，或烦闷恍惚，喜怒无常"，《太平圣惠方》、《西方子明堂灸经》、《普济方》、《针灸聚英》、《医学入门》、《针灸逢源》均记载神庭穴可治"惊悸，不得安寝"，提

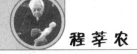

示神庭穴亦有镇静安神之功效。

（2）一窍开百窍开，重在启闭开窍

耳为九窍之一，耳聋的发病机制中重要一点为窍闭不开。根据程莘农提出的"一窍开百窍开""窍闭不开取百会"的理论，治疗五官疾病时，重视百会穴的应用，窍闭不开选百会。百会穴又称三阳五会、巅上等，《针灸甲乙经》认为百会为督脉、足太阳之会，具有平肝熄风、升阳固脱、醒脑开窍之效。程老认为，神经性耳聋，特别是老年性的神经性耳聋与椎动脉供血不足有相关性，百会有改善椎动脉供血状况，并有助于损坏神经元的恢复。

百会依据其补泻手法的不同，具有不同的作用。实证用泻法，即百会向后斜刺，配以捻转泻法，可启闭开窍，清肝泻火，活血通络；虚证用补法，即百会向前斜刺，配以捻转补法，可启闭开窍，滋补肝肾，益髓养脑。神庭穴亦为督脉之要穴，为神所出入之处，亦有醒神开窍之功能。西医学研究亦表明，二穴能改善脑部血液的微循环。百会、神庭二穴本身也可治聋，所以在治疗耳聋中要强调百会、神庭的作用，以提高耳聋的临床疗效。

（3）常用处方

［处方］主穴：百会、神庭、听宫、翳风。

实证：外关、行间、足临泣。

虚证：太溪、太冲。

［方义］如上所述，百会、神庭共用，可起到镇静安神，启闭开窍，通经活络之功效，在治疗耳聋中起到重要作用。听宫为手太阳小肠经穴，翳风为手少阳三焦经穴，小肠经及三焦经的循行皆通过耳的前后，取此二穴，有疏通耳部经气的作用，属局部取穴。《针灸聚英》、《百症赋》、《十四经要穴主治歌》、《玉龙歌》中均言此二穴可以治聋。故不论虚证、实证，取听宫、翳风，均能宣通耳部经气。手法上，平补平泻，不宜捻转，不宜提插，以免耳部出血。

对于实证，可加外关、足临泣，行间。外关为手少阳三焦经的腧穴、络穴，通阳维脉；足临泣为足少阳胆经所注为"输"的腧穴，通于带脉；二穴均是八脉交会穴之一。针泻此二穴，属上下循经取穴，可通畅少阳经气，清宣少阳经的热邪，以达通利耳窍之功。行间为足厥阴之脉所溜为荥的荥火穴，是肝经的子穴。实则泻其子。"病在阴之阴者，刺阴之荥输"，"荥主身热"，取泻本穴，可清泻肝胆之火，取"病在上，取之下"和"盛则泻之"之意。诸穴共用，可起到镇静安神，启闭开窍，清泻肝胆之火，宣通耳部之经气，活血通络的作用，则耳聋复聪，耳鸣自止，诸证悉平。

对于虚证，可加太溪，太冲，针用补法。太溪，为足少阴肾经之原穴。

太冲为足厥阴肝经之原穴。"五脏六腑之有病者，皆取其原也"。补此二穴，可起到滋补肝肾之功。与百会、神庭、听宫、翳风穴共用，可起到镇静安神，启闭开窍，养脑益髓，滋补肝肾，通耳部之经气的作用。

2. 临床研究

严华❶观察了对采用针刺百会、神庭、听宫、翳风为主穴辨证加减治疗耳聋的疗效，采用随机分组的方法分成两组，百会、神庭针刺观察组 30 例，无百会、神庭针刺对照组 30 例，经 3 个疗程治疗后，观察组显效 10 例，占 33.33%，有效 15 例，占 50%，无效 5 例，占 16.67%，总有效率为 83.33%。对照组显效 3 例，占 10%，有效 11 例，占 36.67%，无效 16 例，占 53.33%，总有效率 46.67%。经统计学处理有显著性差异（$P < 0.05$），显示观察组疗效优于对照组，不寐、口干、耳鸣、烦燥、头痛、眩晕等症状的改善上观察组优于对照组。提示针刺百会、神庭对精神神经系统的症状改善有更显著的优越性。

3. 治验举例

刘某某，男，65 岁。

主诉：左侧耳鸣 1 周。

现病史：患者于 1 周前因生气致左侧耳鸣，声音尖细，按之不减，时轻时重，缠绵不绝，伴口干烦躁，经西医诊断为"神经性耳鸣"，服药暂无明显效果。平素脾气急躁易怒，血压偏高，服药控制较为平稳，但眠浅易醒。舌瘦暗红，中后有细小裂纹，脉弦细略数。

诊断：耳鸣，肝肾阴虚、肝胆火旺。

治法：以清肝泻火为主，辅以滋阴降火。

取穴：百会、神庭、翳风、听宫、行间、太溪、耳尖。

刺法：百会，实证，向后斜刺，配以捻转泻法，即捻转角度大，用力重，频率快，操作时间长。神庭、听宫、翳风均用平补平泻。外关、行间、足临泣用泻法。太溪、太冲用补法。听宫、翳风为患侧取穴。四肢部穴位为双侧取穴。

结果：治疗 3 次，耳鸣程度减轻，仍时断时续，但血压正常，寐安。治疗 8 次，耳鸣完全消失，惟余左耳轻微鼓胀感，患者未再坚持治疗。

[**按语**]患者体虚在先，暴怒在后，故肝胆火旺、上扰耳窍为标，肝肾阴虚、耳窍失养为本，应为虚实夹杂之证。急以治标，以清肝泻火为主，以滋阴降火为辅。

---

❶ 严华. 针刺治疗耳聋（神经性耳聋）的临床研究. 北京：中国中医研究院，1998：2 - 3.

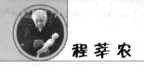

（七）郁证

1. 诊治经验

（1）重用奇经穴

郁证属于情志失常一类的疾病，是神明错乱的表现，脑为神明之府，故神不为脑主则乱也。程莘农强调，奇经八脉与郁证的关系比较大：第一，有多条经脉与脑发生直接或间接联系，如《难经》曰："督脉者，起于下极之俞，并于脊里，上至风府，入属于脑。"除督脉外，阳跷、阴跷与脑都有直接或间接联系，如《难经》载："阳跷脉者，起于外踝之上，入风池"，《灵枢·寒热病》曰："足太阳有通项入于脑者……在项中两筋间，入脑乃别阴跷、阳跷，阴阳相交，阳入阴，阴出阳"。又如阴跷脉上面入目内眦，"和太阳、阳跷脉相会，再相并上行至脑"，阳维脉，其脉气发于足太阳金门，上沿大腿外侧，抵少腹沿胁上达肩胛骨向上分布于耳的后方，"到风府穴入脑"。

第二，奇经除与脑联系外，还与手少阴心，足厥阴肝经联系。如《奇经八脉考》云："任脉……会手太阴，少阴，足阳明于中脘"，由此可见任脉与手少阴心相联系；任脉、冲脉、带脉也与足厥阴肝经有联系。而心主神明，肝主疏泄，共同调节着神志、情志活动。因此，奇经与人体情志活动息息相关。

由于奇经八脉与脑、心、肝的联系，所以在病理状态下则出现"癫狂"、"神志恍惚"、"不寐"等，如督脉情志、神志异常的表现有"大人癫痫，小儿风痫"、"厥"以及"其人皆苦恍惚狂疑"。又如，阴维、阳维，阴阳失调则出现"怅然失态"；阴跷、阳跷失调可见"不寐"、"狂走"、"嗜睡"、"癫痫"等神志异常的表现。

由此可见，精神、情志异常的病变，也是奇经八脉功能失调的表现之一。奇经八脉不仅主神志病，而且其腧穴也主治神志异常疾病。如《普济方》说："治狂走喜怒悲泣，穴巨阙"。《铜人腧穴针灸图经》说：水沟治"失笑无时，癫痫狂语，不识尊卑，乍喜乍哭。"《千金翼方》曰："狂痫不识人，癫病风乱，灸百会九壮。"

鉴于对奇经八脉病候和施治特点的认识，基于奇经八脉与脑、心、肝的经脉联系比较密切，在生理病理上与神经活动有关。对于神经精神系统疾病，程莘农重视奇经穴的应用，以奇经八脉穴为主，再根据抑郁症辨证的不同证型，配合其他经脉腧穴。

（2）常用处方及分析

[处方]奇经八脉主穴：督脉取神庭透百会，大椎透身柱；任脉取膻中透巨阙；阳维与足少阳交会穴风池（双侧）；八脉交会穴内关。

[**方义**] 督脉为"阳脉之海"，入络于脑，主宰精神，情志活动，督脉之神庭、百会、大椎、身柱具有镇静安神的作用，是古今治疗癫狂、痫证及郁证的有效穴。风池为阳维与足少阳胆经的交会穴，阳维入络脑，阳维不利可见"其人惊而怅然失志"，足少阳胆与足厥阴肝经相表里，肝主疏泄及情志活动，故针风池可安脑益神。内关为手厥阴心包经与冲脉交会穴，以和胃安神，治疗心悸失眠，心烦、食欲减退等。取任脉之膻中、巨阙，膻中为气之会，针之以行气开郁。巨阙为心之募穴，心为"君主之宫，神明出焉"，取之有宁心镇静安神之功。任督配穴，以调整阴阳，阴阳平衡，精神乃治。

（3）辨证取穴

肝郁脾虚：加足三里，三阴交、太冲、血海，以疏肝理气，和胃健脾。

气滞血瘀：加合谷、太冲、血海，以行气活血化瘀。

心脾两虚：加神门、大陵、三阴交、足三里，以补益气血，安神定志。

脾肾阳虚：加太溪、太白、足三里、三阴交，取肾经、脾经之原穴以补脾肾之阳，足三里、三阴交以健脾利湿。

2. 临床研究

杨秀娟[1]在程莘农指导下，应用上述针刺方法，开展了针刺八脉穴为主治疗郁证的临床研究，将 41 例抑郁症患者，随机分为两组，针刺组 20 例，阿米替林组 21 例。在观察前停服抗抑郁药 2 周。针刺组经治疗显愈率 50%，总有效率 90%，西药组总有效率为 95.24%，两组无显著性差异，说明针刺组取得了与阿米替林近似的疗效，且无副作用。并认为针刺能够降低汉密尔顿抑郁量表总分，针刺能够是患者脑电波 EP_2 导联的慢波功率降低，快 α 波功率增高，从而有效治疗郁证。

3. 治验举例

宋某某，女，47 岁。

主诉：经常烦燥不休、易怒 2 个月。

现病史：患者为一名下岗工人，自下岗后情绪即不稳定，烦躁易怒，多疑、善惊，且病情与情绪关系密切，西医神经系统检查无阳性定位体征，故求助中医。问诊得知患者睡眠不好，且伴有心悸、五心烦热等症，舌红，苔薄白，脉弦细。

诊断：郁证，阴血不足。

治法：养血疏肝，宁心安神。

取穴：神庭透百会，膻中透巨阙，风池、内关、神门、三阴交、太冲。

❶ 杨秀娟. 针刺奇经穴为主治疗抑郁症临床观察. 北京：中国中医研究院，1991：2－3.

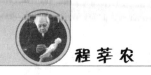

刺法：平补平泻法。

结果：治疗一次一周内无烦躁易怒现象，又巩固治疗 4 次，症状完全消失。

[按语] 患者适逢下岗，忧思过度，情志不畅，以致阴血暗耗，不能奉养心神而出现神志异常。肝主疏泄气机，忧思暗耗阴血，故用疏肝养血，使心有所养而宁心安神。百会、神庭镇静安神，巨阙为心之募穴，神门为心之原穴，两穴配伍可养心血而安心神；三阴交通调肝、脾、肾，助前两穴养血、宁心、安神；太冲为肝之原穴，以疏肝理气，散结开郁。本案表现似实证，实为阴血不足，故行平补平泻法。

（八）皮肤病

1. 诊治经验

（1）循经取穴

"凡十二经脉者，皮之部也。"皮肤病症的发生与其病位所过之经脉有密切的联系，在应用针灸疗法时往往采用循经取穴的原则。如"河间曰：凡疮疡须分经络部分，血气多少，俞穴远近。从背出者，当从太阳五穴选用：至阴、通谷、束骨、昆仑、委中。从鬓出者，当从少阳五穴选用：窍阴、侠溪、临泣、阳辅、阳陵泉。从髭出者，当从阳明五穴选用：厉兑、内庭、陷谷、冲阳、解溪。从胸出者，绝骨一穴"。

如，面痒肿多取迎香、合谷，二穴均为手少阳大肠经的腧穴，手阳明经循颈上面，止于鼻旁，合谷穴又主治面口疾病。鹅掌风是发生于手掌部的病变，手掌心为手厥阴心包经所过，治疗时多选用该经之劳宫、中冲、大陵穴。疔疮生于手上多取曲池穴，生面上与口角多取合谷穴，生背上多取肩井穴。

（2）辨证取穴

除了按经取穴外，还强调辨证取穴，即根据疾病的病因病机加以选穴配方。如：酒皶鼻多为胃火熏肺所致，常取列缺、合谷穴，并配以素髎穴放血，选用肺经之络穴列缺以泻肺中之热；合谷泻阳明之热；素髎局部放血，排泄血中之热毒。

又如皮肤瘙痒，凡属血分有热之病证，多选用膈俞穴并配以委中放血，因委中又名血郄，可泄血中之毒热；气滞而致者多配以膻中穴；风邪盛者常配用风市穴，疏散风邪。

此外，辨证取穴又常与寻经取穴配合应用，如治疗乳痈时，按其所过之经脉选用足阳明胃经腧穴足三里、下巨虚、乳根，足少阴肾经的腧穴太溪，足少阳胆经的腧穴侠溪、足临泣、肩井，手太阴肺经的腧穴鱼际、中府。又因乳头为肝经所主，常配以足厥阴肝经的大敦、太冲穴。

（3）多选用阳经穴位

程莘农指出，皮肤病证实发生于人体机表的疾病，往往由于内热复感外邪所致，临床表现以热证、实证居多，治疗时宜选用手足三阳经之腧穴，疏风散热，凉血解毒。

经脉各有其生理特点。"太阳常多血少气，少阳常少血多气，阳明常多气多血，少阴常少血多气，厥阴常多血少气。"由于经络本身气血多少不同，决定了对疾病的治疗作用亦各有特点。太阳经以祛风散寒为主，少阳经以疏风散热为主，阳明经以清泻里热，清气凉血为主。因此，在皮肤病证的治疗中，常选用阳明经和少阳经的腧穴。如丹毒、瘾疹、疥癣等证多为热证，故常配用阳明经之腧穴，瘾疹以感受风邪为主，风性清阳上浮，易侵袭人体上半身，故常配用手阳明大肠经之腧穴；而疥癣与湿邪有关，常选用足阳明经之腧穴；浑身瘙痒者多选用足少阳经的腧穴。

（4）常配用心经、心包经腧穴

疮疡之证多与心有关。"诸痛疮疡，皆属于心"。因此，在皮肤病证治疗时，常配以心经或心包经腧穴。泻心火以消疮疡，如：曲泽、间使、大陵、通里、内关等穴，均为皮肤病证中常用腧穴。

（5）多用肺经、脾经腧穴

肺主皮毛，故皮肤病证与肺有着密切的联系。以风邪为主引起的皮肤疾患，如荨麻疹、瘙痒等，多为表证，在治疗时取肺经腧穴尤为重要。常用腧穴列缺、尺泽，并配大肠经的曲池穴。大肠与肺相表里，风邪为患往往伤及人体外侧，故配用大肠经腧穴共达祛邪出外之目的，且曲池穴又为皮肤病证治疗中的重要穴位。古人认为曲池可治疗大人小儿遍身风疹痂疥。因曲池穴深刺可通手三阴经，而手太阴肺经、手厥阴心包经及手少阴心经均为治疗皮肤病证中常用经脉，选曲池一穴也就达到了通调心、肺经络之目的。

脾主湿，当湿邪为患出现皮肤病证时则常选脾经腧穴，配以胃经腧穴。最常用的脾经腧穴为血海、三阴交，胃经穴为足三里。

2. 治验举例

邵某某，女，18 岁。❶

主诉：面、颈、手臂红斑 1 周。

病史：一周前开始于面部、颈、手臂出现红斑。周围有散在水泡，在本单位给予青霉素油膏，外用后患处痒剧。遂去朝阳医院，诊为"过敏性皮炎"。给予硼酸水、硅霜等药物治疗。用药后红肿稍减轻。遂求针灸治疗。现

❶ 韩小霞. 针灸治疗皮肤病证初探. 北京：中国中医研究院，1985：27 – 28.

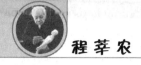

面、颈、手臂内外侧片状红斑，高出皮肤表面，边缘不清，红斑周围有散在红色皮疹，皮肤稍有脱屑，自觉患部灼热，瘙痒，日晒后痒剧。舌淡红有刺，苔薄白，脉细滑。

诊断：风疹，风热侵袭。

取穴：风池、曲池、合谷、外关、迎香、血海、三阴交。

针刺方法：泻法。

结果：按上方针 2 次后已渐好，加上星、攒竹、液门，又针 2 次，痒止肿消而愈。

「按语」风疹是临床常见的疾患，皮肤上发疹，成块成片，遇风易发，故名"风疹块"。《金匮要略》"邪气中经，则身痒而瘾疹"。本病主要因风、热遏于肌表，取风池、曲池、合谷、外关以疏通肌表、搜风止痒、祛除外邪；加血海以清泻血中之热，三阴交以祛湿；迎香为程老祛风通窍经验用穴。复诊加祛风、清热效穴上星、攒竹、液门以加强祛风清热之功。诸穴合用，共奏祛风止痒清热之功。

（九）气瘿

1. 诊治经验

（1）虚实夹杂，平补平泻

虽然气瘿的临床辨证以阴虚火旺、痰气互结、气阴两虚多见，而根源在于肝郁气滞，而后或气滞化火伤阴，或气滞痰凝成痰气互结，若理气则肝气得舒，气郁得解则火旺自清，凝痰得化，而运行有权则阴虚可滋。因此，程莘农认为本病主要病因为肝气郁滞，为手少阳三焦经主气所生病，泻则气虚，故不主泻，故以理气之平补平泻为宜。

（2）重用八脉交会穴同气配穴法

程莘农治疗本病多应用八脉交会穴的同气配穴法——外关配足临泣，并以此为主方。外关、足临泣通过手、足少阳经与阳维脉、带脉会于肩、上颈项，达目外眦，故可治疗颈肿眼突，外关为手少阳三焦经之络穴，手少阳三焦与手厥阴心包经互为表里，故也可治疗心包经的病证，如心慌、心悸、失眠、多梦等。症状中消谷善饥伴形体消瘦，以肝郁化火导致肝胃火旺而形成纳亢；而纳亢因内分泌失调使代谢亢盛，更见形体消瘦，恶性循环下本病逐成气阴两虚证，足临泣为足少阳胆经的俞穴属木，肝胆互为表里，针刺足临泣穴可疏肝利胆，肝胆之气得舒，俨然釜底抽薪，纳亢得以缓解，脾胃乃得养息，故针刺足临泣穴可调节脾胃功能。

（3）辨证取穴

痰气互结：外关、足临泣，加丰隆、膻中。

阴虚火旺：外关、足临泣，加行间、太溪。

气阴两虚：外关、足临泣，加关元、三阴交。

（4）按症加减

颈粗瘿肿：外关、足临泣，加刺瘿肿局部，注意避开血管。

眼突：外关、足临泣，加刺睛明、风池、四白、鱼腰。

多食易饥：外关、足临泣，加内庭。

便秘：外关、足临泣，加丰隆。

手颤：外关、足临泣，加手三里。

2. 临床研究

方策❶对导师程莘农针刺八脉交会穴为主治疗甲亢作了 60 例较系统的临床观察，采用随机分组方法将病人按 1∶1 比例分为治疗组与对照组，治疗组针刺八脉交会穴为主，对照组口服他巴唑。结果治疗组显效率和总有效率分别为 30% 和 76.7%；对照组显效率和总有效率分别为 23.3% 和 80%，经统计学处理 $P > 0.05$，组间无显著性差异。但在急躁、畏热症状改善方面，有极显著性差异，$P < 0.01$；两组在多汗、纳亢方面有显著性差异，$P < 0.05$。表明针刺组在改善急躁、畏热、多汗、纳亢的疗效明显优于对照组，提示针刺对精神神经系统的症状改善有更显著的优越。另外针灸治疗具有双向良性调节作用，所以无服用西药所产生诸多副作用，及造成甲状腺功能低下之虞；而针刺远期疗效也多有临床研究报导可取得优于或同于服西药治疗的疗效。

3. 治验举例

付某，男，62 岁。

主诉：颈肿、心慌、汗出伴吞咽困难 5 个月。

病史和表现：心慌，汗出多，身体消瘦，口干，易饥，乏力，吞咽困难，大便日 4 次以上，睡眠差，舌红苔薄黄，脉弦数。西医检查诊断为甲亢。

诊断：瘿病，气阴两虚。

治法：益气养阴，化痰散结。

取穴：外关、足临泣、关元、三阴交、中脘、天突、足三里。

结果：上述方法取穴治疗，10 天为 1 个疗程，坚持治疗 4 个疗程后痊愈，半年后因他病来诊，未复发。

［按语］针刺外关、足临泣可疏肝解郁、化瘀、豁痰，以达到消瘿除肿、标本兼治的作用；瘿肿结于喉部，故取天突以疏通局部经气、降气化痰消瘿；足三里、三阴交、中脘健运脾胃、化痰消瘿；外关为手少阳三焦经之络穴，

---

❶　方策．针刺治疗气瘿（甲状腺功能亢进症）的临床研究．北京：中国中医研究院，1997：2.

可治心包经的病症，如心慌、心悸、失眠、多梦等。

（十）痛经

1. 诊治经验

（1）虚实为纲，首辨气血

痛经之病，或由邪气内伏或因精血素亏，适值经行前后冲任气血盈缺骤变之时，导致胞宫气血运行不畅，"不通而痛"，或血海亏虚，胞脉失养，"不荣则痛"。因此，程莘农指出，临证之时，辨证尤须明察气血为要。邪实而见气滞血瘀，当须细究其气滞、血瘀之所偏盛，胀满为剧者，当偏于气滞；疼痛为甚者，当偏于血瘀。正虚而见气血亏虚，尤须详审气血亏虚之微甚，经行腹痛而兼见体倦神疲、心悸头晕、面色无华、失眠多梦、舌淡、苔薄、脉细弱者，为气血虚弱之轻证；若兼见腰酸腿软、头晕耳鸣、小便清长、面色晦暗、舌淡、苔薄、脉沉细无力者，为肾精气血亏损之重证。

（2）重用灸法

程莘农强调，临证中应该重视灸法的应用，灸为缓方，对人体阳气虚损、寒凝经脉之症，如腹冷痛经、关节冷痛、消化不良、虚劳羸瘦等，灸有独特的疗效。治疗痛经时常灸归来、次髎。

（3）择时而针

实证疼痛多发生在经前或经期，以气滞血瘀型和寒凝气滞型多见，宜用泻法，在月经来潮前的 3~5 天开始针刺，针至月经来潮为止，寒凝者可以加灸法；若经至仍腹痛者，可继续针刺 1~2 次。虚证疼痛多发生在经后，宜用补法，多于月经将净前几天开始针刺，平时则以治本为主，也可加用灸法。如经前痛者，针天枢、三阴交、关元；经行脐腹绞痛，针气海、阴交、大敦；经后作痛针三阴交、关元。

（4）常用穴位

①实证：以中极、三阴交、地机、次髎为主，配合辨证取穴。

中极位于小腹部，且善治下焦血瘀；三阴交为足三阴经交会穴，善于活血化瘀、通经止痛；地机乃脾经郄穴，能疏调脾经经气而止痛；次髎位于腰骶部，可调补冲任、理气散瘀，为治疗痛经的经验穴。

属于气滞血瘀者，配太冲、阳陵泉行气活血、通经止痛、疏调肝脾；属于寒凝气滞者，配督脉命门、足阳明胃经归来穴，温经止痛，散寒行气。

②虚证：以关元、气海、三阴交、足三里为主，配合辨证取穴。

关元、气海为任脉腧穴，又均为全身强壮要穴，可补气血，暖下焦，养冲任；三阴交为肝、脾、肾三经之交会穴，可调理气血；足三里为补益气血之穴。

属于气血亏虚者，配脾俞、肾俞加强调补气血、温养冲任的作用；属于肾精亏虚者，配太溪、肾俞、悬钟，共奏补益肝肾、温养冲任之功。

2. 治验举例

张某，女，25 岁。

主诉：痛经 8 年余。

病史和表现：一直有痛经的毛病，有 8 年多了，多在经行末期或经净之后小腹疼痛，痛势绵绵，喜暖喜按，月经色淡量少，质清稀，伴有腰酸腿软，手足不温。神疲乏力，面黄，食欲不佳，大便溏泻，小便清长等，经中药、西药的治疗都不能断根。疼得严重时，四肢冰凉，面色苍白，心悸，头晕，现脉细无力。

诊断：痛经，肾精气血亏虚。

治法：益肾补精，调补气血，温养冲任。

取穴：关元、脾俞、肾俞、足三里、三阴交。

刺法：针刺用补法并加灸，经行时开始扎针 1 周。

结果：针刺 3 个月经周期后，痛经症状大减。

[**按语**]本案例中患者由于气血虚弱，血海不足，导致胞脉失养，故小腹绵绵作痛，得按则减；或是由于气血两虚，故月经量少，色淡质清稀；如果患者是气血虚甚，则心失所养则心悸，头面失其所荣则头晕面色苍白；也可能是由于久病伤阳，阳气不振，故见形寒怕冷。脉细无力为气血俱虚之象。脾俞、肾俞、足三里、三阴交可益气养血。关元是任脉与足三阴经交合穴，配以肾俞，灸之可暖下焦、益精血，以温养冲任，脾俞与足三里、三阴交相配可补脾胃而益气血。气血充足，胞脉得养、冲任调和，则痛经自止。

第五章

程莘农中医针灸对话实录

以针灸传承为主线，通过谈话的方式，对18类近100个关键性问题进行访谈，学生自然亲切的问询，老师畅所欲言的解惑，或者老师循序善诱的讲，学生聚精会神的听，时而老师深思熟虑的回忆，时而学生试探性参与讨论，师徒之间对共同关心的话题，表达各自的真实观点，我们对整个谈话过程进行录音，并及时地进行笔录整理，原汁原味保留了程莘农的真知灼见和思想风貌，真实再现了师徒授受的动人场面。由于程莘农年事较高，善于用传统术语或地方语言来表达自己的观点，其中还带有江苏淮安口音，这给文字整理工作带来一定难度，难免有错漏之处，大家结合实际参考应用。

一、程莘农成才之路的访谈

杨： 程院士，您当医生70多年了，那么您怎么看自己？

程： 我当中医82年了，我10岁就开始学中医了，原来我家里都是学文的，都是秀才，我祖父是举人，父亲是秀才，最后中华人民共和国成立了以后，他是最后一批秀才，以前秀才叫圣人。

杨： 您10岁就在家学中医了？

程： 我父亲看我念书，那是四书五经，史记和礼记，周庄和礼记，周礼这两门，我父亲说你现在念周庄有什么用，又不考试了，没用没用，没用别念了，以后要吃饭，学个中医吧，不是我一个，还有我一个同学，比我晚一班，但是岁数跟我差不多，叫他来陪我，我们三个人住在慈云寺，现在淮阴就慈云寺还存在。

杨： 等于您在庙里读中医，学了几年？

程： 3年。在庙里把这个中医书当语文来学，学了3年多，文还有好几种，一种考古的，这个我们不学，我们就学医学三字经，我们学中医的时候就读三字经。我同学后来就上淮安张家学中医去了，我没去，在庙里学中文，学了3年以后就拜师傅了，跟着陆慕韩。

杨： 你跟着陆慕韩老师学了多少年？

程：3年半，老师非常喜欢我，先让我为病人诊脉，然后自己再亲诊一遍，告诉我如何是对的，如何是错的，如孕妇，来号号，下次摸到这样的脉就是怀孕了；开药方，他只报出药名，剂量由学生自己拟定，他再过目，将不适当的剂量删改。

杨：内外妇儿各个科的病都教吗？

程：什么病人来都看，那时候中医不分科，时令病伤寒温病，陆老是时令病的专家。

杨：那时候您学了3年半就出徒了，就可以自己开门诊了？

程：中医不到30岁没人找，找中医找上岁数的，有经验的，非到30岁以后。但是我19岁独立门诊，老师去世了，老师怎么死的呢，自己家被日本人占了，开个妓院，住了3年，日本人杀了很多人。老师去世了，我也就回家了，回家看病没人找，我在老师家，开方子，病人都记得所以找到我，老师死了，找学生，有的人看病找我叫小程先生，后来说看的这么好，小程先生不好听就叫程先生，把小字去了。邻居们送我一块牌匾，我嫌麻烦，就收起来了，后来友人又送了一块"陆慕韩亲授程莘农先生医道"的牌匾。

杨：那您独立应诊了多少年？

程：从19岁开始当医生，给人看病，看个病，看病费2毛，开中药，开方子。

杨：我记得1947年国民党就给您发了行医执照了，注册的医生，民国36年给你发的证书？

程：我后来加入了中医师公会，当时解放前对医生的管理都是公会管，然后报民国政府批准发执照。发执照也不容易，有些拿不到执照，只能在公会当会员。建国后，到淮阴专区卫生院工作，当保健干事。

杨：那您为什么后来又学针灸了，你现在做针灸的大师了？

程：告诉你笑话了，我刚开始不是针灸，我是中医，后来考上了到南京大学进修。1955年，江苏省中医进修学校成立，举办中医进修班、针灸专修班。我当时知道这个消息报名时，中医进修班已经选拔完毕。我们卫生院的刘副院长推荐我去的，他们觉得我水平还可以，就给我加试了，当时医院想让我进修一下，回来在卫生院挂牌搞中医。那天我刚下班，院长就推门进来通知我晚上加班考试，院长说南京介绍你去，但是要考试考得上能收，考不上不能收，南京很严，他们把卷子寄过来了，说今天晚上就考，不能宽限几

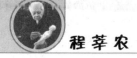

天，晚上吃过饭就考了。院长监考，考了温病、金匮、伤寒等5门，就这样，在没任何准备的情况下，我从6点到9点便答完了所有试卷，顺利地通过了考试，被录取为第61名学员。南京的教务长看了我的卷子后说，还有这样的人才。

杨： 您考上了以后从中医大夫转成针灸大夫了？

程： 还没有。第一学期我在中医班学习，当时中医进修班的学员都是具备了相当中医素养和临床经验的中青年中医，而老师们则是临床经验更丰富、学术水平更高的名老中医，如教授《内经》的是时逸人，《伤寒》、《温病》的是宋爱人，医史是周砭扁，中药是叶桶泉，方剂是樊天徒，内科是曹鸣皋，儿科是江育仁，妇科是陈丹华，诊断是邹云翔，针灸是李春熙。在第二学期，我跟随尤堃校长的爱人学习针灸，尤校长的爱人会针灸，开个针灸门诊，针灸好得很，他拜过17个老师。我作为优秀生担任了学生小组组长。从此，他与针灸结下了不解之缘。第二学期，学校作为师资培养，将大部分学员各自分成专科，搞专科培养。尤校长感觉我针灸学的很好，我被分配到针灸组。针灸教学研究组由江南针灸名师李春熙、孙晏如教授等带教，我担任了学生小组组长。就这样，我开始转攻针灸了。

杨： 那您过去是学中医的，突然学针灸了，是如何学习的呢？

程： 由于教师力量不足，当时的尤堃副校长，他原是中医后参加革命，学校对教师的培训，运用解放军的培训方法"官教兵"、"兵教兵"、"兵教官"的训练方法，即是"老师教学生、学生教学生、学生教老师"，运用这种教学方法，使老师自然知识与技能日益增进不衰。通过半年的学习我便由学生转为老师，担任针灸学科教研组组长，由于岁数较大，35岁了，记忆力差，我便将经穴歌变为京剧唱腔，在2星期内记完了十四经穴361个穴位，还得攻读《针灸甲乙经》、《铜人针灸腧穴图经》、《针灸大成》等针灸专籍。当时针灸教学工作没有教材教具的，南京的冬天是非常寒冷的，为切身感受，我脱光衣服，让李老师在身上点穴。孙晏如老师也教了我们很多。

杨： 当时没有教材你们是怎么教学的？

程： 我们当时没有统一的教材，都是上课前一周老师把教材印好发到同学们手中，所以当时他们用的教材都是一页一页的，根本不能成书。当务之急就是编写教材。由于当时的在校生原先都是开业医生，有一定的专业基础，只须因材施教加以培训，就能成为很好的老师。因此在第一学期结束后，学校就组织部分学员开始进行"交替教学法"的实践，即对某一门重点课程，选择数名学员组成一个教学小组，在原主讲老师的指导下，总结教学中的得失，研究修订教材原则，以及大体内容和统一要求，然后分工负责修改，最后经老师审核定稿，再由小组成员分别备课、试讲。我当时负责《难经语译》，我们把《难经》全部写出来，写好了给尤校长，有的写得好有的写得不好，尤校长就让我把它们全部按我的统一起来。送到北京来，领导说改得好，以后中医按照这样解析。

杨：那您是怎样调到北京工作的？

程：1957 年，北京中医学院要成立，先中央后地方，政府就把我们 40 来个人调到北京来了，从南京调了 7 个人，专门搞针灸。

杨：那时候您从南京调到北京来主要做什么工作，教书还是看病？

程：看病，教学。我任针灸教研组组长，负责教学工作，编排教材和教具等，我们组织出版了《简明针灸学》，还参与组建附属医院东直门医院针灸科，我任科组长，管理科室。还主持编辑《北京中医学院学报》等，还为前苏联和越南的留学生授课培训等，那会儿年轻，每天工作超过 12 个小时，经常熬夜。

杨：后来又来到中医研究院工作？

程：文化大革命后，摘了"牛鬼蛇神"帽子，我调到针灸所，开展经络研究，之后调入北京国际针灸培训中心从事对外教学工作。

杨：经历这些年的变化，您对中医药的教育怎么看？

程：每个人带自己的学生，都不一样，这就是中医的特点，中医一个人一个观点，一个人一派学生，中医认老师，这个认团队，这个思想一直存在。

杨：您认为中医跟师傅学得好还是大学系统学得好？

程：各有千秋。我们以前虽然是在学校，但不像现在学校，名义上是学校，实际上还是老师教，像跟师傅。跟这个老师学这套，跟那个老师学那套，然后老师呢又跟别的老师学，都不一样。

二、程莘农对于中医传承发展的认识

杨：所以您的成长，您最初的时候在家里学中医，后来又拜师傅学中医，然后又在南京中医学院学中医，那么通过你的成长，你认为中医将来的教育怎么搞最好？现在有两派的观点，一派就认为先得上大学，大学学完了再拜师傅，还有一派就认为直接跟师傅学也行？

程：直接跟师傅学也行，上大学也行，都可以，不冲突，不是一个路子，

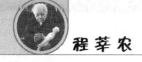
关键是要认真。过去从古书上学，跟师傅学，总结经验，然后看病。中医会看病的多，能教书的少，不会教书，像咱们中医科学院老师就不多。

杨：这是教育的方面，另外对中医的研究呢，比如说对中医的研究、中药的研究、针刺的研究，您怎么看呢？

程：研究一定要务实。现在好多人在老鼠身上做实验，他不会看病，有的人照本读书，一辈子教书他也不会看病，但是天天忙着看病的人，他也不会做科研。中医成了这样一个怪圈了。

杨：您认为怎么结合最好呢？

程：结合啊，现在大学要学5年呢，5年，临床一年半，最后有一年临床，还有半年见习。半年见习，一年实习，加起来一年半嘛，还有三年半，三年半当中，学点中医也可以，看学校的安排，临床多一点好，就叫学生在实习当中多点临床，有的老师就不一定这么认为。

杨：现在还有一派观点程院士您怎么看，有的人说学中医就不要学西医，一辈子就学中医，不看化验单、不看检查、不说西医的话，您认为这样好不好？

程：不好，应该都学。中医的人也得学西医，也得懂一点，不懂也不行。社会发展了，人啥都要接受，过去没有电针的时候扎针很累，有了电针就提高效果了。

杨：您认为您取得这些成就，当了国医，您最大的获益是什么？

程：自己学的，自己要求进步。不要求进步，在门诊上就看病。介绍朋友，这个病人是某某医生看的，方子看看，这个老师是这个开法，那个老师是那个开法，自己学的，不是哪个人要求，跟病人学习，技术才能高，找个好医生，看病得给人看好，看不好不行。

杨：您认为中医怎么才能继承下去？

程：很难说，一个人一个老师，一个老师一个样子，没有相同的，所以很难说，若干年后可能统一起来或许好一些。

杨：若干年后统一认识，才会好一点，您认为现在一个老师一个样，一个老师带一个学生，这样是好还是不好？

程：也好，不好的话学生带不出来，跟老师学看病，中医的继承的最关键就是临床疗效，病要看好了，不会看病，就不叫中医。一定要先取得老中医和徒弟双方面的重视，那样才能认真对待，取得成效。

三、程莘农对于经络及经络研究的认识

杨：针灸的科学化在不断的研究和创新，现在很多人说经络是这个，经络是那个，您个人认为经络是什么。

程：经络揭示的是人体各部位之间的联系规律，体表经脉循行线是人画的线，人为的标记，经络研究不能"按图索骥"，寻找曲折跌宕的人体经脉循行线。

杨：对于经络跟神经和血管的关系，您有什么看法？

程：是神经就是神经，是血管就是血管，研究出来是什么就是什么。

杨：因为中医讲一年有十二个月就有十二条经络，然后呢，一年有365天就有365个穴位，你认为这个科学不科学？

程：这是受"天人相应"观念的影响，经络理论不全是纯粹的自然科学内容。

杨：我在研究您的归经辨证，研究您的三才针法，您的归经辨证。比如说您的归经辨证，上肢的疼痛就要扎上肢的部位，扎颈部，这种归经辨证实际上这里头隐含了跟西医的神经有一定的关联，您是不是这么考虑的？

程：不考虑神经也不对，也是按照规矩搞，研究神经跟经络的关系。

四、程莘农对针刺麻醉以及针灸实验研究的认识

杨：针灸治疗疼痛，远端取穴经常要按照"四总穴歌"是吗？

程：是啊，什么位置，在哪个地方疼痛，它是用哪条经的穴位，我们有四种针法肚腹三里留，肚和胃总用足三里；腰背委中求，腰跟背总是用委中。

杨：止痛按"四总穴歌"，这四个穴是非常有效的。

程：非常有效，而且安全。

杨：对。那么现在就是经常做这个针灸的实验，就是在这个兔子、狗、老鼠身上做这个针灸的扎针实验，您如何看待目前针灸实验研究的现状？

程：无所谓好不好，这是科学研究的一种方法，目前没有别的比这种方法好，但是有争执的嘛，进步不多，也不是说不进步啊。

杨：您认为这个针灸拿动物做实验应该研究哪一方面的问题？

程：研究针灸治病的道理，主要是这个止痛，但止痛不是安定，现在也

没有研究出来，还说不出治病的道理。要积极的做实验研究针灸的机制，研究机制的方法很多，现在也不过触及皮毛而已，以后逐步的深入，今后也许研究水平更高。

杨：那么您对这个穴位怎么看呢？就是治病的时候，这个穴位怎么要求，取穴呀，得气呀？

程：穴位啊，就是个点啦，它就是叫点嘛，对于哪个线路效果高，就归哪个经，它以疗效为原则。

杨：我记得你给我做示范的时候，说这个从哪儿扎进去这个点不重要，一定要看这个针尖到什么地方？

程：得气啊，说真的很重要。在哪条经，指向哪条经，摸一下，如合谷穴，我们要头上，我们就扎这儿。

杨：斜刺一下？

程：不是斜刺，要偏一点。

杨：偏一点？就是合谷穴朝向不同方向的刺法。

程：偏一点。就如此而以。

杨：噢，这就是合谷穴不同方向的刺法。

五、程莘农对针灸临床获效的认识

杨：第五个问题就是您认为针灸的临床疗效，最关键是什么？

程：要辨证。哪经的病，用哪些穴就比较好啊，先选穴比较好啊，按理不是这条经上的，你就不辨证，那你用效果就差，终于还要辨证。一样啊，跟开方子一样啊。初起在大肠经就用大肠经穴位，接着用肺经的，接着用脾胃经的，突然间出现膀胱经病变就用膀胱经的。

杨：也就是病证归经，按经取穴，是吗？

程：恩，对了。结合中医的寒热虚实辨证，寒么，就是要用灸法。

杨：关于配穴的原则，您是怎么体会的？

程：哪条经的病证就用哪条经配穴，可以用表里经相结合。

杨：举个例子，感冒？

程：处方的原则就是一定要分清寒热、表里、虚实、气血，都得分清楚啊，跟中医一样啊。

杨： 就是要中医的辨证，如果是风寒感冒呢？

程： 风寒感冒大椎少不了。

杨： 风府、风门、风池，这些祛风的穴位都要用是么？

程： 不都要用，头眩沉不沉啊？头眩才要用风池、风府，不特别头沉，你用风府干嘛，血压不高，你用风池干嘛，不需要了。

杨： 如果这个人感冒有头痛、发热，还流鼻涕，咳嗽，您觉得主要用那些穴？

程： 合谷、列缺啊，这些主要清肺散热。

杨： 大椎、合谷、列缺，还有再加上祛风的穴。

程： 恩，对了。其他可加可不加了。

杨： 如果这个风热的这个感冒呢？

程： 一样啊，那就一个曲池用急刺，刺的快一点，然后就刺的慢一点留针。

杨： 您刚才讲的补泻的手法，比如热证就用急刺，用泻热的手法，是么？

程： 对了。

杨： 针刺的深浅您怎么看？

程： 深浅啊，还要根据这个针下的反应，要深的浅了没用，没有扎到那个经。

杨： 也就是穴位是个立体的，有深度。

程： 对喽。你要是扎深了呢，它又过了头了。

杨： 没有表皮感觉了。

程： 对喽。所以深浅也在于穴位的，也在于人。像内关一寸就针过了，针三分二分就行了，不一定深。深浅还在于人了，在于病人那些个皮肤好，腰大方粗，那你可以针深一点不过，不然扎不着啊。

杨： 恩，是。

程： 所以中医啊，它是要辨证的；要辨证得一个人一个样的，以人而不同，懂了吧？

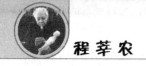
杨：恩，就是您觉得这个经络主要是辨证用的，穴位是配穴治病用的。这样的理解对不对？我记得你让我们背这个经络以及经络走的什么地方，就刚才您讲的归经辨证，就是看病是哪个经的，那么穴位就是具体选哪个穴位的，一个是辨证用的，一个是取穴用的。

程：辨证、取穴合起来一个道理的。

杨：一个道理是吧，就是归经为了更好的取穴，在这个经上取穴是不是？

程：对了。在这个经上取穴，在其他经上配合着取也行，辨证的取也行，懂吗？不一定是本经的，肺经，你直接肺经上取穴吗？你可以到大肠经上取穴，也可以到足阳明胃经上取穴，也可以到膀胱经上取穴，都可以啊。

杨：程院士，您对这个三才是怎么理解的？

程：三才是天人地啊，天是浅时，地就是深时，人就是不深不浅。

杨：那么这个针刺手法有什么特点呢？

程：一是表证，平时要用浅刺啊，不一定深刺啊，是吧。要里证浅刺也没用啊，所以深刺的。表证就刺浅一点，刺天；里证就刺地，深一点，天进针要快从皮上进去，进针要快，然后一直到地部，然后再把这个针提到人部。比如说这个扎合谷穴，一般呢就是针个五分深就行喽，三分五分就行喽，那个引入针深的引入到八分，针这时就扎通了，就不行喽。针深引入八分而已，针到一寸的、一寸二分有没有呢？有，大胖子，肉厚，那要扎到一寸、一寸二分，还要因人而异。

杨：所以您刚才讲的三才针法，就是天人地，跟这个病人要结合起来。

程：跟病人结合看胖瘦了，跟这个表证、里证都有关系。

杨：另外在手法上，就是扎进去以后怎么得气，有什么手法技巧没有？

程：手法技巧也没有什么，就是补泻的时候，补法我们提的慢一点，捻转的小一点；要是泻法，我们就捻转角度大一点，深一点。

杨：就是捻转超过一圈它就泻了？

程：它就泻了，重就是泻，轻就是补。

杨：您在临床上除了扎针以外还经常开药，那么您认为针和药的结合是什么道理？

程：针药一理，药有药性，穴有穴性；方剂有君臣佐使，针灸处方也有。临证处方选穴，首先应掌握穴位主治和腧穴的特性，就像中医大夫不仅要熟记方剂，而且要掌握每味中药的功效主治，用药用穴都是在中医学基础理论指导下进行的，穴位和中药的作用常有异曲同工之妙。

杨：程院士您做医生的时候，经常用电针吗？

程：有了，经常用。

杨：您认为针灸医生手法行针跟电针有区别吗？

程：电针就掌握起来，不如手好，手里轻了重了都不好掌握。要重插还是轻插，你要重到什么程度啊，轻到什么程度啊，就比较困难一些。但是也不反对，毕竟效率高嘛，还是要普及的。

杨：您擅用艾灸，哪些情况下用艾灸更好一点？

程：艾灸是经常跟扎针配合，慢性病呢灸一灸，寒症呢除了扎针以外也灸一灸。

杨：所以现在他们这个糖尿病、老寒腿经常用艾灸效果挺好的。

六、程莘农对针灸"得气"的认识

杨：程院士咱们问第六个问题啊，第六个问题就是，每个老师都讲针灸的关键在得气。您怎么看这个得气？

程：不得气就没有效果，效果就差。

杨：怎么叫得气呢？

程：得气啊，就是有感觉就是喽。有感觉，针下去了有感觉了，或者手麻啊，胀啊，这就是叫得气，不一定非要戳痛了叫得气。麻胀都可以叫得气。疼是可以避免的，但酸麻胀痛是必要的，这叫得气。一般来讲，得气越明显效果越好，但在临床上也不尽然。

杨：那有一些比如说中风半身不遂的病人，针扎进去他没有感觉，医生怎么判断他得气了呢？

程：没反应，根据自己手下的感觉。你要是应该浅刺的就浅刺，应该深刺的就深刺。那就根据医生的，根据病人的病情，病理情况，病人的身体情况来决定了。

杨：您经常讲有些病针扎进去不得气，要把针留着，留一段时间叫候气，是不是这样？

程：那可以，候气也可以，因为候不着，气候不着，也有啊，有的时候

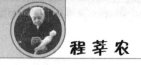

候不着气，也找不着感觉。

杨：所以你认为针灸留针，你看病，有的病就不留针，有的病要留针，那怎么判断呢？

程：留针呢，看这个慢性病比较时间长，需要这个留针，我就把针留一会儿，如耳朵、嗓子部位，就可以不留针，那就根据病的情况，因人而异了。

杨：您总的一个观点就是慢性病留针时间长一点，急性病留针时间短，是么？

程：也不是，慢性病也有急针的，看他感觉什么样了，就很难说了，要根据病人的情况了，要具体指出病来，什么病，有什么样程度的。

杨：比如说一个急性腰扭伤病人，腰痛？

程：急性腰扭伤，我们就是不留针。压痛要留针时间长。别人留针时间平均20分钟的，我们就留1～2个小时。

杨：您在临床上，哪些地方经常不留针，就是针扎进去就去掉了？

程：也有啊。合谷、三里啊都可以啊。

杨：找到针感就不留针了？

程：不留针，行了。

杨：我记得那时候您一上午看七八十个病人，有些病是不是不留针，一扎有针感就好了，是么？

程：不一定，得看病。有的病深，病的深你就扎的深，照常留的时间长，扎针时间也比较长一点。像有个王大夫，她就扎了就取。

杨：就说根据病来决定，根据人来决定，也根据这个扎针的穴位来决定。就是有的地方要留，有的地方不留；有些病要留，有些病不留。那么还有根据一些医生的习惯，有的医生愿意留，有的医生不愿意留，是不是？根据这几个方面来决定。

程：根据医生的习惯其实并不是好事。

杨：不是好事？

程：恩，根据习惯他就没有留针的习惯。那也不该，该留针还要留针。

杨：恩，对。有的医生讲快针，一扎进去就拔，这不一定，要根据病来决定。

程：恩，对。

杨：程院士是非常讲客观、讲科学。您觉得一个针扎进去能不能得气跟哪些因素有关系？

程：这也很难说，有的人是得气快，有的是得气慢。跟这个病人有关系。

杨：您觉得跟这个针有没有关系？粗针啊，细针啊，有没有关系？

程：也有关系，深浅也有关系。

杨：第三个跟深浅也有关系。另外呢是不是也跟医生的水平能不能捻转、提插呀，手法有关系？

程：也有关系。

杨：所以人家说程院士一扎针，一扎进去就得气了，有的人扎进去就没有得气。是不是跟医生的这个技术有关系？

程：有关系，这不能说没关系。有的人技术不高。有的人找这个人扎了好长时间没有效果，找那个人马上效果好。与技术有关系。有时能很好地控制这种得气的感觉，叫它上去，它就上去，叫它的下来，它就下来。中医不是讲求顺补逆泻嘛，用腕力不是指力。

杨：所以您教我的时候要一直练指虚腕实，这个指力、腕力跟医生的技术有关系。那么扎针跟时间有关系吗？上午扎针好，是下午扎针好，还是没有关系？

程：可以讲这个道理，但是关系也不太大。我研究的不多，而且不方便，如果按这个子午流注取穴，有的穴位是半夜才开，所以半夜去给人扎针这就不科学了。子午流注不能说没有意义，也不能说全有意义，这是中医的一个理论，但是这个到底效果有多大，我心中没有把握。就是这个疾病的发展跟这个时间关系很明确就是按子午流注取穴，如果这个看不出明显的规律就是按一般情况取穴。

七、程莘农对针药结合的认识

杨：程院士我们再问一个问题，您休息不休息？

程：不休息。

杨：不休息，我们就再问一个问题，您认为针灸要结合中医吗？

程：尽管针灸成本低、无消耗、见效快，但不能万病一针，针药还是各

有所长的。

杨：您早期是学中医的，后面您又在做针灸，您认为中医的理论跟针灸的技术这两个之间有什么关系？

程：现在就有两个观点，一种观点就是针灸必须按照中医理论指导，中医理论包括辨证啊，气血啊，这些观念去指导针灸的技术；另外有一种人就是说针灸就是一个体表刺激疗法，直接扎针就行了，刺激就行了。后者直接扎针的观点是不对的，我不同意。针灸技术应该在中医理论、经络理论指导下，才行呢。

杨：就是说要做一个好的针灸医生必须懂得中医理论，是不是？

程：理论必须懂。经络理论必须要懂。我在编《中国针灸学》的时候把中医的理论，也就是中医的理、法、方、药引进到针灸里面的理、法、方、穴、术，这个非常好，在学术界影响很大。

杨：所以您提倡的就是针灸大夫应该像中医大夫一样，理法方药术都要会？

程：对，就是中医大夫按这个病辨证开的是中药，针灸大夫按照中医理论辨证，开的是穴位和针刺的手法。

杨：您经常讲的一句话就是如果一个人是胃下垂，那么中医就是补中益气汤，那么针灸大夫就用哪些穴呢？

程：针灸这就用灸法比较多，灸百会，升提向下之气，相当于功似升麻；中脘很好，上脘也行，下脘就差一点了，气海、关元补益元气，调补下焦气机而振奋中阳，相当于党参、黄芪，关元比较偏重于补，这个气海呢既可以补也可以泻，关元是比较补的多了；阳陵泉疏肝利胆，相当于柴胡；足三里、三阴交健脾和胃，调补气血，相当于白术、甘草、当归等。

杨：这几个穴配合起来就相当于补中益气汤。

程：有些人会用啊，有些人不会用也没用，要懂穴理，然后再去配穴。

杨：对。程院士，您觉得方剂的配伍关系跟针灸的配伍有什么关联没有？有人讲方剂的配伍讲究君臣佐使，那针灸的配伍有君臣佐使没有？

程：有啊，怎么没有？

杨：您能不能给我们举个例子说说。

程：那比如我们用党参、黄芪补中气，针灸足三里、三阴交再加上膻中穴就完全不一样，疗效也是补中气，这跟中药差不多。

杨：那您认为针灸也有君臣佐使？

程：嗯，也有，就是有主穴，有配穴，有佐使穴。你看中药用药引子吧，我们针灸也有引子。

杨：所以现在有的针灸医生扎针就是从头到脚没有主次的那么扎，对不对？

程：按道理讲不对。天津石院士做的"醒神开窍法"就有 3 个主穴，3个配穴，还有临证加减穴，这就是针灸的君臣佐使。他习惯用极泉穴，我用的很少，他中风用极泉，可以！但是不用极泉行不行呢？也行！这就是用穴的习惯问题。

杨：所以常用的治中风的穴位，主穴人中穴管头面部，合谷穴管手。

程：人中穴不光管头面部，躯干部也管。

杨：对，主要是头面部。所以他选择人中、三阴交、合谷、尺泽、极泉这些穴位，还有委中穴，就是这么常用的 6 个穴位，腿上 3 个穴位，还有主穴和配穴，您觉得这样比较科学，是吗？

程：可以，但是也不叫科学，他那么用可以，我不用委中，病人在床上要老翻。我用足三里。

杨：哦，就是病人这样翻过来翻过去不方便，您就用足三里或者阴陵泉、阳陵泉，都一样，是吧？

程：不一样！

杨：您主张针灸大夫在临床上既要讲针灸的理、法、方、穴、术，同样还要讲主穴配穴，讲君臣佐使，是吧？

程：对，要讲，高水平的医生必须具备这两个。

八、程莘农对于针灸适宜病种的认识

杨：程院士，今天是 1 月 10 日，咱们已经谈了七个问题，今天谈第八个问题。第八个问题就是这个您认为针灸对哪些病适合？

程：针灸对哪些病适合啊，这个我们曾经研究过了，原来我们一般的治疗常见病大概 80 种左右，后来我们又比较、精简，筛选疗效比较高点的，就说呢，有三十几种。解放以前的那个医生，针灸什么病都治，因为患者来看

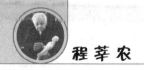

病了，必须得治，但针灸不一定是疗效最好的方法。

杨：就是更有效？

程：对，更有效，效果好一点三十多种，三十多种啊，我说还可不可以精简。

杨：再更有效？

程：恩，更有效。最有效，最好，又快，比其他方法快，最后也不过十几种。

杨：十多种疾病！

程：十多种。急症、中暑、晕厥啊，针灸可以用。扎个人中，扎个百会，还可以用涌泉。

杨：您认为是针灸的疗效最好的？

程：对，疗效最好的。

杨：您的观点就是针灸分这个适宜病种，就是这些病都可以扎针，有八九十种？

程：对，有 80 种左右。

杨：针灸的有效病种有 30 多种？

程：对。最好的有十几种。

杨：针灸直接取效的？

程：十几种。

杨：世界卫生组织定了一个标准，认为我们针灸治疗的疾病大概有 43 种，或者是叫 43 类效果比较好，您怎么看呢？

程：那有人说了，它们这个根据人种，全世界各个地方人种比较，它也不是真正的那样子。

杨：所以世界卫生组织把这个分为 3 种，一种是有这个随机对照的确实有效的疾病是一大类，另外一类就是临床报道特别多又有一类，第三类就是一些个案治疗效果特别好的，所以它这样大概分 43 种疾病。

程：43 种疾病也差不多，我们国家也差不多三十多种，38 种，我记得叫刘大夫统计过，她统计的还厉害，因为她是研究信息的，在我们中医研究院工作。

杨：那么程院士您认为针灸您刚才讲的治疗那个小二十几种病，它的优势在哪里呢？为什么它对这些病具有优势？

程：快，就是快。

杨：取效快？

程：对，取效快，扎下去病就好。

程：如合谷，这个穴位是比较好的穴位，合谷啊有多种多样的扎法啊，这个是向我们手心，向外这一个方法，向上这个手进去这个地方（注：在自己手上分别向掌心、手腕和手指三个方向比划示范）。

杨：鱼际？

程：这个方法，三个方法取合谷，所以合谷也可以偏这边，也可以偏这边，偏一点，治疗效果就不同，治疗病种就不同。

杨：对，所以程院士您能给我们举几个，您认为这十多种疾病都有哪些病，举点例子？

程：头痛、牙痛这些都很好啊，效果都很好啊，胳膊痛、腿疼啊，都很好啊，腰痛也很好啊。

杨：腰痛也很好？

程：但是我们多用长强（穴）。

杨：您刚才给我们举的这些针灸治疗的病种主要是疼痛性疾病，是么？

程：疼痛性，慢性病也很好。

杨：您觉得哪些慢性病好呢？

程：慢性病的，什么慢性病都能治，我都治了，因为我这个是针灸科么。

杨：那个程院士您说针灸方便效果好，也快，但是这些年针灸的收费非常便宜，这几十年了只有4块钱，现在很多好的针灸医生都到国外去了，像您的学生大多都到国外去了，您怎么看针灸效果和针灸收费的关系？

程：针灸收费是太低，原来我们那是门诊，门诊费是多少，我们比门诊费加一倍钱，那会儿门诊费收2块钱挂个号，我们收4块钱，后来啊门诊增加了收4块钱了，我们就收8块钱，再收就是8块钱了。

程：太低了，所以留不住人才。

杨：所以程院士您现在有人讲，说我们针灸收费标准太低，普通医生是4

块，像您这个院士工作了一辈子，六七十年了也收四块钱，也不合适，是不是？

程：也4块钱了，我们也4块钱了，不合适。按照人的，比方说按照我这个人呢至少30块钱挂个号，看个病，呵呵。像有些医院专家300块钱一个号。

杨：另外程院士就说也不按病种分，扎个感冒也收4块，扎个头痛也收4块，扎半身不遂也收4块，是不是也不合适？

程：也不合适。

杨：另外扎一根针跟扎十根针也收4块钱，是不是也不合适？

程：这个呢按针收费，后来针灸议案也提出了，就按针收多少钱，你用十根针就十根针钱，八根针八根针钱，但是行不通，留不住患者。

杨：所以您的观点就是针灸治疗费也应该调整一点，是吧？

程：当然，应当调整，还是4块钱，太便宜了。

杨：对，所以那个讲，那个挂号费是那个5毛钱的时候，针灸是4块钱，后来2块钱挂号，我们还收4块钱。

杨：有人说针灸没有副作用，您是怎么认为呢？

程：针灸啊，基本没有什么副作用的问题，但扎针也不能乱扎，对于有没有副作用？有副作用，有的地方扎的不好不舒服，但是这种情况比较少。一个就是看你扎的病合适不合适，有的病你不能扎，你扎可能就不舒服；另外第二个就是扎的穴位合适不合适；第三个看针灸医生的水平的高低，水平高了它也不会出问题。

杨：针灸的副作用取决于三个方面。您这一辈子扎针灸遇到有晕针的，或者不舒服的人么？

程：晕针的有。要病人躺下来扎，要站着扎容易晕针，比如要扎这个天突、膻中很容易晕针，针一下去人就趴下来了。

杨：天突和膻中，是吧？

程：对，膻中这个穴位非常注意，所以后来都叫躺下来扎针，我最怕站着扎针，要避免。

杨：程院士，您认为针灸治病的优势在哪里？

程：见效快，方便。

杨：现在有人认为针灸治疗简便，廉易效，您认为是针灸的缺点还是优势？

程：也有好处也有坏处，针灸治疗简单见效快，但是因为收费便宜，所以现在有很多人不愿意扎针了。

杨：您怎么看针灸的技术和针灸的收费？

程：这是医院制度、国家制度，我们应该根据病的情况配合针灸治疗，目前针灸收费没有体现出服务价值来。

杨：现在有一个观点就是医院里设针灸科不好，应该让医生给所有科室都使用针灸，让所有大夫都掌握针灸技术。让针灸科就看那么二三十种病不好，您觉得这样好还是不好？

程：那不行，针灸科还是要的。针灸科是相对独立的，但是内科病可以配合针灸治疗。

杨：据您了解，针灸在古代使用的怎么样？

程：针灸在古代用的很广泛，名家也很多，像华佗的典故。

杨：我记得您讲过过去针灸什么病都治，是不是？

程：过去治病没的办法嘛，就用针灸嘛。现在治病的方法多了，针灸就治疗二三十种病效果好，单用都很好，不用中药，不用西药，就单纯针灸就可以好。

杨：程院士，您对目前医院里头都设一个针灸科，针灸都在针灸科来扎，您认为这样好还是不好？所以我们昨天在开会的时候王永炎院士就讲说我们中医应该是个全科，一个医生又能扎针又能开药，现在这样分科不利于中医发展，尤其是针灸科，别人看不了了才找你来看，说这样不好，您怎么看呢？

程：这不对，有的病不需要针灸。

杨：有的不需要针灸。

程：专门要针灸，不吃中药？

程：对，我就扎针，但是扎针效果相当好。

杨：您的意思就是针灸科要独立发展？

程：也不是独立发展，有的病还需要用其他方法。

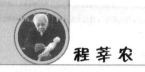

九、程莘农治疗中风病的经验访谈

杨：程院士，现在开始第九个大问题，这个从古到今认为针刺和艾灸治疗中风非常好，您怎么看针灸治疗中风病？您有哪方面的经验？

程：治疗中风，大都用针灸的，可以，不是不可以。但是有时候还要配上吃药。

杨：每天都来扎？

程：天天到门诊上来，很难。要让病人隔一天一次，后来我们就一个星期扎一次，一个星期最多扎两次。星期一、星期六不看病，星期二到星期五看两次。医生告诉病人了，病人非常遵守，他的家属把他弄来。有的时候他就不下椅子了，他就用椅子推上楼，推到房间里头，就不到床上，就在椅子上扎。他后边我们就不给他扎了，就扎正面，左面，右面，效果也很好。

杨：那么您能说一下头部常扎哪些穴位呢？

程：我们是一定要扎百会的。百会呀，北京的一个老先生，在护国寺的一个针灸治疗所，他就喜欢用扎百会治疗中风病人。我跟他学的。穴位在通，扎了百会，浑身的穴位都通了。

杨：就是您常说的"一窍通百窍通"。

程：所以呢，我也很赞成这个针百会，头上常取针百会、风府，头上其他穴位我用的很少。

杨：如果中风面瘫呢，面部扎哪些穴位？

程：面瘫呢，那就看情况了。一般迎香我是必定要用。两眉中央的印堂我也是要用的，还有上星。

杨：如果嘴歪呢？

程：嘴歪啊，少不了颊车跟合谷，颊车跟地仓，颊车这个穴不可少。四关穴也常用，合谷配太冲。

杨：如胳膊不能动，常用哪些穴位呢？

程：肩髃、曲池、外关啊。

杨：那个像天津的石院士醒神开窍用的尺泽、极泉啊，您用不用？

程：极泉啊我不大用，就石学敏就喜欢用极泉啦，他要针极泉，我不大针极泉，我们都扎了中府，不常扎云门，我看应该是先扎云门，就不扎中府，这个没有统一标准。

杨：对。那么中风半身不遂腿上常用哪些穴位呢？

程：足三里、丰隆啊，上巨虚呀，阴、阳陵泉。

杨：那么腿部委中、承山、承扶啊，常用么？

程：不咋用，不好扎啊，让病人反过来复过去，不方便，在选穴时考虑体位是很重要的，尤其是中风病人。

杨：太冲，用么？

程：用，但用得很少。

杨：申脉跟照海透不透？

程：不用，用得少。

杨：所以这是针灸的治疗中风的一个取穴的规律。那么程院士您认为中风病人什么时候开始扎针最好？一得病就来扎呢，还是病稳定了再扎？

程：要是急性的一上来就可以用针，不用捻针就行，针刺比其他方法见效快。

杨：所以，您的观点是中风病急性期针灸也可以早早的介入治疗。

程：恩，越早越好。急性病，针灸还是很有效的，不管是不是脑出血了，还是脑血栓了，都可以用针灸。但是呢，中风的时候，开始最好是躺着扎，不要在腿上扎，或者站着扎。如果站着扎，容易跌倒，不是晕针，刺激神经然后就要跌倒。

杨：所以我要问一个最关系到疗效的问题，您认为针灸治疗瘫痪的病人手法有什么要求？

程：针刺深浅和手法是关键。关于深刺、浅刺的问题呢，是浅刺不如深刺也不对，深刺比浅刺好也不对，可深可浅，针刺深浅要因人、因病证而宜，如果不分辨，直接扎针，这样不行。

杨：那么，您认为中风的病人针刺的手法是用补法呢，还是用泻法呢，还是平补平泻呢？

程：这个补法泻法呢，现在叫重刺激、轻刺激、平刺激，强刺激呢就是泻法，轻刺激就是补法。中风病平补平泻较好，但是有时候浅刺激比较好，就是对瘫痪的病人。像肩髃、曲池，也不要刺激得太深。

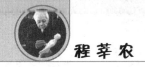

杨：所以您的观点有些部位需要浅刺，有的部位需要深刺。比如说现在您刚跟我讲的足三里是不是要刺的深一点？

程：也不一定，浅刺也有效。

杨：三阴交呢？

程：三阴交也是如此。

杨：三阴交您过去用的是平刺还是斜刺？

程：我是都针8分深，一寸针针8分。不一定要用很长的针。

杨：好，第九个问题关于中风病的经验咱们谈到这儿。

十、程莘农治疗痛证的经验访谈

杨：程院士，第十个问题就是您刚才讲的针灸治疗痛证好，那么为什么您认为针灸治疗痛证效果好？您有什么观点？如针刺麻醉，针刺镇痛。

程：针刺麻醉的问题我们就不能谈了，因为那事到现在也没研究好。像头痛、牙痛、颈痛、肩痛、腰痛、关节痛，各种疼痛的疾病都用针灸治疗，这个留针关系很大，牙痛行针和留针时间要长，如果他针下去和起针时间不够，留针时间不够，效果不好，必须要留针，我是一般留针2个小时。

杨：就是一些特殊的病留针时间长，是吧？

程：痛证要留针时间长，痛要久留。但是痛证有没有马上 扎就不痛了，也有。

杨：那么您认为治疗痛证的处方要点如何，比如说这个肩痛，您认为都取那些穴位，应该都用什么手法？

程：局部取穴和全身取穴结合。局部取穴主要是痛点取穴，经常会有穴位压痛，如肩痛，多取肩三针，然不一定全用，但肩髃非用不可，远端取穴外关，可以坐着扎。

杨：现在肩周炎从古书上看都要取条口穴，还有取三阴交穴，您认为对不对？

程：条口是后来大家的经验了，我们就扎三阴交跟足三里、阳陵泉就行喽。

杨：肩周炎病在上面了，为什么取腿上的穴呢？

程：病在上取之下么，就是上病下取的道理。但取下不取上效果也不好。

杨：对。那么有的人讲肩周炎一般都是四五十岁以后人得，所以他认为取三阴交、足三里是滋补强壮身体的，跟治疗痛证，即直接止痛没有关系，是治病求本以疗病的？

程：这个不对，它止痛，像足三里也止痛。哪儿疼在哪儿扎，以痛为腧。

杨：这是肩痛，那么腰痛是另一个常见的病，腰痛的取穴，程院士您有什么经验没有？如急性腰扭伤的腰痛。

程：腰扭伤啊，就在扭伤的对称点上，刺一针就可以缓解了，不管穴位不穴位的问题了，哪儿痛就在哪儿扎，要在最痛点上。

杨：那个远端呢，还取哪些穴位，腰背痛？

程：下边呢就是昆仑，主要趴着扎，避免晕针，躺着扎针的晕针的很少。

杨：就是您的观点是腰痛的话趴着扎，除了扎腰部疼痛的部位外，要扎膀胱经的穴位，是不是？

程：是的，要扎。委中、昆仑、照海啊，都可以。

杨：承山呢？

程：承山，可以扎可以不扎。

十一、程莘农对"针灸传扬"的认识

杨：您一辈子的座右铭叫"针灸传扬"，您的意思是把针灸宣传出来，要发扬光大，是不是？

程：对呀。

杨：发扬光大，您这一辈子做针灸的国际教育，那么您早期的时候是在什么样的情况下开展针灸国际培训的？

程：以前我不相信针灸，认为针灸是小道儿，什么嗓子不好扎两针就行了。后来啊，我们认为不对，针灸啊，疗效很高，跟其他治疗方法一样，甚至比其他效果还快还好。所以后来叫我开方子，我不大开方子的，我全是用针灸，我在针灸科么，基本上全是针灸。过去针灸在国外零零散散有用的，在美国也有针灸，但不是很突出、很重视，后来尼克松访华，引起了美国的针灸热。1975 年，卫生部、经贸部、外交部三家联合发文专门成立北京、上海、南京三个中心，让外国人到中国学针灸，给外国培训针灸医生。应该是北京首都的问题，上海是特别区，那时候属于南京的病人最少，区域的学生也比较少，所以北京牵头，每年组织召开协调会，经常由我主持会议，即使

在上海、南京召开。

杨：当时是在什么情况下编写《中国针灸学》培训教材的？作为主编，您是怎么考虑的？

程：给外国人培训，要有一个统一的教材，当时国际培训中心才成立，编写统一而规范的针灸教材则是重中之重。我作为组长，组织3个培训中心进行中英文的编写与翻译，上海负责腧穴学的编写，南京负责中医基础理论部分的编写，我们北京负责针灸治疗学部分的编写。那时候，我们没白没黑地整整干了3个多月，终于把第一稿的中文部分拿出来了。然后是我逐字逐句地修改，再讨论。半年没看病，什么也不干，就编写教材。《中国针灸学》是大家一起编写出来的。《中国针灸学》内容上不但包含了经络学、腧穴学、针法灸法学及针灸治疗学的内容，也包含了阴阳五行、脏腑、诊断、辨证等中医基础理论和中医诊断学的内容，对于国际培训比较方便。

杨：所以这个针灸学到国际上影响挺大的，咱们这个培训中心，您记得您讲课培训有多少学生了？

程：咱北京针灸国际培训中心这些年已经给一百多个国家培养了针灸大夫两万多名。

杨：针灸一直在国际上影响挺好，您怎么看待针灸的国际培训呢？你认为对外国人教针灸应该怎么教？

程：跟中国人一样教啊，中医基础理论和经络腧穴理论都教，还有临床实践，不能只教扎针，否则他们领会不了咱们针灸的文化内涵，影响针灸在国际上的应用，但是我们给外国人教比较常用的120个穴。

杨：程院士，我们针灸学在给外国人翻译的时候，把我们的穴位都用成编号了，您觉得好不好？

程：我们不管它编号的什么东西的，那是他的问题，他记也好，不记也好，但是我讲必须要讲穴位名称，因为咱们每个穴位里头都有含义。比如说风池、风府，伤风感冒了，中风了就要扎这个穴位，如果用编号了就不知道这个什么含义了。其中针灸穴位的命名方法就是杰出代表之一。古人对腧穴的命名，取义很广，上察天文，下观地理，中通人事，远取诸物，近取诸身，结合腧穴的分布特点、作用主治等内容，才命名的，腧穴名称有很深切的传统文化内涵。我们一定要保持这个穴位的名称，一定要保持。像合谷，大肠经4号，就没什么意义了，只是个代号罢了。

杨：您认为若外国人把针灸作为一种技术，他不学中医理论，就光学什么病扎什么地方，哪个穴位怎么扎，这样行吗？

程：绝对不行，我们绝对不能这样教，一定要在中医理论指导下，针灸不是生病来扎那个穴就完了的，它有理论，为什么要取这个穴。它有它的理论根据的，不是随便的。

杨：目前在国际上有学习针灸的人有两种情况，您认为是外国的普通人学针灸好呢，还是外国的医生来学针灸好？

程：都可以，外国的普通人来学我们也教他，外国的医生来学更好，回去就能用。咱们不要求，要看他要不要求我们了。

杨：您认为外国人学针灸主要是跟着医生学操作技术？还是学理论的技术？

程：看他的要求了。他要求光学技术我们就教他技术；他求学理论，我们就讲理论给他听。他要求我要学深一点的，我们可以教深一点；要学浅一点，他认为浅一点够用了，就教浅点的。他说咱们中医没有理论，我说我们怎么没有理论，有理论，就要把这个理论道理要讲得清。所以，教学的人员、老师要水平高。

杨：行，就刚才问的针灸传扬外国学生学针灸，您提了您的一些看法。现在那个中国针灸学已经很多年了，我们这次人民卫生出版社叫您老牵头，把中国针灸学重新修订一下，您对这个修订有什么要求没有？

程：应该考虑到针灸的发展创新，结合实际修订。既然是一个国际教材，那么就得用名词术语就得更加规范，就是术语要更加规范一下。中级学校有中级学校讲义，高级的学校用高级讲义，进修的有进修讲义。国际教材要按照外国人的水平来编写。

杨：咱们现在用的是一次性的无菌针，一次性的针灸针，咱们中国人一般进针是挨着针柄。怕手把针弄脏了，美国至今医生的进针用套管针，或者用消毒的，都有严格的要求，意思说要把这些内容都增加进去，您觉得要不要增加？

程：可以，但是咱们要把咱们的写上，可以把他们的作为参考。

杨：咱们国家现在不是做了很多标准么，穴位的标准，临床治疗规范的标准，他就按照标准在写教材，里头就少一点个人的经验，多写一些国家的标准，您有没有意见？

程：可以，把一些标准规范加进去。原来教材的老专家把他们请进来，

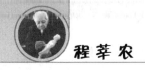

一块儿做修改。编好了送一本给他们看，听听大家的意见。

十二、程莘农对针灸与书法以及养生保健的认识

杨：第十二个问题，程院士，您一辈子写书法，您从开始念书就是写书法，您现在是我们中医针灸界书法大家，您认为练书法跟您针灸手法之间有关系吗？

程：6岁的时候我就练习书法了，到9岁我就正式抄书了，书法的练习对我针刺手法的提升有帮助，但这只是巧合，我也没想到后来我会学针灸。扎针一定要练指力的。

杨：您认为练书法跟人的心情呀、生活有什么关系？跟长寿呀、健康有什么关系？

程：练练书法陶冶情操，练书法是顺其自然的事情，是养一个习惯而已。

杨：我记得那些年，经常看你在这写点字，您现在还写吗？

程：写呀，上个礼拜给人还写了，呵呵。

杨：您92岁的高龄，您今天跟我们言谈举止，咬字很清楚，在养生保健方面有什么经验？

程：要求自己淡薄些。

杨：您作为院士、国医，您一生很清淡清贫，是不是？

程：恩，对呀。我挂号费还4块钱，不会因为我是院士。对病人要一视同仁，不管贫富要一视同仁，然后对同事也要一视同仁，对上级下级都要一视同仁。

杨：所以您这脾气一辈子没有做大官儿，做了大学问家了。人家都说您是个直脾气，您怎麽看的？

程：其实没有发脾气，医生跟谁发脾气啊，也不能跟病人发脾气啊，跟病人家属也不能发脾气啊。每次开会不要讲客套话，直接针对问题发表意见，对事不对人直接发言，所以有人给我起外号叫"火药桶"。按照规矩做事情，不以规矩不能成方圆嘛。

杨：是，另外您的饮食上有什么注意？

程：饭吃七分饱，想吃了再吃，不想吃了就不要吃，肚子饿了吃一点点。

杨：程院士，您怎么评价您这一辈子呢？

程：这一辈子我感觉是我很平常，没有什么特殊的地方。很平常，就是一个大夫，就是一个教师，看病、教书。

杨：您在文化大革命时期也受了很多挫折，还下放过，您怎么看待过去呢？

程：过去的就过去了，当年的社会就那样，也没什么看法。当时大家都一样，也不是在我一个人，全是那样子么。大夫、知识分子全这样子嘛。是政府的政策问题，政府的问题，不是我们的问题。

十三、程莘农临床针灸常用穴位

杨：程院士，咱们今天问个问题，就是您告诉我临床常用的穴位有多少，现在要掌握的对外国人教学 120～150 个穴位，但是一个好的针灸大夫临床常见病用的穴位也就 30 多个是吗，您能给我简单的说下，比如说，常用的穴位，头上都有哪些、胳膊上有哪些、背上都有哪些、腿上都有哪些，这样我们给后学的人就教一些重点的穴位。

程：头上有百会、上星、头维、风池。面部呢，印堂，人中，迎香，地仓，颊车 5 个穴位。脖子上常用的就是廉泉，天突也是要紧的穴位，肩髃，肩髎。

杨：胸部呢？

程：胸部的穴位有膻中、乳根、天池。

杨：腹部呢？

程：中脘，中脘我们用的多，但上脘也用，下脘用的就少了，叫三脘，上脘中脘下脘，我们叫三脘，三碗饭，但是呢，我常用上脘中脘，下脘我不大用。脐中，即神阙穴，神阙能针，学生经常问我神阙是在肚脐边上，还是在肚脐当中？我说当中也得量，边上也得量，量穴哪有问边上还是当中的，肚脐在哪神阙穴在那。当然是肚脐当中量呢，肾经旁开 0.5 寸，胃经旁开二寸，脾经旁开 4 寸，肝经旁开 6 寸，我认为不对，肾经应该旁开 1 寸，否则与任脉太近了，分不清了，加之现在人肚脐都胖大了。天枢也是常用穴位因为现在天枢用的非常多，便秘啊，消化不好都用。这是肚子上常用穴。

杨：背上呢？

程：大椎，大椎这个穴非常好，天宗，这个穴很好取，它在正中嘛，但是也可能偏了，没什么大问题，内脏的俞穴，心俞、肝俞、胃俞、三焦俞都可以，一直到下边都可以用。

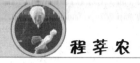
杨： 您常用的是心俞，肝俞，胃俞和三焦俞，脾俞不用？

程： 用胃俞比较多，用脾俞比较少，另外啊，我们说诊断，左肝右肺啊，实际上肝不在左边，在右边，右边才是肝，这里边也有问题，按照西医学纠正。

杨： 肾俞，命门呀，上下中次髎，您常用吗？

程： 肾俞经常用的，命门用灸法多，用针少。八髎啊，八髎穴我大概都是用一髎，用次髎多，但是呢，八髎也可以扎，我不大扎八髎，我扎次髎多。

杨： 上肢的穴位呢？

程： 上肢肩髃、曲池、外关、内关、合谷、列缺 5 个穴位。合谷是经常用的，合谷针刺方法多得很，一个人一个样，偏这边偏那边，偏于里，偏于外，偏于前，偏于后，朝不同的针刺方向，感传不一样。但是呢，合谷这个穴我们取的方法很多，手中指这样的一个取法，手中指横纹 1/3、2/3，好几种取法。

杨： 下肢呢？

程： 环跳少不了，风市、足三里、上巨虚、阴阳陵泉、三阴交、悬钟常用，风市就难找了，我一般风市，双手下垂到达的地方，那要刘备呢，双手过膝，风市上哪取去，因人而宜，呵呵。血海，妇科用得多，止血也可以针血海。

杨： 您一共给我们讲了 45 个穴位。

程： 因为各人做不同的科，所以用的穴位就是不同的，还有各人的老师习惯用什么，他跟着老师学的，他用的这个穴就多，那也就不同。如山西焦顺发老师的针法跟我们的就不一样，他跟我也很好，我们谈得来，他这个人脾气大的不得了，呵呵。

十四、程莘农治疗常见病的取穴规律

杨： 程院士，我下面请教您几个常见病的取穴规律，您常看的几个病，如最常见的中风病，您看看取穴的规律？

程： 中风啊，要分急慢性，急性急救，人中、大椎非用不可；一般到中医院来都是慢性的，慢性的，肩髃、曲池、外关、内关、合谷、后溪，这几个最常用，几乎每一个病人都能用到。

杨： 中风病下肢常用的呢？

程： 足三里、三阴交，一个气一个血，非用不可，内外膝眼、阴阳陵泉经常用。

杨： 好，这是中风病，我们了解了。第二个，您经常看的那个颈痛，就是脖子痛的人，像颈椎病、落枕啊，常用的穴位？

程： 风府、大椎，这个是非用不可。

杨： 肩髃呢？

程： 肩髃啊，经常也用，那就不如用内关、外关了。

杨： 用远端的穴位？

程： 对了。

杨： 这是刚才讲的颈肩痛，您治疗慢性气管炎等呼吸系统的疾病您常用的穴位是什么？

程： 呼吸系统，列缺、外关、后溪，下肢阴阳陵泉、足三里、丰隆，这是我经常用的。丰隆也不仅仅是化痰，腰背疼都可以用。

杨： 消化系统的疾病，如消化不良，胃痛啊，这些毛病，您常用的哪些穴？

程： 上腹部胃痛，中脘、足三里比较好，还是好穴位，要是小腹部和肚脐以下了三阴交比较好。

杨： 除了这三个穴位以外还有那些穴位常用的，背上呢，就是消化不好，背上还扎穴位吗？

程： 背上我经常用的是胃俞。

杨： 为什么用胃俞呢？

程： 肝俞、肾俞、脾俞我都用的少，用胃俞多，背部的腧穴比较安全，趴着扎，晕针实际上少。

杨： 那么像这些人你又要扎前面又要扎背面，您是不是经常的就不太留针。

程： 留针，一定要留针，留针的关系很大，我一次留针2个小时，牙疼，针下去20分钟他牙不疼了，你把这针取下来，他走到楼道上他又开始疼了，所以要多留针，最低限度我留2个小时。

杨： 另外呢程院士您看妇科疾病效果好，痛经、月经不调、子宫肌瘤啊，

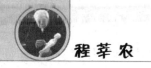

妇科疾病您常用那些穴位？

程：中极、三阴交，少不了。

杨：血海呢？

程：血海，也用，没有用足三里、三阴交时间多。

杨：肚子上就用一个中极，关元气海这些不用？

程：用，气海主要是消化不太好，也可以用气海，气海治气比较多，血海是治血。

杨：另外妇科疾病背部还取穴吗？

程：背部肾俞啊，肾俞非用不可，肾俞，命门呐。

杨：程院士，这是妇科疾病您给我讲了一些主要的穴位，儿科的疾病呢，小孩的伤风感冒了，或者消化不好了？

程：风池，针法跟大人一样，但是不留针的时间比较多。我在门头沟公社劳动改造时，一个小孩就是胃疼，夏天在院子里头，不知道吃什么，又吐又泄，抱来让我扎针，我拿起针来，就在足三里，咚咚几下子，中脘来一针，就好了。所以中脘、足三里这个穴位是很好的，上脘我用的比较多，下脘我用的就少了。

杨：我刚才请教了您针治中风、颈痛、呼吸系统、消化系统、妇科、儿科常见病的取穴规律，您认为哪个病你最拿手，觉得效果最好，不用吃药就能解决？

程：偏头痛效果特好，太阳少不了，头维、率谷、百会、上星，这几个穴位我都用，必须要用的。

杨：但是我从您的书中学到，偏头痛经常取太冲，要用吗？

程：太冲可以用，不一定太好，不如用井穴了，不如用隐白、内庭效果好。

杨：好，这又跟您学了一招。那腰痛呢，经常腰扭了，腰闪了。

程：腰痛啊，要在最痛点上取穴，最痛点上，"哪儿疼呐"，"啊，这儿疼这儿疼"你就在最痛点上扎一针就行了。我有个病人不就是吗，他是双杠抬来的，六个人把他用双杠抬着，说疼得受不了，我说哪儿疼啊，我按了，"啊，这儿疼得受不了"我就在他那地方来一针，来一针以后我叫他把针起了以后我问他疼不疼，不疼了，走下去了，六个人把他抬上来的，最后自己走下楼去了。

杨：那就是腰痛是以痛点为主，远端还取吗？

程：不取，就是痛点，最好是痛点。

杨：现在针灸治疗病种也越来越多，有针灸治疗老年病，老年记忆力减退，老年眼睛的疾病等，你觉得治老年病针灸常用哪些穴位？

程：老年病就是用灸法比较多了，灸委中，委中他们不大灸，多用吸法用放血，但可以灸委中，他们不大用。足三里，上巨虚，下巨虚，都可以。就是老年性功能减退的疾病用灸法比较多，用针法比较少，以灸法为主。

十五、程莘农关于针灸临床技术的认识

杨：您如何解释您改进的三才针法？

程：三才，就是浅、中、深三部，深度到了寸部，由寸关尺，到了尺部了，按下去，寸以下还有没有了，寸以下还有穴位呢，但是我们不叫寸关尺，叫浮中沉吗，像号脉浮取、中取、沉取，沉取就是血，浮取就是气。

杨：三才针法从位置上来讲是浅中深，然后呢，它最关键的是要得气是不是，那么所以有人讲，扎浅一点是扎的表浅的位置，扎深一点是扎的里头的神经，经络关联的部位，适中是人才，得气就可以了，是这样的观点吗？

程：就按照这样教的，是不是也不知道，跟现在我们说的神经，血管相似的，但不是真正的科研（结果），真正的科研要你们这辈，下一辈，解决不了还不敢说经络完全就是神经。

杨：程院士，三才针法您认为怎样才能取得更好的效果？

程：三才针法很简单，就是浮取、中取、沉取，具体疗效多好我也说不出来，我没总结出来你们也没总结出来，但是以后可能要总结出来，大家都在用了就能总结出来，慢慢用，慢慢总结。

杨：现在有的人扎针用的很长的针透刺，如阴阳陵泉透刺，用很长的针，您认为这个好不好？

程：没有比较到底好不好，但是从大椎透到长强去，技术也很高，我不会，我也不能批评人家会的人。

杨：您真谦虚。现在还有很多的技术，放血的疗法，因为过去您给我们讲的放血，就是十宣穴放血或者委中穴放血，都是放一点点血，而现在有些大夫放血非常多，您怎么看呢？

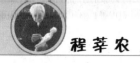

程： 放血放得多也有道理，放血放得多可以把病去掉，放血疗法并不是错误的，但不是每一个人都能放血。需要放血，要根据病的情况，不能夸大疗效，不能什么病都用放血，有的病可以放，有的病不能放。

杨： 您认为针灸要取得好的效果，取决于医生还是取决于病人，还是其他？

程： 还是取决于医生，医生扎的对不对，扎的好不好。不能扎错了，也有扎错的，不应该放血，你放了血也不好；再一个看这个病适不适合用针灸，有的病并不适合用针灸，症对了，取穴要对，就有效果。

杨： 另外，程院士，针灸除了扎针艾灸，其他那些小技术，放血、拔罐、刮痧呀，您常用吗？

程： 也常用，刮痧我现在用的比较少了，不大用，但是刮痧方法也很好，我记得解放前农村用刮痧的人比较多。门诊医生都会，就是刮痧拔罐都会，门诊医生三五种病，急诊的他都会，不会的人很少。

杨： 在那个时候的刮痧是每个人都要学的技术是吗？

程： 也不是都要学，都会，普通的就是，不是医生也会，家庭妇女也会。

杨： 我这些年一直在做刮痧，很多年前您还给我写了一幅字：刮痧拔罐，造福人民。

程： 可以，刮痧即使不是医生都会做，家庭妇女都会，所以呀，这个医生架子就低了，医生的地位就低了。

杨： 我这些年一直在做刮痧，做两个方面，一个是教大家怎么刮，另外一个研究刮痧的道理，看哪些病到底效果好。

程： 刮痧也没有对比，没有人很好的总结出来，大家都会两下子，你问哪个医生不会刮痧，我们中医研究院的门诊大夫都会刮痧。

杨： 但是现在年轻人不一定，过去的医生都学，现在都不好好刮。

程： 但是我们的针灸科的医生都会刮痧。

杨： 但是现在人嫌麻烦，刮起来，又涂油又脱衣服。

程： 本来是针灸都脱衣服的，我们针灸是一间房搞一个衣柜，自己把衣服脱了挂在柜上，自己一把锁，手上钥匙他自己拿着带在身上，别人不能开他的柜，走的时候自己开柜把衣服穿起来走。

杨： 拔罐您用的多吗？

程：拔火罐要小心，拔不好烫到人了，把别人的衣服烧了，有没有啊，有啊，就是把人烫了的。

杨：我当院长期间，我们有一个大夫就是酒精把人家烫了，结果感染了，还治疗好长时间。

杨：您认为针刺和艾灸、刮痧、拔罐有什么区别没有，有什么共同点？

程：刮痧比较好，能去肮血，血里不干净的就是，刮了以后，肮血去了。

杨：拔罐呢？

程：拔罐就不同了，腰腿疼多用，寒证拔罐多，除外还有上吐下泻，我有时候也拔罐。

杨：刚才讲了针一般都用于慢性病、急性病，灸是用于寒性病，然后刮痧用于去血毒，有瘀血，血毒，拔罐呢是用于腰腿痛，上吐下泻的寒证是这样吗？

程：刮痧寒热都可以用，急性病也能用。

杨：据说最早刮痧用于急性病，上吐下泻就刮背部？

程：对啊。

十六、程莘农心目中的"大医精诚"

杨：程院士，您最欣赏的经典文句有哪些？

程：主要有4个，我们医生就是看病的，看好病为主，如"天下万事，莫不成于才，莫不统于德，无才故不得以成德，无德以统才，则才为跋扈之才，实足以败，断无可成。""夫医者，非仁爱不可托也，非聪明理达不可任也，非廉洁淳良不可信也"。"临症笃于情，富贵不跌价，贫贱不轻视，凡人有难，所求必应"，再就是"大医精诚"。

杨：程院士这些年您一直在做针灸，您把大医精诚作为您的座右铭，您对大医精诚是怎么理解的？

程：看病要老老实实的，当个医生就是了，好好的当个医生，我已经当医生当了一辈子了。

杨：我记得您上次您说大医精诚的精，就是水平要高是不是？

程：水平要比较好，不是马虎的医生就是了。不熟读《黄帝内经》就不是好的医生，中医都要读内经，不读内经不能成为中医了。诚就是医生要做个诚实的人，有厚德的人才能做好医生，认真做医生，身为医生不要东想西想，以前做医生，农村的医生这个村子跑到那个村子，到人家里去看病，农村医生很苦。

杨：现在您已经四辈人做中医和针灸事业，您怎么教育的？

程：儿子在部队学的，但是小的时候跟我，他也会扎针。

杨：哦，受您的影响？

程：是，影响他，看我扎他也会扎针。

杨：后来在部队也学医？

程：在部队不学医，叫个航空兵，部队里他也会给人扎两针，后来领导叫他学医去了，学了医给他一个军医当，后来退役，在咱们中医科学院当针灸医生，就一直当医生了，他在针灸治疗小儿近视方面水平非常高，病人非常多，他后来看病一天要看几十个小孩，他会开方，并且拿药，拿几十个人的药，回头一个一个送到病人去，很苦的。

杨：现在您的孙子程凯教授，也在大学，也继承了您的思想在做针灸了，受您的影响，听说他小的时候一直跟您在一块？

程：我把他带到4岁，每逢星期五下午5点半钟，他妈妈就来把他接走，到了星期日一大早天亮，5点半钟6点钟她就把他送到我家来了。

杨：所以您的儿子、您的孙子做医生都是受您的影响，从小就学。现在儿子和孙子办了北京很大的针灸诊所，病人很多，叫大诚门诊部，大诚门诊部是您提的字，大诚是什么意思？

程：中医叫大诚中医，也是古人的话，做医生要诚实才能有名，以前不是有名的就是医生了。

杨：就是您寄厚望他们做得更好。

十七、程莘农生活中的二三事

杨：您是第一批当上中国工程院院士的针灸医生，对吗？

程：是啊，1994年12月份。

杨：您是怎么理解您当上院士的，您的心情是怎样的？

程：也没有什么心情。我也不知道为什么当选院士的。我们实际上是科学院，但是看不起中医，科学院现在还看不起中医。当时还没有工程院，后来我们去了工程院，把各个部门都成立了，我们后 6 个月才专门开我们的医学部，有中西医。

杨： 当年你们这批中医药专家还有谁，董建华董老是吗？

程： 中医就他跟我两个人，还有上海的胡之璧。

杨： 您是首批中医药的中国工程院的院士，您当了院士以后，不少的媒体呀或者同事，都称您为是学术泰斗，有的人叫你程院士，现在也有的人叫你国医大师，其实您最早还有一个名字叫小程先生是不是？

程： 医生看病 30 以后才有人找，当时我还不到 20 岁我也没人找，另外我跟我老师开方子，后来老师去世了，老师去世了找谁去，哎，他学生开方子，找他学生去，患者们是这样找我的。当年看病略有名气，所以叫我小程先生。我挂的牌子叫程氏医社，这块匾还在柜子里头，我更喜欢人家叫我程大夫，或程先生。过去把教书和看病的人，都尊称为"先生"。现在没人叫，现在都叫程院士。

杨： 就叫程院士，很亲切是吧。程院士我记得在您的一生当中，你有很多很动人的故事，比如说，您给印度偏头痛的女病人（治病）是不是有一段故事？

程： 她患偏头痛 17 年，她自己开设 3 个医院，但是任何西药都不能止痛，她住在大使馆，到我门诊来让我给她看，我在头上扎了几针，就不疼了，第二次来就不疼了，我说给扎 10 次吧，她就天天来，住在大使馆，天天来，休息两天后，再继续扎 10 天，偏头痛就好了。她当即表示一定找机会请我到印度去，给她医院的医生搞搞培训，让他们也见识一下神奇的中医。第三年他来请我了，我还要带个医生去。她们说可以，周大夫跟我一起去的。我们住在旅馆里头，不两个床吗，一个床我躺，另一个空着，人找我看病，变成病床了，扎针扎好了我就吃饭，吃完了我再起针，每天扎到 9 点钟病人才能扎完，门口一排人找我看病的，有时候晚上扎过了就住在门口不走。

杨： 你在那还讲学是吗？

程： 我在那讲一个星期，教了不少大夫，周大夫待了 3 个月了，我在那讲一个星期。

杨： 所以给印度最早培养了一批医生。

程： 周大夫培养的，周大夫跟我到印度去的。

杨： 就是由于您给人家把偏头痛治好了，人家把你请过去给他们培养了

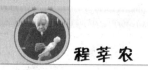

好多医生是不是？

程：是啊。

杨：这是一个故事我们都知道了，第二个故事现在一直还有一个您喜欢的学生是俄罗斯的卡强是不是？

程：他跟我学8年，卡强在中国调皮捣蛋，90块钱一天的待遇，在当时的中国很高，后来说卡强要跟我来当学生了，我说坏了，他来我怎么应付他，后来我想不对，你来必须按我的规矩，我看病你要待一块，要你几点钟来你必定要到，你不到要告诉我，要跟我请假，不请假不行。跟我学习他还很守规矩，后来他回国后把针灸在他们国内普及得很好。

杨：卡强现在叫做"俄罗斯针灸之父"，他经常说他还有一个父亲，就是您，是不是？

程：对。他已经是俄罗斯针灸学会的主席了，现在卡强对我还很尊重，每年都给我寄贺年卡。

杨：你培养的学生在俄罗斯把针灸发扬光大了。

杨：现在您也培养了二十多个针灸的学生，研究生，这些学生里头，您觉得那个学生学问上做得好，最让您满意？

程：都很好，彭荣琛，纪晓平是第一班，第二班就是李岩，郑奇伟。每个学生没有喜欢不喜欢，全一样，一视同仁，都喜欢，现在彭荣琛、纪晓平也成了针灸大家了。彭荣琛还是有学问的，但彭荣琛写文章，写毕业论文，我说你写子午流注，我不接受，他又补了一篇文章给我。

杨：从这个观念来讲，就是您对子午流注还有不同的观点？

程：我不赞成子午流注，什么子午流注。

杨：不是很科学是吗？

程：中医讲什么科学，中医科学化了吗？

杨：子午流注为什么您不赞成是出于什么原因？

程：也不是不赞成，不能按它看病，有的人讲子午流注，半夜哪个穴位开了。

杨：不可能半夜去扎针是吗？

程：对啊，晚上九点钟扎，一点两点钟，两点钟扎，所以不现实？就按这个看病，一本书，什么病都是子午流注？

杨：所以你对中医科学化这个问题上，有不同的观点是不是？

程：科学化没有问题，但是在子午流注，这个有问题。

杨：您一直倡导一针一师、一穴一师、一德一师，就是要重视跟大师学习，跟老师学习，更重视跟病人学习，还要重视跟同事学习，这样才能提高针灸水平，您是这样一个观点是吗？

程：对啊，任何人都一套，中医都有一套，现在中医各式各样都有一套，他这一套哪来的？跟老师学的，他这个老师又跟他的老师，就是要向不同的人学习技术，每个人都有每个人的技术，我看病没有那个人好，但是我的名声比他大，患者找我不找他，是出于名声，不是医术。

十八、程莘农对学生寄语和针灸展望

杨：那么程院士您作为我的老师，您对我学习针灸，您能提提要求吗？

程：你自己要学好，你自己要认真，你不认真也无所谓，不是完全读书就能好，要多做临床，要看好病，你做临床医生看不好病那叫临床医生吗。

杨：我原来也是个内科大夫，现在在针灸方面，您觉得我应该注意哪些？

程：内科大夫一样，该补气的要补气，就按照中医辨证，针灸就不辨了吗，一定要辨证，要讲归经辨证。归经辨证，什么样叫归经，还需要总结，要慢慢的摸索，慢慢在完善，但要提倡。

杨：我要做临床，过去虽然我学过针灸，但是我扎针也会扎，水平一般，想提高应该从哪些方面考虑？

程：还要从临床上考虑啊，临床医生你扎得好，扎不好，你要问问自己，这病为什么我没扎好，是否是病的问题，慢慢提高，现在我全能治好吗？什么道理不见效呢？现在不是开会交流吗，大家用他的方法好，就改用他的办法了。

杨：您刚才给我提了等于三个方面的要求，一个要求就是做临床要多练习；另外呢，要分析效果不好的原因，一个是看选的病对不对，这个病是不是适合治疗，第二个呢就说看自己的水平提高不提高，要多练习、多思考，第三个就是要跟大家在一块交流，跟大家一块互相学习，这是您给我提这三个方面的要求，第一要把握适应证，第二个提高自己水平，第三个多和别人交流。

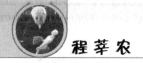

程：为什么我这个病治的没有那个人好，他找那个人去，不找我，我要跟那个人学了，他为什么找他去呢，他好在哪里呢？你要把他好在哪儿找出来，你要用他的方法，你才能提高，但是他的方法就绝对好是吗？也不见得，还要再考验，慢慢的纠正，多学习多自我纠正。

杨：程院士，我们通过这段时间，从您从小学中医，从南京到北京，从中医改成针灸，从院士到国医大师，通过18个大类，将近100个问题，跟您学习和讨教，您再跟我们说几句，就是中医针灸未来的发展，您有什么希望？

程：针灸也要慢慢的规律化，要早点总结出来，我们针灸没有地位，是因为自己把自己看低了，现在国际上地位高了，国内还不一定看得起。这次中医针灸列为联合国教科文组织，列为世界文化遗产，这对中医针灸发展是一次好的机会，走向世界。

杨：那您对针灸所将来的发展有什么建议？

程：搞针灸现代研究，主要是西医学的研究，有进步就有进步，没有进步就没有进步，那是西医学问题，不是中医的问题。

杨：好，那今天我们就说这些，谢谢程院士。

程：不要谢，你们不仅要科研，也要会看病，不一定看病看的太多，但要会看病，看的太多就影响科研和教学了。

杨：所以我今后要好好看病，要会看病，谢谢您程院士。

第六章

程莘农临证医案拾遗

本部分病案主要节选自程莘农学术传承体系发表论文，以及回顾性分析部分临床病案，通过程莘农教授审阅批改的方式，归纳总结诊治特点。

一、感冒

贾某，男，45 岁。

主诉：感冒初起。

病史和表现：当日受风寒而突发感冒，头痛，无汗，微恶寒，轻发热，身背四肢酸痛为甚，尤其颈项明显，鼻流清涕，舌苔薄白，脉浮紧。

诊断：风寒感冒。

治法：解表祛风散寒。

取穴：大椎、列缺、合谷、风门。

治法：列缺、合谷用刺法，风门、大椎用灸。

[按语] 本患者初感风寒，一派风寒束表之候。外邪虽郁在表，但未入里，抓住时机，及时用灸，温阳散寒，祛风解表，使卫阳通达肌表，微汗而出，表邪得解。手太阴肺经与手阳明大肠经相表里，取列缺、合谷穴，为原络相配，沟通表里，以祛风解表。督脉主一身之阳气，温灸大椎可通阳散寒。太阳经主一身之表，取其上风门穴以疏调太阳经气，散风寒以解表，治恶寒发热。

二、咳嗽

王某某，男，35 岁，教师。

主诉：久咳不愈 1 年余。

病史和表现：患者于 1 年前因外感后出现咽干、咽痒，久咳不愈的症状，现咳声频作，干咳少痰，晨起可咳少量痰块，色暗质稠，鼻干咽干而痒，自述长期皮肤干燥，久咳剧烈时常伴胸痛。舌红苔薄，舌中前部细小裂纹，脉细。经络诊查发现左侧前臂孔最穴附近有明显压痛点。

诊断：内伤咳嗽，肺燥阴虚。

治法：滋阴润燥，清肃肺气。

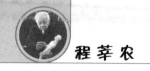

取穴：列缺、照海、孔最。

刺法：平补平泻法。

结果：针灸1次后，咳嗽即刻缓解，次日复诊，自诉针后6~8小时没有明显咳嗽，后依法调治，隔日1次，10次后，咳消。

[按语] 本患者的咳嗽因伤津耗气引起，久咳不愈，就诊时可诊断为慢性咽炎的急性发作。其临床表现为干咳久咳，咽干痰少，鼻干皮肤干燥，均为津液受损之象。舌中前部细小裂纹，舌之前属肺，这正是肺中津液亏虚的表现。患者孔最穴出现明显反应点，正是久咳者常有的体表反应。列缺是手太阴肺经"脉气所发"和"神气之所游行出入"的通道，可加强肺的布散传注，对治疗本经证候有重要作用，能宣肺止咳、通络止痛。照海可使上冲虚火下行，起到滋阴降火、清咽利喉的作用。孔最善止久咳。孔最，为肺经郄穴，"郄有孔隙义、气血深藏聚"，郄穴是各经脉在四肢部经气深聚的部位，也就是说，孔最是肺经经气深聚之所，久病此处邪气深积，故深刺可治久咳。列缺埋针2小时，以加强其止咳功效。孔最深刺，以除久咳。

三、哮喘

李某某，男，79岁。

主诉：哮喘10余年，加重1月。

病史和表现：患者于10年前因外感风寒患"支气管哮喘"，入冬1个月来动则即喘，张口抬肩，气短不足以吸，有痰难以咯出，动则汗出，形寒肢冷，懒言乏力，面色㿠白，舌淡红苔白，脉沉细。

诊断：哮喘，肺肾两虚。

治法：补肺益肾，培土生金，纳气平喘。

取穴：肺俞、脾俞、肾俞、太渊、太溪、太白、定喘、天突。

刺灸法：背俞穴与原穴均补法，背俞穴针上加灸，定喘与天突用平补平泻法。

结果：针灸3次后，症状即缓，两疗程共1个月后，虽天气日冷，但诸症未犯。

[按语] 临床中很多哮喘病人多反复发作，发作期内不论病程长短，均以邪实辨证，治以疏风散寒平喘或清肺化痰平喘，缓解期内多辨为虚证，但病程长者一般很少单脏虚损，常见为多脏同病，本患者就是一个典型的例子，既有动则汗出、喘促短气的肺气不足之症，又有形寒肢冷，懒言乏力，面色㿠白，肾不纳气的肾气虚损之症，故辨证为肺肾两虚。既为肺肾两虚之证，治则当以补肺益肾、纳气平喘为法，但考虑肺为贮痰之器，脾为生痰之源，

若患者脾虚湿痰素盛，恐痰火内壅于肺而致哮喘复发，所以取脾经原穴和脾之背俞穴以健脾化痰，防病由正虚转为邪实而加重，同时取"培土生金"之义。肺俞、脾俞、肾俞，为三脏的背俞穴，用灸以补益脏腑之气。太渊、太溪、太白，为三经之原穴，针用补法可培补原气。定喘、天突，为平喘效穴，针用平补平泻。以上各穴共用，实为虚喘之经典处方。

四、头痛

李某某，男，52岁。

主诉：右侧头顶部发作性疼痛4天。

病史和表现：右头顶部疼痛，痛势剧烈，每次痛作数秒钟，间隔时间为10分钟到半小时不等，伴头晕、心慌，夜不能寐，性急，烦躁不宁，大便略干，口苦，舌边尖红，中有黄苔，脉弦。

诊断：头痛，肝火上炎。

治法：清泻肝胆，通络止痛。

取穴：百会。双侧：风池、内关、合谷、太冲、阳陵泉。右侧：率谷、局部阿是穴。

刺法：毫针泻法。

结果：就诊时适逢头痛发作，遂施针治，起针而痛止。次日复诊，自述针后仅发2次，且痛轻微，3次而痊愈。为巩固疗效，继针2次，随访未复发。

[按语] 患者性急、烦躁不宁，是为肝胆火旺，而致疏泄太过，使情绪变得较为易激动。口苦，为肝胆火气上炎所致，头晕、心慌，夜不能寐，为肝胆火盛，上扰心神脑窍所致。右头顶部疼痛，是为厥阴经和胆经循行部位的疼痛，亦与它证相符，脉弦，舌边尖红，为肝胆火旺之证。此证为肝胆火旺，上扰清窍而头疼。治宜清肝胆火，疏通肝胆经脉。取合谷、太冲、阳陵泉清泻肝胆之火，降其冲逆；风池祛风通络；阿是穴"以痛为腧"；百会为诸阳之会，能清泻诸阳而降逆，亦有上下呼应之功；内关宁心安神；肝得疏泻，火炎自灭。通则不痛，诸症告愈。

五、面痛

宁某，男，45岁。

主诉：右侧面部阵发性疼痛1天。

病史和表现：患者自诉1周前刷牙漱口时右侧牙齿发酸，早饭后疼痛，犹如电击，甚至偶有放射至右侧面颊部，触之则痛。现患者发作时疼痛难忍，

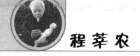
且口气较浓，晨起口渴，大便1月来每3~4天一行，便干难解，平素性急，易怒。舌红，苔黄而干，脉数。

辨证：肝胃邪火证。

治法：泻肝胃火。

取穴：四白、颧髎、迎香、合谷、下关、颊车、大迎、太冲、内庭。

刺法：针刺用泻法。

结果：隔日复诊。经过2次针灸治疗后，患者自诉口气减轻，大便较前易解。采用原发继续治疗。经过一个疗程的针灸治疗，诉疼痛消失，但大便仍不规律。故继续治疗，以治疗便秘为主，辅助巩固前面的治疗效果。

[按语] 根据患者疼痛的部位、疼痛性质以及可因吃饭、凉水等因素出现症状的特点，可以判断此痛三叉神经痛。平素易激惹、易怒，伴随有口渴、便秘等均为肝胃邪火证。根据疼痛部位循经取穴，采用远近配穴法。泻肝胃之火，同时取局部穴位行气活血，相对应涉及的经络为手太阳小肠、手少阳三焦、手阳明大肠、足阳明胃经。取相应的穴位四白、颧髎、迎香、合谷、下关、颊车、大迎，此六穴均位于面部，用之疏通局部经络气血，通则不痛，荣则不痛。四白，其穴下浅层布有眶下神经的分支等，而上颌神经作为三叉神经的一个分支，其在进入眶下裂后改称眶下神经。颧髎，其穴下浅层布有上颌神经的眶下神经分支，其深部有三叉神经的下颌神经分支分布等。迎香，其穴下浅层有上颌神经的眶下神经分支等。下关，其穴下浅层布有三叉神经第三支下颌神经的耳颞神经的分支等，深层有上颌动、静脉，舌神经、下牙槽神经等。该穴所在位置与颅内三叉神经半月节相对。颊车，《针灸甲乙经》谓"颊肿，口急，颊车骨痛，齿不可以嚼，颊车主之"。大迎，其穴下有三叉神经第三支下颌神经的颊神经等。合谷穴为手阳明大肠经之合穴，手阳明大肠经循行经过面部，取该穴为循经远取，取其远治作用。四总穴歌中"面口合谷收"说明合谷穴有治疗面部诸疾的作用。太冲为肝经之原穴、输穴，内庭为胃经之荥穴，二者相配能疏泄阳明经气，清胃泻热，理气止痛。

从经络分布规律来看，手三阳经络受邪可引发三叉神经第二、第三支疼痛，足三阳经中，足太阳经受邪可引发第一支疼痛，足阳明胃经和足少阳胆经受邪可致三支分布区域疼痛。因而在面痛的针灸治疗中，可以根据二者在循行区域或分布上的特点分经而治，循经取穴与局部取穴相结合。依此，程院士各支常用穴位如下：

第一支：眶上痛，选阳白、太阳、攒竹、外关；

第二支：上颌痛，选四白、颧髎、迎香、合谷；

第三支：下颌痛，选下关、颊车、大迎、承浆、合谷。

六、面瘫

李某，男，50 岁，工人。

主诉：右侧口眼㖞斜 2 天。

病史和表现：患者于一天前因受风感右侧面部感觉发紧，口角向左㖞，眼闭合较差。饮食可，二便可。舌微红，苔黄厚，脉弦。

诊断：面瘫。

治法：祛风活血通络

取穴：百会。双侧：风池、合谷。右侧：阳白、四白、颧髎、地仓、颊车。

刺法：地仓透颊车，余平补平泻。

治疗经过：治疗 2 周，基本恢复。

[按语] 面颊部为阳明、少阳经筋所部，由于经络空虚，风邪乘虚而入，以致经气阻滞，经筋失养，筋肉纵缓不收。治宜祛风活血通络。取少阳、阳明经穴位及局部取穴。百会可升阳举陷，开窍升清。风池可祛除风邪，合谷属阳明经远部取穴。四白、阳白、颧髎、地仓、颊车，属近部取穴，与合谷相配，属远部取穴与近部取穴相配合。共奏祛风活血通络之功。

七、面肌瞤动

许某某，女，62 岁。

主诉：右侧面肌瞤动 10 余年

病史和表现：右侧面部肌肉瞤动频作，抽搐牵动口眼，致口眼㖞斜，夜卧流涎，右眼视力已下降，遇风、情绪紧张或劳累等则诱发瞤动。面淡，汗出恶风，肩背酸楚不适，舌质淡边有齿痕苔白，脉象细缓。

诊断：综观脉症，证属营卫失和，风邪侵袭，气血虚弱，筋脉失养。

治法：疏散风邪，调和营卫，兼益气血。

取穴：大椎、风池、四白、颧髎、左太阳、左巨髎、左地仓、左颊车、承浆、外关、合谷、足三里、三阴交。

刺法：患侧用补法，健侧用泻法。

结果：治疗 8 次（1 个疗程），面肌瞤动次数明显减少，抽搐强度减弱，面色由晦暗不泽转黄而明净，右侧面肌偶尔出现瞤动。后共治疗 3 个疗程，疾病痊愈。

[按语] 患者营卫失调，卫外不固，风邪乘虚而入。治取大椎、风池、外关、合谷，疏散风邪；内关、足三里、三阴交，调和营卫，兼益气血，四白、

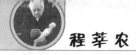

颧髎、左太阳、左巨髎、左地仓、左颊车、承浆，系局部取穴。患侧面部取穴宜少，针刺手法用补法，健侧面部取穴宜多，针刺手法用泻法。

八、牙痛

赖某，男，25岁。

主诉：右上牙痛5天，加重3天。

病史和表现：5天前无明显诱因出现右上牙痛，呈触电样疼痛，并向同侧口角放射，不能触摸，且觉口中微有臭气，便干。诊见右上齿龈红肿。舌红，脉数。

诊断：牙痛，胃火炽盛。

治法：泄热止痛。

取穴：合谷、颊车、内庭、下关。

刺法：用泻法。

结果：留针40分钟，起针后，患者即觉牙痛消失。

[按语] 本证患者不明原因出现牙痛，且口臭、便秘，属于胃肠积热，结于大肠则便秘，胃热熏蒸则苔黄、口臭，热郁化火，火热循经脉上炎，故牙痛。脉洪数亦为胃火见证。手阳明大肠经入下齿中，足阳明胃经入上齿中，故本证取手阳明经及足阳明经穴位，以泄热止痛。合谷为手阳明经之原穴，"面口合谷收"，能够上通头面诸窍，泻之能泄阳明热邪、通降胃肠，且为全身镇痛之要穴，善于治疗急性热病、外感表证及头面诸窍之疾。颊车为足阳明经之穴，位于面部，当咀嚼时咬肌隆起时按之凹陷处，正当耳下面颊端牙车骨处，该骨总载诸齿，转关开合，为上下牙之运动枢纽，穴当其处，为治疗口眼㖞斜、牙痛、口噤之要穴，泻之具有疏风清热，开关通络之功。牙痛皆为火证，《难经·六十二难》中提出"荥主身热"，故取足阳明胃经之荥穴内庭，调理胃肠、疏风清热，泻脏腑之火，去除牙痛之因。同时《素问·五常政大论》指出"气反者，病在上，取之下；病在下，取之上；病在中，傍取之"，即言疾病的症状、部位与病机不相一致时，当求其本而治之，因而取下部内庭穴也是宗此意。下关位于面部颧弓之下，为足阳明、少阳二经交会穴，又为足阳明经筋所结之处，功善通利牙关，是治疗头面、口齿疾病之常用穴。诸穴合用，辨证施治，共奏泄热止痛之效。

九、中风后遗症

马某某，男，72岁。

主诉：右侧半身不遂半年。

病史和表现：病初曾于北京某医院经 CT 检查诊断为"脑血栓"，虽多方医治无效。现患侧上下肢屈伸不利，指趾麻木，手握力差，步履艰难，沉重如坠，面赤眩晕，两目昏花，少寐，恶心纳减，舌质红少苔中有裂纹，脉象沉细弦尺弱。

诊断：中风后遗症，肝肾阴虚，风阳上扰。

治法：滋补肝肾，平肝熄风。

取穴：百会、风池、太阳、四白、肩髃、曲池、外关、合谷、内关、环跳、足三里、阳陵泉、三阴交、悬钟、太溪。

刺法：补法。

结果：治疗7次（1个疗程），右侧肢体沉重感大减，活动较前灵活，眩晕恶心亦见好转，效不易方，随症增损连续治疗4个疗程，患侧肢体已活动自如，诸症消退而病基本痊愈。

[**按语**] 此医案中，患者已经过了急性期，就诊时处在中风后遗症的恢复期，属于中风病的中经络类型。患者肢体屈伸不利、指趾麻木，头晕、目花、少寐、舌质红少苔、脉沉细弦尺弱，是肝肾阴虚、气血不足的表现。治宜滋补肝肾、平肝潜阳，并且配合疏通经络、促进肢体经脉的畅通。本医案中，程院士选择了以下几组穴位组方：百会、风池/足三里、三阴交、悬钟、太溪、太冲/肩髃、曲池、外关、合谷、环跳、阳陵泉/太阳、四白、内关。

1. 百会配风池

百会为足厥阴肝经、手足三阳经和督脉的交会穴，有通调阳气、升阳举陷、醒脑开窍的作用。风池为足少阳胆经和阳维脉的交会穴，阳维维系诸阳经，胆经又循行在人体外侧面，经过肩、髋、膝、踝等重要关节的外侧。风池配合百会，既可以熄风通络，调节上亢的肝阳，缓解头晕眼花、少寐的症状，又可以通经活络，通利诸关节，改善运动功能。

此外，百会在此方中还与肾经原穴太溪、肝经原穴太冲相配合，起到沟通天地、调补肝肾的作用，以阳中求阴。并且还有醒目开窍的功能，可以缓解头晕目眩的症状。

2. 足三里、三阴交、悬钟、太溪、太冲

足三里为足阳明胃经的合穴、胃的下合穴，通过配合脾经的三阴交，可以达到健胃补脾的功效，增强人体的消化能力，从而解决纳差、恶心的问题，并且通过增强脾胃的水谷运化能力，增加气血化生的来源，从而使得肝肾阴血补充来源充分。而三阴交为足三阴经交会穴，肾藏精，精化血，肝藏血，脾统血，故三阴交可治一切血证，滋肝肾之阴，养一身之血，当选三阴交。

太溪、太冲分别为足少阴肾经和足厥阴肝经的原穴、输穴。《内经》云：

"所出为井……所注为输"、"十二原者，五脏之所以禀三百六十五节气味也。"《难经·六十八难》则曰："井主心下满……俞主体重节痛"。原穴是五脏之精气和人体的全身关节发生联络的联系点，输穴则能滑利关节，所以通过补太溪、太冲，就可以补充肝肾之经气，使肝肾之精能够顺利的濡养关节筋膜，从而缓解患者肢体关节运动不灵活、指趾发麻、步履艰难等症状。

悬钟为八会穴之髓会，髓，是充养大脑"髓海"、维持骨骼功能的重要物质，通过在悬钟行补法，可以达到填精益髓的功效，使头晕、眼花、指趾发麻的症状缓解。

3. 肩髃、曲池、外关、合谷、环跳、阳陵泉

以上各穴分别是调理上下肢关节运动能力、疏通上下肢经脉气血流通的关键穴位点，通过针刺这些穴位，可以达到调理上下肢气血流通、加强肢体关节运动能力恢复的目的。

4. 太阳、四白、内关

肝开窍于目，肝血不足则不仅筋失其养，目亦失养。太阳和四白，能够近距离的调整眼部经络的气血供应，引肝血上荣，使眼目能够得到足够的精血的濡养供应，而眼清目明。太阳穴还能够配合百会以醒脑开窍，改善患者头晕、眼花的症状。

内关，为手厥阴心包经的穴位，可以治疗情志异常的病证，如《甲乙经》："实则心暴痛，虚则心烦，心惕惕不能动，失智，内关主之"。内关，亦为手厥阴心包经的络穴，沟通相表里的手少阳三焦经，透刺外关或与外关相配，擅治上肢关节运动不灵活的病证。故在此病证中，内关、外关配用，不仅可以疏通上肢经脉，改善上肢指端发麻、手指握物无力的症状，还可以治疗患者神志不清、头晕不清。

综观整个处方，既有补益肝肾精血的穴位，又有疏通肢体经脉气血运行的穴位，还有醒脑开窍、清神祛风通络的穴位，标本兼治。

十、消渴

赵某，男，54 岁。

主诉：糖尿病史 3 余年。

病史和表现：患者自述糖尿病史 3 余年，无明显不适，大便干燥，心烦，口干，空腹血糖 9.8mmol/L，餐后 2 小时血糖 11.0mmol/L。苔黄而燥，脉滑数。

诊断：消渴病之中消。

治法：清胃泻火，养阴增液。

取穴：肺俞、脾俞、胃俞、肾俞、足三里、三阴交、太溪、中脘、内庭。

刺法：中脘、内庭：行泻法，余穴补法。

结果：治疗3次，患者空腹血糖降至6.5，餐后血糖降至10.8，大便恢复正常，心烦有所减轻；后又连续治疗5次，空腹血糖降至6.1，餐后血糖8.9，饮食有所减少，后患者加服降糖药，之后未坚持治疗。

[按语] 胃为水谷之海，主腐熟水谷，脾为后天之本，主运化，为胃行其津液。患者胃火炽盛，脾阴不足，故虽腐熟水谷力强，但运化失职，以致成消渴之证。胃中火盛，脾阴不足，故需清泻胃火，滋阴增液。肺俞、脾俞、胃俞、肾俞：消渴根本在于肺、脾、肾三脏失调，故取各脏之背俞穴以健脾补肺滋肾；脾胃相表里，同属中焦，故加胃俞以和胃。足三里、三阴交、太溪：三者相配可培补先天，滋养后天，使气血阴阳平衡。中脘、内庭：可清胃泻火，养阴增液。该证为本虚标实，肺、脾、肾失调为本，故补益三脏，滋养阴血；胃火盛为标实，胃募和荥穴用泻法以清胃火。

十一、心悸

肖某，女，51岁。

主诉：胸闷、心悸半年，加重1周。

病史和表现：患者诉自去年夏天无缘故的出现胸前区憋闷疼痛，于西医院诊断为心肌梗死。现患者仍胸闷疼痛不舒，心悸不安，气短乏力，头晕目眩，失眠，面色不华，舌质淡，有齿痕，脉象细弱。

诊断：心悸，气血不足。

治法：养心安神。

取穴：心俞、巨阙、神门、内关、脾俞、胃俞、足三里、膈俞。

刺法：针刺用补法。

[按语] 本案属于气血不足引起的心悸，则需养心安神，故取穴以心之俞、募穴及手少阴、厥阴经穴为主。内关之功能为宣通心阳，调气，开心胸之郁痹。巨阙为任脉穴，能降胸膈之逆气。内关、巨阙相配，调气降逆，行气通痹，活血通脉。内关与神门相配，而神门为心经穴，是心神之门户，泻之能清心火，补之能安神定志，配合内关，为治疗心经病证的优选良方。四穴并用能调理心脏气血，有宁心安神之效。脾胃为气血生化之源，为后天之本，通过对饮食物的消化吸收来化生血液，故取脾俞、胃俞、足三里以健脾调胃，益气生血。膈俞为血会，刺之一方面可以补血养血，另一方面可以通膈降逆，疏通气机的运行，从而推动化生出的血液输布到全身各处。不足者补之，故针刺用补法。

十二、胸痹

张某，女，48 岁。

主诉：心慌、胸闷半年。

病史和表现：患者半年前感心慌、胸闷，曾在医院诊断为"更年期综合征"，经过服药物治疗后，不见好转。现心慌、胸闷，劳累或者夜间加重，并伴有颈项僵硬，头痛头晕，严重时夜间不能平安入睡。心脏功能检查未见异常，做 X 光检查提示"颈部生理屈度变直"，其他如常。

诊断；胸痹，营卫不合。

治法：舒筋通络，调和营卫。

取穴：取心肺之表里经穴为主，并按症取穴。大椎、风池、肩髃、合谷、外关、曲池。

刺灸法：补法与平补平泻法，针刺与拔罐并用。针灸治疗后，在颈项部进行拔罐（走罐和摇罐）。

结果：自觉颈项僵硬立即缓解。故依法调治，同时嘱每天做 3 次颈部锻炼活动，每次 10 分钟，经过综合治疗以后，心慌、胸闷症消。

[按语] 此患实为颈椎病引起的迷走交感反应，出现心慌、胸闷。肩髃、曲池、合谷为手阳明大肠经穴，肩髃行气活血、蠲痹通络，曲池清泄头目，合谷通经止痛，大椎、风池按症所取之穴，大椎为督脉与手足三阳经交会穴，刺之可振奋督脉之阳气，可引清阳上行，并疏通督脉气血，引督脉之气补他经之不足，同时刺激各方面的神经肌肉，并松解粘连，缓解痉挛，改善大脑及颈肩部供血，平衡各方向应力；外关为手少阳三焦经穴，八脉交会穴之一，有疏通经络、解痉止痛之功；同时配以拔罐，可清除留于经于此处脉中之瘀血，直接舒缓颈项僵硬，从而祛瘀生新，共奏蠲痹止痛之功，以上诸穴合用，对于颈椎病引起的早期颈项僵硬具有较好的效果。

十三、胃脘痛

阎某某，男，29 岁。

主诉：胃部不适 7 年。

病史和表现：患者于 7 年前患"十二指肠球部溃疡"，时常胃脘部不适，多在饭后 1～2 小时后出现隐隐疼痛，喜热饮，面色萎黄，四肢倦怠，纳食可，无恶心呕吐，二便调，舌尖红，中有微黄苔，脉来虚弦。

诊断：胃脘痛，胃虚受寒型。

治法：温中散寒，行气止痛。

取穴：取背俞、任脉经穴为主。脾俞、中脘、气海、内关、足三里、三阴交、公孙。

刺灸法：补法与平补平泻法，针灸并用，中脘、气海加灸。

结果：次日复诊，自诉胃脘疼痛缓解。故依法调治，日1次，1疗程10天后，痛解。

[按语] 脾胃虚弱，中阳不振，运化失职，升降失常，取胃之募穴中脘，健运中州，理气止痛；脾俞乃脾经背俞穴，温运中焦；足三里为胃之合穴，"合治内腑"，调理脾胃，理气止痛；气海为任脉经穴，可调一身之气；三阴交为足太阴脾经经穴。程院士治疗虚证疼痛，常在多气多血之经选取一些腧穴以增强补虚之功。如足阳明胃经常多气多血且气多于血，故其合穴足三里常用作补虚之要穴。公孙穴为足太阴脾经之络穴，八脉交会之穴，虚证配中脘、足三里等穴健脾益胃，实证配内关、太冲等穴疏肝行气，为临证调理脾胃的有效穴。

十四、呕胆

樊某某，女，56岁。

主诉：上腹部不适，伴心慌，出虚汗1月余。

病史和表现：1月来无明显诱因发上腹部不适，有胀满感，觉恶心，口苦。因时发心慌不宁，发则汗出，以"心脏病"、"更年期综合征"等服药治疗未见效果。舌淡红，苔边有小块腻，其余部分无苔，脉细弦稍滑。西医诊断胆汁反流性胃炎。

诊断：呕胆，胃阴不足，胆胃不和。

治法：养阴和胃，清胆宁心。

取穴：中脘、足三里、阳陵泉、合谷、神门、复溜、心俞、脾俞、胃俞、肝俞、胆俞。

刺灸法：直刺0.5~1.5寸，背俞穴得气后不留针，余穴留针30分钟。

经过和结果：第一疗程以中脘、足三里、复溜、合谷、神门针刺之，疗程结束后症状略减，第二疗程加阳陵泉、心俞、脾俞、胃俞、肝俞、胆俞，与前穴同用，针数次后症状明显改善。2个月后复查，上腹隐隐有不适感，食后微胀，余无异。舌淡红，苔薄白而润，脉同前。

[按语] 中脘，是胃的募穴，八会穴之一，腑会中脘，也是任脉与手太阳、少阳、足阳明经的交会穴，具有调理中焦，升清降浊，治疗胃痛、呕吐、吞酸、腹胀等功效，本病主要为胃胆两腑之病，故腑病应取中脘。足三里是足阳明经的合穴，合治内腑，"主逆气而泻"，故而可通降胃气，是脾胃病的

要穴，主治呕吐、胃痛、噎膈、腹胀、纳差等。阳陵泉为八会穴之一，是足少阳经的下合穴，合治胆腑病，可泻胆腑之上逆之气，主治胁痛，口苦、呕胆等胆经病变。脾俞、胃俞分别为脾胃的背俞穴，可健脾和胃，降逆止痛。胃俞与中脘同用，属俞募配穴，治疗胃脘痛具有良好效果。合谷、复溜司汗液之开合，以止汗出；神门、心俞养心安神；肝俞、胆俞疏肝理气。

十五、呃逆

刘某某，女性，40 岁。

主诉：呃逆 1 周。

病史和表现：患者因一周前与丈夫生气而发生呃逆。就诊时患者呃逆频繁，每分钟 20 余次，呃声低沉，坐立不安，表情痛苦，胸胁胀痛不舒，烦躁易怒。舌淡红，苔薄，脉弦有力。

诊断：气滞呃逆。

治法：疏肝解郁，和胃降逆。

取穴：膈俞、中脘、内关、足三里、膻中、太冲。

刺法：膈俞、中脘、膻中以指压法，其余穴位毫针泻法。

结果：治疗 1 次后当时呃逆次数明显减少，嘱其连针 3 天；第二天仅中午发作几次，针后即止；第三天未发作，针刺巩固；随访 2 月未见复发。

[按语] 肝在志为怒，恼怒最易伤肝，致肝气郁结，气机不利即横克胃土，胃以通降为顺，胃气不降反升故见呃逆频频。肝气喜条达而恶抑郁，胃以通降为顺，故以疏肝解郁，和胃降逆为主。膈俞、中脘、内关、足三里：膈俞降逆止呃要穴；中脘、内关、足三里可宽胸理气、和胃降逆。膻中为气会，又处胸中，特定穴兼局部取穴，可降气止呃。太冲为肝经腧穴、原穴，可平肝气之横逆。

十六、腹痛

沙某，男，55 岁。

主诉：腹痛 7 年。

病史和表现：患者自诉 7 年前患十二指肠溃疡。常因饮食失调而致腹痛，缠绵至今，纳呆，疲乏无力，伴有腹胀、腹泻，现见面色苍白，神疲肢倦，畏寒，苔薄白，脉沉细。

诊断：腹痛，脾阳不振证。

治法：温补中阳。

取穴：取背俞、任脉经穴。脾俞、胃俞、肾俞、中脘、章门、关元、气海、公孙、足三里。

刺法：神阙用隔盐灸，灸3壮。其余穴用1.5寸毫针，针刺用补法。

结果：针7次后腹痛、怕冷症减，原法调理3个疗程各病证大为好转。

[**按语**] 十二指肠位于腹中部，溃疡发生疼痛属于腹痛范畴，属中阳不足，久病及肾而肾阳亦虚，故以温中补阳，健运脾胃为主，同时温补肾阳，以助脾阳。脾俞、胃俞、肾俞为三脏相应之背俞穴，取之可补各脏之元气。中脘为腑会，公孙为足太阴脾之络穴及八脉交会穴之一，通于冲脉，且四总穴歌中有"公孙冲脉胃心胸"；足三里为多气多血的阳明胃经之合穴，故三穴相配以以健运脾胃，温通胃肠之腑气。隔盐灸神阙以温中散寒。章门为脏会，脾之募穴，足厥阴、足少阴经之交会穴，与脾俞共同振奋脾胃之阳。关元、气海相配以补气充阳。

十七、泄泻

张某某，男，22岁。

主诉：泄泻，一天十余次，伴肠鸣、腹痛。

病史和表现：患者聚餐后即觉腹痛难忍，夜间腹泻四五次，至就诊时已泻十余次。问泻下粪便臭秽难闻，但泻后腹痛减轻，不思饮食。苔腻，脉滑数。

辨证：伤食泄泻。

治法：消食和胃导滞。

取穴：天枢、足三里、里内庭。

刺法：泻法。

结果：治疗2次后，开始进食，当日泄泻次数减少；后又治疗3次，泄泻停止，腹痛减轻，饮食恢复正常。嘱其近期注意饮食，随访半月未见复发。

[**按语**] 由于暴饮暴食，损伤阻肠胃，气机阻滞，传导失常而发生泄泻。饮食所伤以消导为主，恢复胃肠功能泄泻自止，故取消食和胃之法。天枢为大肠募，取之以调整大肠传导功能；足三里为足阳明经合穴，取之可通调胃腑气机。里内庭长于消食导滞之经外奇穴。

十八、便秘

陈某，女，34岁。

主诉：便秘1周，伴有腹痛。

病史和表现：患者平素便干，一周前出差出现大便异常，五六日未行。就诊时自觉身体发热，烦躁，口渴，口气重，苔黄燥，脉滑实。

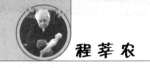

诊断：便秘，偏实证。

立法：清热润肠通便。

处方：大肠俞、天枢、支沟、照海、曲池、合谷。

刺法：泻法。

结果：治疗1次后，患者第二日即行大便，腹痛有所减轻；后连续治疗5次，每日皆能行大便一次，腹痛消失，口气渐轻。嘱患者多饮水，随访一月未见复发。

[按语] 时正处初秋干燥季节，燥邪犯肺，引起肺失清肃，肺与大肠相表里，燥热下移大肠，伤津耗液，加之患者饮水少，更加重肠道干燥，津亏液少故大便难下。初秋燥邪性热，故需清热；肠道水少失润而行润肠通便之法。大肠俞、天枢：大肠之俞、募穴配伍，以疏通大肠腑气，腑气通则传导自能恢复。支沟、照海：支沟宣通三焦气机，通调腑气；和照海相配为治疗便秘经验穴。曲池、合谷：泻大肠腑气，以泄其热。实者泻之，热者清之，故用毫针泻法，清热导滞。

十九、肩痛

李某某，男，85岁。

主诉：左肩疼痛3月。

病史和表现：肩臂疼痛，活动受限，遇寒疼增，阴雨天加重，夜间疼痛尤甚，颈项板滞不适，舌暗红苔薄微黄，有裂纹，脉弦略有歇止。

诊断：痛痹，真阴不足，经络痹阻。

治法：散寒止痛。

取穴：双侧百会、风池、大椎、曲池、太溪、三阴交、太冲、合谷；左侧取肩髃、肩髎、外关。

刺法：补太溪、三阴交，余平补平泻。

治疗经过：初诊时患者左肩臂疼痛，活动受限，夜间尤甚，舌暗红，苔有裂纹，经针刺治疗8次后，左肩疼痛几除，颈项仍有板滞感，左肩关节范围增大，左手已能搭肩，脉弦舌红苔薄白，14次后，疼痛消失，前些天阴雨天气，也未痛作，故嘱患者怡养停针，1个半月后复查未见复发。

[按语] 患者年逾古稀，肝肾阴液不足，卫外无力，风寒湿三气杂至，合而为痹，经络不畅，气血壅遏，不通则痛，治疗时取风池、大椎以治其标。太溪、太冲、三阴交补肝肾真阴以固其本，百会及局部腧穴通调气血，除痹止痛，取得满意疗效，提示标本并治，整体调节在痛痹治疗中具有重要意义。

二十、腰痛

王某，男，27 岁。

主诉：腰痛 1 周。

病史和表现：1 周前因贪凉铺席而卧，头两日未觉异样，第三日自觉腰部疼痛，不能转侧，不能入睡，由家人搀扶至诊所，腰部裹以棉被，舌苔白腻，脉沉。

诊断：腰痛，寒湿阻滞。

治法：行气止痛，舒筋活络。

取穴：肾俞、腰阳关、委中、大肠俞、关元俞、腰痛点。

刺灸法：针用平补平泻法，痛点、肾俞、大肠俞加火罐，委中刺络拔罐。

经过和结果：治疗结束后患者自觉腰部沉重感较前减轻、疼痛感消失大半。嘱其起居避风寒。针灸 2 次后患者可以直腰行走，针灸 5 次后腰部疼痛症状消失，腰部活动正常，睡眠亦好转，嘱其日后起居避风寒。

[按语] 寒证腰痛拔罐以达到行气活血，散寒止痛的目的，热证腰痛拔罐以达到清热散瘀，通经活络的目的。针刺肾俞、腰阳关、大肠俞、关元俞以及腰痛点等穴，并借火罐之热以除寒湿，温经散寒，使经络得通。委中为针灸治疗腰痛最常用的一个远端穴位，在患侧委中穴刺络拔罐以加强治疗效果。《丹溪心法·腰痛》云"血滞不下，委中刺出血，仍灸肾俞、昆仑"。但以上所言均指邪实宜泻之证，正虚者则不可妄刺，如《素问·病机气宜保命集》所曰"刺委中大脉令人仆，脱色，不可不知也"。局部取肾俞、大肠俞针刺加火罐及腰痛点针刺，共奏温经祛湿，通经通络之功，诸症悉除。

二十一、癃闭

朱某，男，62 岁。

主诉：小便不利、尿频 4 年。

病史和表现：4 年前患前列腺增生，小便不利，尿线细，甚至点滴而出，尿后余沥不尽，且尿频、夜尿增多，每晚 3 ~ 5 次，腰冷，腰膝无力。舌质淡，脉沉细而尺弱。

诊断：癃闭，命门火衰证。

治法：温养元阳。

取穴：命门、肾俞、百会、关元、阳池、气海、足三里、神阙。

刺灸法：针用补法，神阙用隔盐灸。关元、气海可隔姜灸；足三里可采用温针灸。

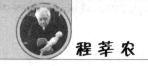

经过和结果：隔日就诊。患者诉第一次治疗时，初次接受在肚脐的治疗，虽然陌生但是感觉很舒服，温度不高但是维持的时间较长，回到家中仍觉肚脐处有小股暖流。虽然小便之扰尚未解除，但是腹中暖流让患者顿时心情喜悦，乐意继续接受针灸治疗。故仍予以前法治疗。守此方，针灸治疗两个疗程后，10次为1疗程，患者诉起夜的次数减少甚至没有，睡眠质量提高，小便感觉较以前通畅，每次排尿量也趋向正常时的尿量，尿后余沥的感觉消失。嘱患者要避寒凉，可用手摩擦下腹部，后叩打腰部。继续治疗1个疗程以巩固疗效。后未复发。

[按语] 膀胱的贮尿和排尿功能，依赖于肾的气化，小便异常除与膀胱有关外，还与肾的气化功能有关。该患者年已62岁，出现小便点滴不出之症已4年，且伴随腰以下冷、腰膝无力、面色㿠白，神气怯弱，舌质淡，脉沉细而尺弱，均为一派阳虚、命门火衰之象。故以温养元阳为治疗原则，取与肾经有关腧穴为主。命门、肾俞补肾温阳，助膀胱气化；百会升提阳气，提壶以揭盖；神阙、气海、足三里以资人体一身之气血，以助阳气的化生。命门火衰本质为阳虚，虚则补之，故以艾灸和补法来温补阳气。

二十二、痿证

李某，男，57岁。

主诉：外伤后双下肢痿软10天。

病史和表现：患者近2年来风湿性关节炎反复发作。10天前两下肢红热痹痛，继之痿软无力，不能站立。现头重，下肢肌肤红热，踝关节微肿，口苦口干，舌红，有瘀点，苔黄厚腻，脉略数。

诊断：痿证，湿热夹瘀。

治法：通调经气，濡养筋骨，清热祛湿。

取穴：髀关、环跳、血海、梁丘、足三里、阳陵泉、阴陵泉、解溪、悬钟、脾俞。

刺法：脾俞、足三里针刺用平补平泻法，余穴针用泻法。

结果：针刺7次后双下肢肌力恢复，能扶物站立，治疗4个疗程，基本能够行走。

[按语] 湿热之邪浸淫经脉，气血不运而发生肌肉筋骨萎缩不用。治宜清热祛湿，通调局部气血。中医认为痿证的病变部位虽然在筋脉肌肉，但根于五脏虚损，故取足三里、背俞穴之脾俞通调脾胃，益气养血。同时，脾主运化水湿，刺之可健脾和胃而化湿，因而脾俞作为脾脏经气输注之处，可通过调节脾之运化祛湿。髀关、梁丘、解溪为足阳明胃经穴，其中梁丘为该经之

郄穴、解溪为经穴，而郄穴为经气深聚的部位，经穴为五输穴之一，"所行为经"，即经穴是经气正盛运行经过的部位，犹如水流较大，畅通无阻，早在《素问·痿论》就提出了"治痿独取阳明"的基本原则，即主要采取补益脾胃的方法治疗痿证，且阳明经为多血多气之经，故取足阳明胃经穴不仅能够疏通局部的经络之气，同样能够补益脾胃，补养气血，以濡养筋脉肌肉。环跳为足少阳、太阳两经之交会穴，取之可疏通二经经气，通经活络。阳陵泉为足少阳经合穴，同时又为"筋会"，悬钟为"髓会"，二者共同充髓壮骨。经血互根，血乃髓所生，故取血海养血填髓。

二十三、不寐

吴某某，男，59 岁。

主诉：失眠 30 余年。

病史和表现：顽固性失眠 30 余年，入睡难，梦多，劳累后病情加重，近 3 年来完全依赖安眠药睡觉。伴胃脘胀满，矢气频作，大便日 2～3 行。舌淡紫，苔白，脉弦。

诊断：不寐，脾虚胃气不和。

治法：健脾和胃，宁心安神。

取穴：中脘、天枢、气海、神门、内关、足三里、三阴交、太溪。

刺法：平补平泻法。

结果：治疗 4 个疗程（7 次为一个疗程），脾胃功能逐渐恢复，脾胃诸症明显减轻，睡眠渐趋安稳，安眠药已减半服用。再继续间断巩固治疗 4 个疗程，患者停服安眠药。每晚能够安眠 6～8 小时。

[按语] 脾虚则心失所养，胃气不和，浊气不降，上扰神明，故失眠。选取中脘、天枢、气海、足三里，健脾消胀，和胃降浊；神门、内关、三阴交是程院士治疗不寐的经验选穴．神门为心经原穴，内关是心包经络穴，三阴交是肝脾肾三经的交会穴，三穴合用，宁心安神。太溪为兼症选穴，配神门又可交通心肾。证属虚实夹杂，所以针刺手法用平补平泻法。此案程院士由于抓住脾虚胃气失和这一根本病机，所以多年顽疾，守方治疗得以如此奏效。

二十四、癫证

廖某，男，40 岁。

主诉：精神分裂 3 年。

病史和表现：患者自诉 3 年前于西医院诊断为精神分裂症，并予以治疗，未见良效。现见患者语声低微，且低头说话，表情淡漠，面色不华，有人从

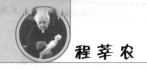

身边走过即警觉性的抬头。舌苔薄腻，脉象弦细或弦滑。

诊断：癫证，痰郁气结。

治法：疏肝，宁神，化痰。

取穴：心俞、肝俞、脾俞、神门、丰隆、合谷、太冲、三阴交。

刺法：针用平补平泻法。

结果：患者准时到院复诊，能够继续接受治疗，且接受治疗时较为配合、神情较为平静。针刺治疗1个疗程之后，患者自诉夜间睡眠较以前有所改善。后继续接受针灸治疗3个疗程。患者精神状态较以前大有好转。

[按语] 癫证多由思虑太过，所愿不遂，以致肝失条达，心脾受损，心虚神耗，脾失健运，神无所养，痰涎内生，蒙蔽心窍，精神失常，发为本证。肝为血海、脾胃为气血生化之源，故取心俞、肝俞、脾俞以养心安神、疏肝解郁。《玉龙歌》云："神门独治痴呆证"，故取神门、三阴交与心俞相配而开心窍，醒神明；取丰隆、合谷、太冲以助肝俞行气疏解肝郁、化痰浊而宁心神。郁者开之，不足补之，故行平补平泻法。

二十五、郁证

宋某某，女，47岁。

主诉：经常烦燥不休，易怒半年。

病史和表现：患者自下岗后情绪即不稳定，烦躁易怒，多疑、善惊，且病情与情绪关系密切，西医神经系统检查无阳性定位体征，故求助中医。睡眠不好，且伴有心悸、五心烦热等症，舌红，苔薄白，脉弦细。

诊断：郁证，阴血不足证。

治法：养血疏肝，宁心安神。

取穴：巨阙、神门、三阴交、太冲。

刺法：平补平泻法。

结果：治疗5次，一周内无烦燥易怒现象，又巩固治疗4次，症状完全消失。

[按语] 患者适逢下岗，忧思过度，情志不畅，以致阴血暗耗，不能奉养心神而出现神志异常。肝主疏泄气机，忧思暗耗阴血，故用疏肝养血，使心有所养而宁心安神。巨阙为心之募穴，神门为心之原穴，两穴配伍可养心血而安心神；三阴交通调肝、脾、肾，助前两穴养血、宁心、安神；太冲为肝之原穴，以疏肝理气，散结开郁。本案表现似实证，实为阴血不足，故行平补平泻法。

二十六、痛经

张某，女，25 岁。

主诉：痛经 8 年多。

病史和表现：经行末期或经净之后常小腹疼痛，月经量少色淡，伴有腰酸腿软，手足不温。经中药、西药的治疗都不能断根。现神疲乏力，面色蜡黄，食欲不佳，大便溏泻，小便清长，痛甚时四肢冰凉，面色苍白，心悸，头晕，现脉细无力。

诊断：痛经，虚证。

治法：调补气血，温养冲任。

取穴：关元、脾俞、肾俞、足三里、三阴交。

刺灸法：针刺用补法并加灸。

[**按语**]患者气血虚弱，血海不足，胞脉失养，故小腹绵绵作痛，得按则减；气血两虚，故月经量少，色淡质清稀；气血虚甚，则心失所养则心悸，头面失其所荣则头晕面色苍白，脉细无力为气血俱虚之象。关元是人体阴阳气血的关口，归任脉，可补气血，暖下焦，养冲任；脾俞、肾俞为足太阳膀胱经之穴，养血益气，补益全身血分之亏虚；三阴交为肝、脾、肾三经之交会穴，可调理气血；足三里为补益气血之穴，诸穴合用，冲任调和，气血生化有源，并在针刺的同时加艾灸，既有调和气血，通经活络之功，又有温煦胞宫，调经止痛之用。

二十七、月经不调

林某，女，28 岁。

主诉：月经后延 3 年。

病史和表现：患者月经失调已 3 年，常 2～3 月一次，有时间隔 5～6 月才一次。只自行服用过几次益母草膏，效果不显。问月经量极少，色淡红，少腹空通，身体瘦弱，面色萎黄，时有头晕，舌淡红，少苔，脉虚细。

诊断：经行后期，血虚型。

治法：益气养血。

取穴：关元、气海、三阴交、百会。

刺法：气海毫针补法，余穴用灸法。

结果：治疗 1 个月经周期后，患者即行经，但量不多，色亦淡，少腹疼痛减轻；后又治疗 3 个疗程，月经一月一行，但量仍偏少，嘱咐患者饮食中加补气血之品。第三个疗程后患者未再坚持治疗。

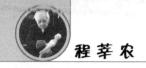

[按语] 患者久病致气血亏虚，血海不能按时满溢，又未及时医治，而致经期后移，气血皆虚，治宜补益气血。关元属任脉经穴，通于胞宫，又是任脉与足三阴经的交会穴，合三阴交，补之可益气生血，调理冲任；更助以气海，调理气血，如此则冲任调和经血按时而行。气海为任脉经穴，可调一身之气，气为血帅，气充则能统血，百会，为督脉穴，位于巅顶，灸之可升提气血，濡养清窍，诸穴相配可达益气统血的作用。

二十八、小儿疳积

患儿，男，3岁半。

主诉：纳差，腹胀半月余。

病史和表现：体瘦，纳差，腹胀，大便稀薄，舌淡苔薄白，指纹淡。曾中西医调治近2个月效果不佳。粪检未发现有蛔虫。

诊断：小儿疳积，脾胃虚损。

治法：健脾消积。

取穴：上脘、胃俞、脾俞、足三里、四缝、太白。

刺法：四缝挑刺，其余几穴皆用毫针浅刺不留针。

结果：治疗2个疗程后，症好转，体重增。

[按语] 疳积的病机，不外乎饮食不节，损伤脾胃。脾胃为后天之本，如脾胃功能旺盛，则食积得以化除，生化之源可以恢复，故以健脾消积为治法。四缝，是临床治疗疳积有效奇穴。上脘和胃，足三里、太白扶助中土而化积消滞，脾俞、胃俞以振奋脾胃之气，恢复其健运功能。

二十九、风疹

李某，男，39岁。

主诉：不明原因的脖子突然出现红色疹子并迅速蔓延全身。

病史和表现：从户外回来后，脖子就不明原因的出现了大量红色的疹子，并且迅速向全身蔓延，身热，苔黄腻，脉浮数。

诊断：风疹，风热证。

治法：泻热疏风。

取穴：曲池、合谷、委中、血海、三阴交、大椎。

刺法：泻法，局部点刺出血。

[按语] 本病主要因风、热、湿邪遏于肌表，故取手、足阳明经穴为主，在局部可点刺出血泻热。曲池、合谷疏通肌表，清泻阳明；配血海、委中清泄血中之热，配三阴交以利湿。大椎为阳经之会，泻之可以加强泻热作用。

三十、湿疹

韩某某，女，44 岁。

主诉：背部瘙痒 2 年。

病史和表现：2 年前无明显诱因而感背部瘙痒，在某医院诊断为"湿疹"。经用西药外擦无明显效果。现背部有成片小疹，色暗红，伴心烦急躁，纳眠少，二便调，舌淡白，中有裂纹，脉细弦。

诊断：湿疹，风热夹血虚生热。

治法：祛风清热，养血活血。

取穴：肺俞、膈俞、曲池、大陵、胃俞、脾俞、三阴交、腰俞、地仓。

刺法：局部梅花针叩刺。

结果：针 10 次后瘙痒即止。

[按语] 湿疹是临床上常见的皮肤疾患，反复发作，缠绵数月或数年难以根治。肺主皮毛，取肺经之肺俞以清热润肺生津，润泽皮毛；曲池活血熄风，三阴交、膈俞理血宽中和胃，胃俞、脾俞健运脾胃益气血生化之源，几穴合用取"治风先治血，血行风自灭"之意；腰俞、右地仓则为程院士临床经验用穴。梅花针局部叩刺取"菀陈则除之"之意，以促进病患局部气血运行及皮损的修复。

第七章

程莘农学术影响与评价

程莘农为针灸界的第一位中国工程院院士、首届国医大师，我国针灸国际培训事业的开拓者之一。70 年来针灸事业发展史上几乎每一个令人激动的重大事件，无论作为一个主要的成员，还是作为一个见证者，他参与创造了历史，也分享着其中的荣耀与光辉，秉持大医精诚，对患者无论贵贱一视同仁的他，创造了许多针灸临床奇迹。关于程莘农院士的学术影响以及后学者的评价，不断见诸报端，现选录其中一部分，以期从另一侧面反映程莘农的学术思想、观点和贡献。

儒医大师——程莘农

梅天放　向　群

"行医五十载，普度众生，载杏成林；挥毫半生，笔若蛟龙，神韵无穷；其亦医亦文，或篆或针，俨如神助一般潇洒、飘逸且高深莫测。"这里评述的，就是当今医坛一代针灸宗师程莘农教授。

一、针门"美髯公"

"来日无多，蓄须以誓将余生全部奉献针灸事业！"初见程老，有鲁迅笔下瞅见外祖父咀嚼而扯动脖筋的印象，但那铿锵有力的苏北乡音，行云流水一般行针的灵巧手法，却与那弱瘦之躯判若两人。

在中国中医研究院针灸所国际针灸中心那座二层门诊楼中，顶繁忙顶受欢迎的专家诊室，莫过程老的一诊室。在患者中间上至九旬翁妪，下至哺乳幼婴，他的病友乃至累计病历，足可组成集团军。

巴西国大使夫人患坐骨神经根炎，疼痛如煎，寸步难移，大使先生频频向中国卫生部求治。程老象被点将一般，乘大使馆高级豪华轿车驶入巴西使馆。见到病人。程老一言不发，屏息调律，切住病脉，他捋动髯须，沉思片刻，便取出四根熠熠银针，一眨眼功夫在病人患侧环跳、风市、阳陵泉、昆仑等胆经诸穴，提插捻转、补泻迎随，针毕，大使夫人竟下床走动，痛症骤减，几次治疗便愈好如初。

乌玛·纳拉扬女士，来自印度马德拉斯的女企业家，三叉神经痛十七年，病发时，颊面如鞭笞电击，势如火燎，令她寻死觅活，倍受折磨；她治遍欧亚各国名牌医院，就连诸多神经内科名教授也无奈冲她耸耸肩，摊开手，如判无期之刑。经印度大使文卡先生引荐来到中国，抱最后希望挂了程老的号。几角钱的诊费，似增添乌玛董事长的疑虑。为治这病，在欧洲她花费何止万千。她捂着骤然发作的左颊，踌躇无措地坐在程老面前。

　　"这是'头风症'。"程老只对翻译说一句话，他对这种病证至少治过不下百例，眼前这位外籍病人病势不轻，患侧颊面以明显塌陷，呈萎缩趋势，有可能导致麻痹而终生不治。程老挑选几枚毫针，"刷刷"数秒，针体已神奇地捻入颊、颈、手、足诸经之穴，几种手法分穴施治，数次治疗，病人历经十七个春秋的苦难结束了。一年之后，她盛情地向程老发来赴印讲学、访问的邀请，并愿意在印度推广针灸事业出资解囊，这是后话了。

二、名儒之后

　　一次，在中华儿女传统医学国际青年学术征文大会上，程老以评委主任的身份，用巨笔手书一个象征中华民族气吞山河的一笔"龙"字，其势磅礴，如力贯千钧，墨迹所至真有翻江倒海之感。

　　会后获奖论文作者要求，任何物质或金钱奖励都不稀罕，但愿每人能得程老一幅字。当夜，程老为遂众望，与著名中医儿科刘弼臣字斟句酌，挑灯书写，连写七、八张。直到更深。

　　许多人得知程老医术了得，却鲜有人知他的书法也是上乘。早在20世纪40年代初，程莘农楷、草、篆、隶便江南有名，他与国画家张大千、徐悲鸿同为上海市中国画会会员，但迫于生计，他时而到镇江卖字，时而在泰安教书，时而又在淮阴一带。行医开方，苦撑着五口之家。

　　程老祖籍安徽歙县，后祖上迁至江苏淮阴。程家十代出27名秀才，是书香门第的旺族。其高祖程师点，曾祖程大镛，均系一代名儒，叔祖程振六是当地名举人，并将程家所居水渡口寓所的巷子易名为集贤巷。父亲程序生是清朝末期最后一次科举的秀才，也是程家门的末代秀才。

　　程莘农是"麒麟贵子"，其父五十得子，程家终续上"香火"。按家规，程莘农6岁便开始悬臂端肘习练书法，11岁那年，程父便幼教小的程莘农读《医学三字经》、《药性赋》、《内经》一类名篇，通读背熟。16岁那年，程父将程莘农送到当地名医陆慕韩处，拜师收徒，入室授业。陆老大夫是苏北名家，擅长内、妇科。原陆老已关山门，因念程门是名儒之后，他幼学曾有恩于程家，便破例收下未成年的程莘农。不料想，这名徒儿刚叫几声师傅，便

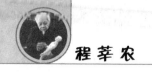

能将《内经》背得滚瓜烂熟，又有一手好书法，两眼灵秀，出语不凡。陆老师竟连连称奇道："怪哉乎怪哉也！孺子可教，孺子可教！未来将知道徒名而未知师名者，此小儿也！"陆老不再慢怠他唯一的学生，而是倾囊相教，尽授绝学。程莘农便成了程家第一位艺承家学师门，医文同源小才子。

三、"一医流耳"

"一流推理二流医"，旧社会的三教九流中，医门地位仅次于吃法律饭的，这算上九流。如同扬州八怪之一郑板桥自制印章"七品官耳"，程莘农还是年轻郎中时代便托请人刻一方印章"一医流耳"，借以自聊。

恩师陆慕韩老大夫秉性耿直，集医人医理医德于一身，耳闻目濡，年轻的程莘农仿着恩师的习性，富贵不跌价，贫贱不轻视，一视同仁。很快，陆老大夫就放手让程莘农独立开方，他们师徒时而相随应诊，时而结伴坐堂，形影不离。久而久之，陆老健步如飞的习惯也深深地影响着程莘农，直至今日，程老仍保持着恩师这种有益于身心健康的步调，受益匪浅。

陆老做为一代名医却生不逢时，抗战爆发，淮阴陷落，程莘农随师避难到淮安石塘普应寺一处庄房，妻离子散的陆老终日思乡心切，程莘农借些盘缠，陪老师悄悄回乡探望。眼前的家园已是一片废墟，四邻各奔东西，陆老经不住满目疮痍的刺激，一病不起，不久便忧愤而亡。

程莘农重新鼓起信心，沿袭着一恩师的医途，遵循医训，他开的方子与陆老的思路八九不离十，熟悉陆老药性的病友惊呼："怪哩，陆老'显灵唆！'"

此后，水渡口程家便又多一祯"程氏医室"匾牌。四邻好友合送一匾，落款为"陆（慕韩）老夫子授程莘农医道"，端端正正挂到程宅的堂屋。从此，年仅19岁的小程大夫便正式踏上悬壶济世的医道了。

四、改换门庭

解放初，程莘农在当地已小有名气，行医开方，驾轻就熟。为丰富中医知识和理论，他参加了清江市中西医进修班，后考上江苏省进修学校的医学本科进修班，校长承澹庵先生是针灸名家，并担任中国科学院学部委员，是中医界的三名人选之一。承老邀请江南针灸名医李春熙、孙晏如教授等，学校分两大教研组，程莘农便被分为兼任针灸学科教研组长，从此，他与针灸结下来了不解之缘。

当时，中医药与针灸分两种观念上的档次，针灸大夫明显低人一头，虽都穿白大褂，却站着象剃头匠，蹲着象脚行师傅，扎扎戳戳，摆胳膊弄腿儿，脸上无啥光彩。程莘农当时也只是抱着艺多不压身，学几手玩玩而已，并未认真投入，况且领导圈定的嘛，无条件服从吧。

孙、李两位老师鼓励程莘农把针灸作为一门学问深入探索。程莘农考虑再三，决定改换门庭，弃药从针，一切从头开始。凡《内经》以后有关针灸的书籍只要学校图书馆有的，他一步都不拉地通读或摘录。在校期间，程老获孙、李二位师长教诲不浅，孙晏如先生的针灸手法精确细腻，李春熙先生的五行配穴惟妙惟肖，他俩各得真传，程莘农更是心有灵犀一点通，很快就能独立门诊了。

为博采众长，程莘农先后到山东焦励斋大夫处学用后溪、申脉穴治疗周身关节病。到上海杨永璇大夫单位学习用内陵穴治疗肩周炎，或专程进京向单玉堂大夫学治郄门穴治疗疔疮，凡此种种，一针师，一穴师，一德师。只要有一技之长，程莘农一定上门求教。

随着岁月迁移，经验积累，程莘农的针理针术炉火纯青，到现在他已不轻易开一张中药方子，便能治愈许多病症。

五、桃李遍针门

1957年，程莘农奉调北京，参与创办北京中医学院，一晃近四十年。程莘农现任中国针灸协会副会长、中国北京国际针灸培训中心副主任、国际针灸医师水平考试委员会理事、中华儿女传统医学国际青年学术论文评委会主任，他身兼教学、临床、科研、评选、协会等多项职务，并亲自主编《针灸学》、《经络年鉴》等达百篇学术专业著作。

他从1956年开始参加外事教学，为朝鲜、苏联、越南、美国、英国、加拿大、澳大利亚、南斯拉夫等国家派遣的留学生传授针术。他所担任的中心工作，先后为80多个国家培训了1000余名学生，他们大都已成为本国受欢迎的名医。他曾应邀到美国、加拿大、厄瓜多尔、印度、法国等国家进行针灸学术讲座与交流。

在教学中程莘农强调实践，他主持的国际针灸培训班，3个月班可让外籍学生掌握25种病，6个月班能诊治40种，本科班要会80种。

六、患者至上

程莘农对针灸事业奉献颇多，但人生旅程却沉浮升降，茹苦自明。"文革"灾难，他被畸形的专政机构勒令终生不得从医，整整8年，不准他触摸针灸，否则是对无产阶级专政的藐视，程老瞅着一批批求医无门的病人，或瘫或腐或痹或萎。

下放到河南南阳山区，他见一小女孩患摇头症，他这个"牛鬼蛇神"竟

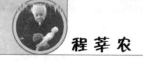

披藏着针具找到小病人家，送医上门，经几次治疗，女孩的头不摇晃了，消息不胫而走，程老却平添了一条罪状。

后来，程莘农又转到北京昌平小汤山农场当猪倌，一人管 64 头猪，清圈、铡草、煮食、饲喂，针博士天天伺候猪八戒们，其内心苦痛难以言状。

直到 1973 年，程莘农重返医院，为弥补人为造成的损失，他从 1976 年起，便养成每天清晨 6 点准时开诊的习惯，延续至今，节假日亦不间断，每日工作 12 小时。他是名人专家，按规定应收主任医师标准费，他却执拗地按照原先的收费标准，不从患者身上索取好处。

人同此心，患者们到他诊室真有宾至如归之感，年至七旬的程老每日除针灸治疗，还去搀扶病友，帮助手脚不便之士脱衣穿裤，正冠纳履，宛如亲人。

程莘农已至古稀之年，多年医学针术接近巅峰，无论是行针的妙谛，还是挥毫的神韵，他给人们带来的都是一种隽永的身心享乐。我们祝愿这位儒医大师针技书艺百世流芳！

——刊于中华儿女杂志，1991（3）：62－64

医坛勤耕耘　桃李满天下

——记中国工程院院士、中国中医研究院资深研究员程莘农教授

秦 秋

早上将近 6 点时，一位留着白色山羊胡子的老者扶杖步入针灸研究所门诊部大门，他就是中国工程院院士、中国中医研究院针灸研究所程莘农教授，他照例要为每天 6 点开始的"特殊"门诊做些准备。程老的"特殊"门诊是他考虑到有些患者或陪同人员还要工作，为了不耽误他们的时间，程老自 1976 年起"擅自"决定每天清晨 6 点开始门诊。20 多年过去了，程教授现已 8 旬仍坚持不辍，实难能可贵，其高尚医德令人景仰。程莘农 1921 年出生于江苏淮阴，自幼随父学医。1936 年拜著名老中医温热病专家陆慕韩为师，学习内科和妇科，随师临证。直到陆老先生逝世后独立挂牌应诊。1957 年到北京中医学院任针灸教研组组长兼附属医院针灸科组长、副主任、主任医师。1971 年中医学院并入中医研究院后任针灸研究所经络临床研究室主任、针灸教学研究室主任，兼任国家科委中医组成员、卫生部医学科学委员会委员等职。现任中国中医研究院针灸研究所教授，硕士、博士研究生和师带徒导师，中国北京国际针灸培训中心副主任，院学位委员。对中医温热病舌诊颇有研

究，治疗内、妇科病证、中风半身不遂、咽痛（慢性咽炎）、崩漏（功能性子宫出血）等病证疗效显著。在针灸基础理论研究、选穴、针刺手法等方面都有独到的见解，在培养国际针灸人才方面作出了突出贡献。

在针灸临证时他重视辨证论治。贯彻理、法、方、穴、术的统一性，同时认为用药用穴位都是在中医学基础理论指导下进行的，穴位和中药的作用常有异曲同功之妙。例如"补中益气"，用药则用补中益气汤，用穴则用百会（升麻、柴胡）、关元、气海（人参、黄芪）、足三里（白术）。他认为辨证宜精，治疗宜专，坚持守法守方治疗，不宜轻易变更。因为治疗疾病亦有量变到质变的过程。有的慢性病需坚守原方治疗较长时间才能获效。针灸临床取穴的多少亦应以证为凭，以精为准，以适为度，以效为信，故取穴亦当以大、小、缓、急、奇、偶为原则，不能胶柱鼓瑟，故其临床取穴时，少至一二穴，多达十几二十穴。针刺手法也是针灸疗法的重要因素，故强调运针要具有"手如握虎"之力，要专心致意，方能"伏如横弩，起如发机"，使针达病所，气血和调，正胜邪去。施术时擅用"三才法"加以变化，轻巧利索，准确迅速、仅进针这一操作，就将点穴、押指、穿皮、进针等融合为一体在一二秒钟内完成，这一针法确有无痛、快速等优点，同时使初学者便于掌握应用，深受患者和学生的好评。

他在多年教学生涯中积累了丰富的经验，努力奖掖后学，以满腔的热忱投入到国内外针灸教学工作中。进行过针灸教学数百班次。早年在江苏工作期间，他就积极参加针灸巡回教学，深入基层开展工作，推动当地针灸学术的发展。1957年奉调北京，参与创办北京中医学院并参与组建北京中医学院针灸教研组及附属医院针灸科。近10多年来，他指导培养出20多名针灸学科硕士和博士研究生，这批针灸人才大多已成为针灸学科的骨干。

随着中医药事业的不断发展，针灸在国际上的地位越来越高，外国人来华学习针灸的日益增多。为进一步扩大针灸在国际上的影响，自1975年开始他便全心倾注于国际针灸教学工作。每天上午坚持带外国学员临床实习，先后为百余国家的数千名外国留学生传授针灸学术，可谓桃李满天下。他先后应邀前往日本、加拿大、美国、印度、菲律宾、法国、英国、意大利、西班牙等10多个国家进行讲学和考察，并多次参加国际性中医针灸学术会议，还担任加拿大传统针灸学院名誉教授、美国美东中医针灸师联合会名誉理事、南斯拉夫针灸学会名誉主席、挪威针灸学校名誉校长等职务。

程莘农除了承担大量临床、教学工作以外，还积极进行科学研究。钻研古籍，博采众长。主张实践与理论并重，对《内经》、《难经》等古代中医典籍有所研究。写出"难经语释"（初稿）、"难经概述"等文章。主编了《简明针灸学》、《中国针灸学》(中、英文、台湾繁体字)、《针灸精义》(印度印行,英文版)、《针灸疗法》等十几种论著。60年代为探讨"经络学说"曾做了大量工作,对经络循行、腧穴主治等问题均有诸多见解。曾参与对经络、腧穴命名国际标准化的研究,1993年国家科委聘任他为国家攀登计划之一——"经络的研究"项目的首席科学家。

1986年他获得中国中医研究院颁发的"优秀教师"证书及卫生部医学科学委员会颁发的荣誉证书。1988年荣获中西医结合研究会"荣誉教师"证书。1990年荣获世界文化理事会颁发的"阿尔伯特·爱因斯坦世界科学奖状"并获国务院颁发的政府特殊津贴,1994年12月,他当选为中国工程院卫生工程学部院士。

程莘农精于医道之外兴趣广泛,6岁起学习书法、绘画,篆刻,颇有造诣,其作品已收入"翰园"碑林及《中国书法艺术大成》。1948年他曾为上海中国画会会员、中华全国美术学会会员。现为中国书法家协会会员、北京市中国画研究会会员,国家中医药管理局杏林书画协会顾问。

——刊于家庭中医药,2002(7):4-5

程莘农院士的一天

王德贤

北京的早晨,4点半,一位须发皆白的老人已经从梦中醒来。动作虽然迟缓,但却有条不紊。中国工程院院士程莘农教授的一天就这样开始了。

程莘农院士是中国中医科学院针灸研究所教授,全国著名针灸专家。他虽已年过80高龄,但仍醉心岐黄,耕耘不止。

5点半,他从家里出来上班,6点准时来到位于东直门内南小街16号的中国中医科学院北门西侧的针灸医院(原针灸所门诊部)。这时等候在这里的患者纷纷上前和他打招呼:"程老早!""大家早!"他一边应酬着,一边打开诊室房门,稍事准备后开始诊治病人。这些病人都是经过初诊后预约的,所以直接进行治疗。他把患者一个个安排到诊床上,打开针灸包,取出银针,给患者扎上针。等把十几张诊疗床上的患者都扎完了,第一个进针的患者的留针时间也到了,于是他又开始起针,起完针,立即给第二批的第一位患者扎上针,再给第二位进针的患者起针。就这样起针,进针;进针,起针;等8点钟上班时间到了,他已经为几十位患者进行了治疗。

8点不到,慕名前来求治的患者,来此学习的外籍学员,还有他的弟子们,一拥而上,把他围得水泄不通。从此时开始,他的角色就有了部分转变,不是单纯的治疗，而是边治疗边带教。所以诊治速度比较慢，往往一个病人就需要一个多小时。他让患者坐在面前，聊天似地仔细询问：哪里不舒服，有什么感觉，接着号脉，看舌苔，然后向外籍学员介绍中医的望、闻、问、切是怎么回事，如何进行望、闻、问、切。翻译过后，他再把病人安排到诊床上，准备进针治疗。在进针前还要向外籍学员介绍什么穴位在什么地方，怎样找准穴位，哪些穴位配合能治哪些病等，并且让翻译一一翻译清楚。3个多小时过去了，累得他满头大汗，才诊治了三四个患者。那些等在诊室外的患者一看都 11 点半了，也就不再勉强了，说明天再来吧。因为他们大多数是常来诊治的，知道程老的日程安排和生活习惯。程老草草整理一下，洗把脸，回家去吃午饭，饭后休息一会儿。下午开始写作或审稿。

晚上 6 点钟用餐，休息至 7 点，看半个小时的新闻联播。看完新闻联播，马上接待找到家里来的患者。9 点再继续下午的写稿改稿工作。

当！当！当！夜里 12 点的钟声响了，程老伸伸懒腰，放下手中的工作，简单洗漱一下，上床休息，慢慢进入梦乡。

这就是程莘农院士的一天。

——载于中国中医药报，2006–7–14，第 2969 期

小小"银针"成就传奇人生

戴志悦

"我曾经是反对针灸的。"这是程老见到健康时报记者后说的第一句话。

这位被称为针灸界泰斗的老人，如今已 86 岁高龄，一根细细的银针，成就了程老精彩的一生；程老众所周知的倔脾气，也同样为中国针灸的发扬光大奠定了坚实的基础。

两个小时改变一生

"我以 500 块大洋拜师，成为一名内科大夫。"程老说，师从江苏淮阴名医温病大师陆慕韩后，16 岁的程莘农开始系统学习中医。3 年半后陆师傅抱病去世，程莘农便独立接诊开始了长达半个多世纪的行医生涯。

"我是学内科的，但 1954 年考入江苏省中医学校（南京中医药大学前身）后来却让我做针灸教研组组长。"说起这段改变他终身的往事，程老双手搭在手杖上，眯起眼睛沉入回忆之中。

"我找到负责此事的名医孙晏如老师，没想到孙老师说：'你给我两个小时，我给你讲药方和针灸的相通之处，我相信两小时后你不会再说自己不懂

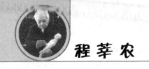

针灸。"

果然，两小时后程莘农心服口服地离开孙老师的宿舍，自此开始了不开方子的针灸学研究。

6 字号召来到北京

1957 年，刚刚成立的北京中医学院急需中医界医术高超的专业人才。国家卫生部下文，把程莘农调到了北京中医学院任针灸教研组组长，兼附属医院针灸科主任医师。

"当时周总理向南京中医大学要人时，说了 6 个字'先中央后地方'，我们一班 7 人就被调来了北京，各负责一个领域。"程老说。

当时，医学界还有许多人把经络看作是玄之又玄的学问，甚至有些人根本不相信人体内还有一种看不见、摸不着的经络存在。为此，程莘农把研究重点放在了查证经络研究上。

20 世纪 60 年代，最终，程莘农根据中医理论结合病人的临床症状画出了人体经络表。配合程莘农进行这项研究的是卫生部科教司的一位同志，他用西医学仪器为病人检查身体，后来，大家惊奇地发现两种检查结果竟然有80% 以上相吻合。由此，程莘农用实践证实人体经络是客观存在的。这一发现对我国早期经络研究起到了巨大的推动作用。

正当程莘农向着医学高峰刻苦攀登时，"文革"爆发了，脾气耿直的程老由于拒不承认自己的"滔天罪行"，到河北、湖南等地接受长达 6 年半的劳动改造。

初诊 3 天无人问津

"文革"结束后，程老再次拿起银针回到病人身边。然而，回到北京后 3 天，他正准备出门上班，就发高烧了，得了急性肺炎，只能再次回到家里休息。

这一休息，就是半年。半年没有出门，头发、胡子都长得很长。在胡须的去留问题上，程老犯了倔："别人都说我 50 多岁的人留着长胡须像什么话，但我就要留下来。"从此，颌下的长胡须成了程老标志性的特征。

"这叫'纪念胡'。"他爽朗地大笑，满意地捋了一下颌下的已变得花白的胡须，仿佛又是一次斗争的战利品，而银白的胡须就像他手中的银针一样倔强。

重拾银针后，程老正式在中国中医研究院（现改为中国中医科学院）针灸研究所坐诊，当时的办公室就在记者采访的会议室对面，大约 40 平方米的面积。"我去时里面已经有七八个大夫了，我是新来的，只能搬一张桌子一把破椅坐在门边，后来所长亲自来为我换了一把椅子。"

最初 3 天，没有一个病人来找他看病；第四天，别的大夫给他分了一个病人，之后，第二个、第三个，"渐渐地病人都来找我看病了，很快胡同里贴满了病人感谢我的'大字报'。而同室的大夫则一个个走了，最后只剩下 3 个人。"说起这些，程老笑得很纯真，像一个和别人比手里的豆豆糖多少的孩子。

神奇医术：3 天治愈摇头女孩

李连杰主演的电演《黄飞鸿》里，在一次各国医生学术交流大会上，黄飞鸿仅用了 2 枚银针便使徒弟全身无法动弹，技惊四座。

银针，在程老手中更神奇。

当年程老还在南京中医学校当教师、并担任针灸学科教研组组长，送医下乡来到山西稷山县。程老和学生们在一位老乡家里吃饭时，女主人正在为女儿发愁，连擀面都擀得心不在焉，因为孩子得了种怪病，摇头不止。程老得知内情后，利用当天吃饭的时间，为小女孩扎了两针，针一拔，头就不摇了。就这样一共扎了 3 次，小女孩的摇头病就彻底治好了。

另一位令程莘农印象深刻的病人是一位印度妇女，程老仅用了 20 天便解决了困扰她 17 年的三叉神经痛。这位妇女本人在印度拥有三家医院，由于自家医院对自己的病束手无策，便慕名来到中国找程老。经过 20 天的针灸治疗，她病痛再没复发。神奇的针灸使她大开眼界，两年后，她便邀请程老赴印度讲学。

这些神奇的故事，程老轻描淡写地娓娓道来："针灸既能寒也能热，既能补也能泻，很多病都可以采用针灸治愈。除了腰酸腿疼外，一些内脏病证也可以扎针，甚至像中风、脑出血这样的危重病也行。"

1 秒 1 针出神入化

"我捏着针，别人根本拔不走，只要三下就能得气。"针灸大夫指力要求很高，程老持针强调"手如握虎，伏如横弓"，运针讲究指实腕虚，气随人意。得气就是扎上针后酸麻胀痛的感觉，对于扎针灸来说，必须要有这种感觉才能有效果。

针灸的手法有上百种，这种三下得气的方法，也叫"三才法"。程老对元朝传下来的"三才法"潜心研究几十年后进行改进，独创了"程式三才"。他解释说："天、地、人为三才，天就是浅，人就是在中间，地就是深。实际

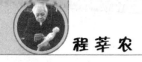

上为患者行针大多时候只要掌握好浅、中、深三步就够了。"

正是运用"程式三才"，程老扎一针只需一两秒钟，一个病人扎十针八针，他不到一分钟就可全部完成。因此在程老每天早晨6点至8点的2小时"补时"里，17张床位，他能给40多名病人治疗。在针灸门诊，人们对他的普遍评价是：进针快、穴位准、见效快。

说到扎针，程老用右手不断地比划着，捏紧的手指间仿佛真有一枚银针——他正是用这只手治愈了数万名病人。

高尚医德：1元挂号一视同仁

说来难以置信，在中国中医科学院专家门诊部，程老出诊的几十年里，患者挂程老的号只需花1元钱，只是一个普通号的价格。这一点，程老认为师承陆老先生。他说，无论患者是达官贵人还是贫苦的佃户，陆老师都一视同仁，对方无论给10块大洋还是一个铜子儿，甚至一分不给，他都从不计较。在陆老师的熏陶下，崇高的医德渐渐融入到程莘农的思想深处，从而影响了他数十年的行医历程。

80多岁的程老还依然在一线为病人针灸，直到2005年9月10日。

那天，程老像往常一样6点准时到诊室为提早预约好的病人扎针。快8点时，刚给所有病人全部扎上针，"我感觉不对劲，自己走到一张空着的病床上，一躺下就没了知觉。"幸好他的助手及时赶到，对程老进行急救。

"我醒来时已经11点了，还能走回家。"后来去同仁医院住院检查，也没查出什么问题，身体状况也一切正常，但之后他就不再出诊了。

不再出诊也"看病"

要见到程老十分容易，因为他每天早晨6点准时来到自己的诊室，30多年来没变过。就算这两年不再出诊了，这个习惯也如此。

几十年来，他每天凌晨四五点起床，5：50出门，步行10分钟，6点准时到达诊室。

为了充分利用时间，他把诊室的17张病床都充分利用上，常常是这个床上的病人正在行针，他又开始给下一个病人施针，每天上午他都要看四十多个病人，多的时候甚至要看七十多人。

如果没有特殊情况，在他每天的作息表上：上午是雷打不动地到门诊。下午开会、教学、会客。晚上回到家后翻翻报纸，看看电视新闻、接待上门来的病人。9点以后人都走了，才是程老看书或者审稿、改稿、著书立说的时间。每天晚上他都要忙到12点以后才能睡下，有时甚至更晚。"我曾经为了修改一本书，几天几夜没睡觉。"程老说。

程老的学生多已成才。前不久，他的两名弟子杨威和王宏才刚刚完成了一项"水木晴华"项目的研究，揭示了"累从眼入"这一科学新发现，强调眼睛累是全身疲劳的发源地之一，又是全身疲劳的主要表现之一。王宏才博士是他的关门弟子，是一位著名的糖尿病专家。他的新作《糖尿病专家新见解》，问世来一直是医学健康类畅销图书，并获得2006年度科普图书著作奖。

养生之道：爱发火却不真生气

为了抢时间，程老几十年来每天只睡四五个小时；程老的爱发火是众所周知的，他经常在公开场合与人争论时拍桌子；王宏才博士说"程老一天能喷2包烟"（程老吸烟不进肺，他称这种方法为"喷"）。

尽管有这么多常人眼里的"坏习惯"，但在每年的体检中，程老除了血压稍偏高外，其他一切正常。眼睛在做过白内障手术之后视力比很多年轻人还好。程老顺口就读起1米之外茶几上的报纸，一字不差。

他笑着说："我没有什么养生秘诀，除了每天上下班来回走路，也从不健身。"

不过他还是总结出自己的三点习惯：一是不生气；二是吃饭九成饱；三是不轻易改变原有的生活习惯。

"我向别人拍桌子，那不是真的生气，大喊大叫之后我就忘了。"他笑着说："我说的不对，别人不当场和我辩论那是他的问题；别人说的不对，我就要当场和他辩论。"

"要想小儿安，须留三分饥与寒"这句话对所有人都适用。程老说："我每顿只吃九成饱，就是要让肚子里不要有滞，这样就算感冒也不会有大问题；而如果每顿吃太多，消化不了的东西就会在肚里产生滞，一但感冒就会很麻烦。"

像陀螺般的作息规律，程老几十年如一日地坚持着。他说："所有长寿的老人生活习惯没有一样的，有人吃素，有人吃肉。最重要的就是不轻易改变这些已经形成的习惯。"

采访手记：上台阶，他不让别人搀扶。

新年立春后的第三天，清晨8点半，在中国中医科学院内，一位老人右手抱着一叠书报信件踩着一地阳光慢慢走来——黑色皮帽、藏青羽绒服、黑色长裤、黑布鞋、黑手杖，步履有些蹒跚，但整个人仍显得清瘦而矍铄，颌下一缕标志性的倔强白髭。

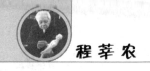

我就这样与程老偶遇了，这也使原定9点的采访提前了半个多小时。

本来只打算"随便聊两句"的程老，在这个阳光明媚的上午，不知不觉聊了近3个小时。程老回忆了行医60多年来的经历，向记者讲述了许多鲜为人知的故事，还饶有兴致地展示了几句江苏老家话。

中国北京针灸国际培训中心大楼有几节台阶，上楼时我伸手想挽扶一下程老，他连说"不用扶"，带着不由分说的倔强，这里他已经走了30多年了。

采访中，我十分惊讶于程老超强的记忆力，对行医60多年经历的一人一事，每一个名字，每一个细节，他都记得一清二楚。说到激动处，程老习惯性地拍打沙发的木扶手，当年爱争辩爱发火的直脾气一点没变，不同的是，现在他带着笑容。

程老的一生都是故事和倔强，就连喝水习惯也如此。

在近3个小时的采访中，白开水放在跟前，程老却滴水未沾。他说："我上午不喝水。"以前由于病人太多，一个月也难得有时间打一次开水，后来办公室不知谁说了一句"你喝水从来不打水"。从此，他上午就再也不喝水了。"我的诊室连杯子都没有。"程老笑着说。

——载于健康时报，2007-2-12

程莘农：安享心灵大世界

田　原　戴志悦

你的，我的，他的，那些在我们眼中神秘无比的经络、穴位以及银针、艾条，已是程莘农老先生的半生老友了。人体的十二正经、奇经八脉、三四百个穴位、一首接一首的针灸歌诀，他滔滔尽数；精工巧致的短针、长针、艾条，用来如十八般兵器，他轻松飞针走穴。

针灸大师程莘农院士年逾八旬，"针"耕不辍已70载，小小银针，不知"耕"过多少条经络：男女老少、贫富贵贱，黄皮肤、白皮肤、黑皮肤……这些经络连起来不知能绕地球多少圈了。运行不畅的气血在他的银针下顺畅起来，病人的病痛得以消减、消除……多么神奇。

初见程莘农，鹤发童颜，白须抖擞，一身仙风道骨的灵逸。和我们亲切笑谈人生过往的大风大浪，细节历历，犹似昨日，心却早已超然。谈起针灸，谈起中医，一如既往地执著和坚定。中医，不是表面这个概念而已，这里边有多少有趣的事不为外人所知呢？程莘农笑问我们：你们知道有一类穴位叫做"阿是穴"吗？为什么叫阿是穴呢？唐代的名医孙思邈在一次给病人诊疗时，按到一个经外的部位，病人大叫"啊，是！"于是，他便将这一类不属于十二正经和奇经八脉、没有固定位置，但临床上又能反映疾病的穴位统一称做"阿是穴"。这多有趣啊。是啊，古人的生动令人忍俊不禁。中医，针灸，天地无限。

再访程莘农的小筑，简练至极，形同蜗居，让我们惊讶。一床一桌一电视，两椅两窗两字画，三面书墙三把针，就是全部了。这样一位古朴拙趣的老人，满足于外在小世界，也安享了心灵大世界，是睿智。

为了抢时间，程莘农几十年来每天只睡四五个小时；程莘农的爱发火是众所周知的，他经常在公开场合与人争论时拍桌子；他的学生说"程莘农一天能喷2包烟"（程莘农吸烟不进肺，他称这种方法为"喷"）。尽管有这么多常人眼里的"坏习惯"，但在每年的体检中，程莘农除了血压稍偏高外，其他一切正常。眼睛在做过白内障手术之后视力比很多年轻人还好。他笑着说："我没有什么养生秘诀，除了每天上下班来回走路，从不健身。"不过他还是总结出自己的三个原则：一是不生气；二是吃饭九成饱；三是不轻易改变原有的生活习惯。

"我向别人拍桌子，那不是真的生气，大喊大叫之后我就忘了。"他笑着说："我说的不对，别人不当场和我辩论那是他的问题；别人说的不对，我就要当场和他辩论。"

"要想小儿安，须留三分饥与寒"这句话对所有人都适用。程莘农说："我每顿只吃九成饱，就是要让肚子里不要有滞，这样就算感冒也不会有大问题；而如果每顿吃得太多，消化不了的东西就会在肚里产生滞，一旦感冒就会很麻烦。"

像陀螺般的作息规律，程莘农几十年如一日地坚持着。他说："所有长寿的老人生活习惯没有一样的，有人吃素，有人吃肉。最重要的就是不轻易改变这些已经形成的习惯。"

本来只打算"随便聊两句"，在这个阳光明媚的上午，不知不觉聊了近3个小时。程莘农回忆了多年行医的经历，向笔者讲述了许多鲜为人知的故事，还饶有兴致地展示了几句江苏老家话。

北京针灸国际培训中心大楼有几节台阶，上楼时我伸手想搀扶一下程莘农，他连说"不用扶"，带着不由分说的倔强，这里他已经走了30多年了。

采访中，我十分惊讶于程莘农超强的记忆力，对行医多年经历的每一个细节，他都记得一清二楚。说到激动处，程莘农习惯性地拍打沙发的木扶手，当年爱争辩爱发火的直脾气一点没变，不同的是，现在他带着笑容。

——载于中国中医药报，2009－10－30

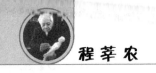
一根银针立世的针灸界泰斗

常 宇

在国内外针灸界，没有不知道程莘农的。

今年89岁的程老看上去有些苍瘦，步履也缓慢，但这并不影响他敏捷的神思。

程老讲话爱激动，讲到动情时会提高声音，瞪圆了眼睛，还会大拍桌子，顾有大发光火的样子，想必年轻时也是个性情中人。

35岁才开始接触针灸

程老生于江苏淮安，说起来还算是周恩来的同乡。父亲是50得子，对他备加宠爱，少年时代，家境不错，父亲希望他长大能当个中医大夫，守在自己身边。于是16岁那年，父亲花了每年90块大洋的高价，让他拜当地最有名的温病医生陆慕韩为师。程老20岁就给人看病了，不过那时候是开方子，用中草药。

1956年，当时任江苏省中医进修学校（南京中医药大学前身）校长的吕秉奎提出："现在的形势很不对，我们是中医学校，为什么学的都是西医的课程，必须改。"于是，大家仔细分科，重新规划各个学科教研室，当时是该校老师的程老被委任为针灸组组长。那时觉得针不如药的程老很想不通，后来他找到名医孙晏如，老先生告诉程老："不要紧，我给你讲上2个小时，你再跟我到门诊看看扎针，了解一下针灸，你的想法肯定就变了！"程老看到疗效后就一头钻进了针灸，如今已是半个世纪了。

江南针灸学派众多，学术气氛活跃，程老也深受其染。当时承淡安、叶桔泉任江苏省中医进修学校校长、副校长，程老还特别提到邱茂良是承淡安的入室弟子，看病效果相当不错。这些人或是老师，或是同学，让程老非常受益。但程老经验主要秉承于南通的孙晏如和怀阴的李春熙。

次年，北京中医药大学急需扩充师资，同程老一起从南京奉调入京的七个人后来都赫赫有名，其他六个人是：印会河、董建华、王玉川、汪育仁、王绵之、颜正华。程老在北京继续做针灸教研室主任。后来程老看针灸效果比中药快，就不开方子了，这样做还有一个原因就是让那些看不起针灸的人看看针灸真正的疗效。当然，程老还是很客观地告诉记者："尽管针灸成本低、无消耗、见效快，但不能万病一针，针药还是各有所长的。"

扎针像扎在豆腐上一样快

曾经有人说程老扎针就像插秧那样快，程老自己则说像针扎到豆腐上那么快。人们对他的普遍评价是：进针快、穴位准、见效快。程老告诉记者，扎针快首先是为了减少病人的疼痛，再就是患者很多，为了节省时间，也就熟能生巧了。

"疼是可以避免的，但酸麻胀痛是必要的，这叫得气。一般来讲，得气越明显效果越好，但在临床上也不尽然。"

"听说您还能很好地控制这种得气的感觉，你叫它上去，它就上去，你叫它的下来，它就下来？"记者求证。

"对呀，中医不是讲求顺补逆泻嘛！用腕力不是指力。"程老持针强调"手如握虎，伏如横弓"，运针讲究指实腕虚，气随人意。到如今程老仍能上下翻飞地示范着运腕的功夫。

程老治愈的病人无数，多少次诊室里患者的千恩万谢他已经记不得了，但至今难忘一个特殊的病例——以前送医下乡至山西省稷山县时，他只扎了3次就治愈了一个得摇头症的小女孩。

还有一位拥有3家医院的印度妇女被三叉神经痛整整折磨了17年，自家医院的西医专家用了很多方法治疗均没有效果。她不远万里跑到中国找程老求治。短短20天后，折磨她17年之久的病痛痊愈了，此后再没有复发。

程老治疗时间最长的一个病人扎了3年，这个患者本来已经瘫痪在床，后来自己下楼回的家。无论时间长短，只要最后病人痊愈了，程老就高兴。

说到点穴，程老面带不悦："点穴不是没道理，但那是要死人的，我们医生是要活人的，根本不同！"

第一个针灸学院士

作为院士，程老不仅是医术高明，还一定有某些开创性的贡献，问及此事，程老的回答让人颇感意外："我也不知道为什么当选院士的！"

其实，程老在针灸的教学、临床、科研、行政管理等方面都做了很多奠基和开创性的工作。我国第一本针灸学教材《简明针灸学》就是他主编的。这本书被翻译成多种文字，并成为国外针灸医师考试的蓝本。他对元朝的"三才法"加以改进，按照"浮中沉（天人地）深浅的不同，形成了自己独特风格的针灸手法，即程氏三才法，该法简巧利索，气至速达，所以效果神速。程老还特意向记者强调，别人叫程氏三才法，他自己却称作改进三才法"。

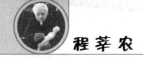

20世纪80年代后期，程老主持完成了针刺镇痛和针刺麻醉等重大科技攻关项目，他是国内最先在自己的医院里对经络现象进行研究的人之一。1990年，程老获得了"阿尔伯特·爱因斯坦世界科学奖"，1993年被国家科委聘为国家攀登计划"经络的研究"项目首席科学家。他还带着针灸技艺走出国门，行经17个国家的60多个城市。现在，中医针灸在国际上已经得到了认可。

说到中医发展程老就激动，他瞪圆了眼睛大为光火地说："针灸精巧而神奇，我告诉儿子孙子都必须学针灸。可是有些医院已取消了专门的针灸病房，还有的把针灸科并入到理疗科，这算什么？"对于针灸的发展，程老说石学敏的思路就非常可取。针灸的发展还应以多元化，如砭针就不错。

蓄须明志　只争朝夕

程老多年来一直蓄须，直到现今仍白须飘飘，这与在文革中被无端夺去的6年半时间有关。

"文革期间，我们被说成是牛鬼蛇神，先是上街游行，后来被下放劳动，不准看书，不许看病！"程老痛心。回来后程老着急上班，但体质虚弱因大叶性肺炎病倒了，不能出门见风，当然也就不能剪发剃须，后来程老索性把胡子留起来作个纪念，并以此明志力争把浪费的时间抢回来，所以程老的长须也成为他的一个标志特征。

很长一段时间，程老的作息表都是规律而繁忙的：上午是6点钟开始雷打不动地出门诊。下午开会、教学、会客。晚上回到家后如果没有病人找，就看看《北京新闻》和《新闻联播》，9点以后客人病人走得差不多了，才是程老看书、审稿、改稿、著书立说的时间。每天晚上他都要忙到12点以后才能睡下，有时甚至更晚。如此陀螺般的作息规律，程老几十年如一日地坚持着。

"别人的事情我不管，反正我是把损失的时间都补回来了！"

不刻意追求养生技巧

程老还写得一手好字，解放前他曾与徐悲鸿、张大千等同在一个画会。现在闲来写上几笔，是程老最大的消遣。他有一枚非常珍爱的图章"一医流耳"，每有得意之作，他都会珍重地用上这枚图章。虽然出身书香门第，但程老最引以为豪的，还是自己的医者身份。

程老不在乎吃穿，觉得钱够用了就行了，居室也还不足50平米。

程老记忆力很好，这可能和经常捻转等精细动作锻炼大脑有关。既然是针灸大家，那是不是也经常拍拍足三里、灸灸神阙穴呢？程老告诉记者："针灸养生是有效果的，但是我没做，我觉得自然一点好。少吃饭、少生气，以前抽烟喝酒，现在都忌了。我儿女孝顺，家庭和睦，心情舒畅就比什么都好！"

这当然是再普通不过的生活道理了，但出自一个针灸泰斗之口，却别有一番味道。

——载于中国中医药报，2010 - 12 - 10

著名针灸学专家程莘农教授：一根小银针救了 10 万人

仲翠惟

名家介绍：程莘农，中国中医科学院主任医师、教授，中国工程院院士。全国老中医药专家学术经验继承工作指导老师、"首都国医名师"。享受国务院政府特殊津贴。

名家语录：作为一名医生，我时时处处都以"愿为良医"的祖训要求自己，无论高官还是平民求治，都一视同仁。

白发苍苍，一缕"山羊胡"，中式对襟褂子，慈祥的笑容坐在记者对面的这位和蔼朴素的老者，就是中国针灸界第一位中国工程院院士、中医针灸界的泰斗程莘农先生。年已九旬的程先生从医 70 余年，是新中国针灸事业的缔造者之一，他见证了针灸事业的发展，推动了中医针灸进入联合国教科文组织"人类非物质文化遗产代表作名录"，让针灸被世界所瞩目。

挂号费 30 年始终是 1 元

淮安市地处江苏省北部，京杭大运河畔，历史上名家辈出。1921 年 8 月，程莘农出生在这里的一户书香人家。程莘农的父亲是清朝末期科举秀才。在程莘农 6 岁时，其父就为他讲授《四书》、《五经》，让他练习书法。10 岁时，父亲教程莘农学习《医学三字经》、《药性赋》、《汤头歌诀》、《内经》等中医学书籍。

1936 年春，父亲怀揣百元大洋，带程莘农到当地著名老中医那里拜师。经过几年的学习，程莘农高超的针术闻名遐迩，传颂于乡间。程莘农边行医边学习，最终以苏北地区第一名的成绩，考入江苏省中医进修学校（即南京中医药大学前身），从此踏上了他半个多世纪的针灸生涯。

文革后，程莘农调到中国中医研究院（中国中医科学院前身）。在这里，他每天早上 6 点到门诊开始看病，到 8 点正式上班他已经看过三四十个病人了，这一习惯一直坚持到 85 岁因病不再出诊为止。

令人难以置信的是，从 1976 年恢复工作后的 30 多年来，程莘农的挂号费始终是 1 元。按照国家关于医院门诊挂号费规定，那个年代，主任医师 5 元，副主任医师 3 元，普通 1 元。但程莘农始终要求医院只收 1 元钱的普通挂号费。问起原因，他真情地说："病人得病已经很痛苦了，为他们减轻些负担总是好的！"

小银针创造出一个个"神话"

多年来，经程莘农针灸治疗过病人有 10 万人次之多，其中一些病例一直被业界称颂，也创造出了一个个中医针灸"神话"。

一位拥有三家医院的印度女企业家，被三叉神经痛折磨了整整 17 年，西方医学专家用尽了方法都无法奏效。经过中国驻印度大使的介绍，这位女企业家跑到中国来求程院士医治。程老经过望闻问切后，制订了 10 天为一疗程的针灸方案，每天治疗后患者都说疼痛有所减轻，10 天后竟然基本不疼了，又经过 10 天的巩固治疗，困扰了女企业家 17 年之久的顽疾解决了。在病人眼中，这简直就是奇迹。后来这位女企业家特意邀请程院士和他的学生赴印度讲学，让自家医院的医生们也都领略了针灸的神奇。

他把针灸传到 100 多个国家

说起中医的神奇，程莘农认为，针灸治疗作为国粹，作为我国科学发展软实力的组成部分，有其自身的科学根据和道理，也应该有传承的体系和科学方法。为此，他在不断探索努力。

1959 年，由程莘农编写的《简明针灸学》出版，成为我国第一本规范系统的针灸学专业读本。后来还编写了《中国针灸学》，并配有中英文读本和中国台湾繁体字本。直到现在，《中国针灸学》仍是美国、墨西哥、巴西等国针灸医师资格考试的评判范本。

几十年来，程莘农共培养出了 20 多名针灸硕士和博士。他们中的多数人都已成为我国针灸学科的学术骨干。有一年，程莘农患了白内障，正巧有一名自己带的研究生要毕业，他拿来论文请老师修改。程莘农因为看不清字，就让学生把 2 万字的论文读完，程莘农一动不动，全神贯注地听完后，认真、诚恳地逐章逐段地提出了具体的修改意见。

程莘农的学生不仅有中国人，还有日本、巴西、美国、英国等 106 个国家的人。如今，全世界已有 100 多个国家已经或正在使用或研究针灸，这说明以中医针灸技术为重要组成内容之一的东方文明，正在为人类健康发挥着越来越重要的作用。

——载于生命时报，2011 - 06 - 17（15）

第八章

其他

　　程莘农学术思想传承研究不仅要通过直面访谈和临床示范来"口传心授"和"言传身教"，更要借助程莘农及所指导过的学生的论文、论著文术中所承载的基本元素来整理研究。程莘农传承体系的论著、作序等均是本研究的参考文献，从中可以窥探程老的学术观点。整理如下：

一、论著

1. 程莘农主译．难经语译．南京：江苏省中医学校，1956．

2. 北京中医学院针灸教研组编．子午流注与灵龟八法．北京：北京中医学院，1957．（程莘农任组长）

3. 程莘农．难经概述．中医杂志，1958，（3）：207－208．

4. 北京中医学院．简明针灸学．北京：人民卫生出版社，1959．（程莘农任主编）

5. 程莘农．有关"五输"的几个问题．中医杂志，1961，（6）：17．

6. 针灸学概要编辑小组．中国针灸学概要．北京：人民卫生出版社，1964．（中、英文版1979年修订）

7. 程莘农主审．针灸疗法（下册）（大专医校教本）．北京：人民卫生出版社，1964．

8. 程莘农主审．针灸学讲义（中医高等院校校本教本）．北京：人民卫生出版社，1964．

9. 郑其伟，程莘农．八会穴的理论基础与临床运用．江西中医药，1982，（2）：46－50．

10. 郑其伟，程莘农．八会穴穴名考．中国针灸，1982，（4）：37－39．

11. 李杨，程莘农．《内经》针灸处方初探．上海针灸杂志，1982，（3）：9－11，15．

12. 南京中医学院针灸教研组．针灸学讲义．北京：人民卫生出版社，1961．

13. 北京中医学院．针灸疗法．北京：人民卫生出版社，1959．

14. 杨甲三，程莘农．十四经穴点穴法（电影上、下集）北京：科技电影厂，1985.

15. 程莘农. 经络循经感传的研究——感传体表循行路线与古典循行路线的比较. 北京：科技电影厂，1985.

16. 程莘农主编. 中国针灸学（中文版）. 北京：人民卫生部出版社，1986.（1987 年外文出版社英文版，1991 年台湾繁体字版）

17. 程莘农，孙震和. 忆孙晏如先生. 江苏中医药，1986（3）：40-41.

18. 高俊雄，程莘农. 俞、募穴的初步研究. 中国针灸，1986，（3）：28-31.

19. 程莘农主编. 中医考试题解（针灸分册）. 北京：中医古籍出版社，1989.

20. 程莘农.《中国耳针学》读后感. 针灸临床杂志，1996，12（11）：3-4.

21. 丁兆琳，程莘农.《内经》中足阳明胃经的主治功能和应用特点初步探讨. 中国针灸，1998（10）：623-625.

22. 土宏才，程莘农. 消渴病病名源流. 中国中医基础医学杂志，1999，5（5）：51-52.

23. 潘哲，程莘农院士中药方义理论在针灸临床运用. 光明中医，2003，18（108）：12-13.

24. 程莘农. 经脉病候辨证的新突破——评《经脉病候辨证与针灸诊疗》. 中国中医药报，2006，9（7）：8.

二、题词

1.《光明中医》杂志题名.

2. 吕景山. 针灸对穴临床经验集. 太原：山西科学技术出版社，1986.
   题词：针灸正宗

3. 杜立宽. 中华现代针灸验方荟萃. 北京：中国古籍出版社，1993.
   题词：集现代针灸验方于一册，便于医者患者选择应用，谋必备之书，普及针灸精神，值得赞扬和推广

4. 胡兴立. 实用针灸推拿手册. 北京：海洋出版社，1994.
   题词：针推结合　可治百病

5. 郑其伟，钱淳宜. 针灸临床妙用. 北京：中国医药科技出版社，1995.
   题词：针灸妙用

6. 高立山，高峰. 针灸心扉. 北京：学苑出版社，1997.
   题词：针灸心扉

7. 王启才，高俊雄．经络的研究及临床应用．北京：中医古籍出版社，1998.

　题词：经络的研究及临床应用

8. 南景祯，殷惠军，于春富．针灸临床应用丛书——经穴临床应用．哈尔滨：黑龙江科学技术出版社，1999.

　题词：集针灸临证实践之精要

9. 周立群．王岱针灸临床七讲．北京：人民卫生出版社，2000.

　题词：王岱针灸临床七讲

10. 彭荣琛．中国针灸临床实践．贵州：贵州科技出版社，2001.

　题词：突出中医特色　发展中医事业

11. 钱真良，李正明．中国针灸器械学．南京：江苏科学技术出版社，2001.

　题词：运用现代科学方法，继承发扬中医针灸器械，为人类医疗保健事业作出应有的贡献！

12. 何广新，曲延华．疼痛针灸治疗学．北京：学苑出版社，2002.

　题词：疼痛针灸治疗学

13. 吕玉娥，吕运权，吕运东．吕景山对穴．北京：人民军医出版社，2002.

　题词：针灸正宗

14. 杨楣良，盛燮荪．近代针灸学术经验集成．杭州：浙江科学技术出版社，2002.

　题词：浙砭传扬

15. 甘笃，杨华元，曾炀．现代针灸器材与特种疗法．北京：中国古籍出版社，2004.

　题词：现代针灸器材与特种疗法

16. 程洪峰，程凯．耳穴临床应用．北京：中国中医药出版社，2005.

　题词：耳穴临床应用图卡

17. 何广新．中外奇穴精要——特效奇穴临床应用．北京：北京科学技术出版社，2005

　题词：特效奇穴临床应用

18. 张吉．经脉病候辨证与针灸论治．北京：人民卫生出版社，2006.

　题词：辨证精良

19. 严冰．淮阴中医．北京：中医古籍出版社，2007.

　题词：淮阴中医

20. 殷克敬．针灸时间医学．北京：人民卫生出版社，2007．

   题词：针医通易

21. 郭新志．儿童脑性瘫痪综合诊治与康复．北京：科学出版社，2007．

   题词：继承创新弘扬中医　脑瘫康复造福人类

22. 王宏才，马方，翟煦．七招遏制糖尿病．西安：西安交通大学出版社，2010．

   题词：糖尿病的根源与应对策略

23. 杨金生，王兵，王晓红．单穴治病一针灵．北京：化学工业出版社，2010．

   题词：单穴治病一针灵

24. 赵寿毛、赵苏阳．黄竹斋针灸医案选编．北京：中国中医药出版社，2010．

   题词：黄竹斋针灸医案选编

25. 李志刚．穴位养生方．北京：中国轻工业出版社，2010．

   题词：只要精诚动世间　何愁针砭不达情

三、作序

程莘农作为针灸界的名医、院士，许多著者邀请为其作序，从序言中也可以探究其对针灸及相关理论的学术观点。如在《中国经络文献通鉴》序中所说"经络理论……对人体生命科学乃至整个自然科学的研究都具有重大的科学价值"，可以看出程莘农对经络理论和对针灸文献学研究的重视。《针灸心传》作序中可以看出程莘农对以中医理论为指归进行国际针灸教学的呼吁，正如序中所说："诚乃昌明针灸学术之大道也"。在《百症针灸用穴指南》作序中所说"论经络而不舍腧穴，论腧穴而不离理论，这种经与穴的结合论述方法，对于发展针灸科学有其重要的意义。依按经络学说的主要内容，还应包括病候、某经发病，就反映出某经病候，然后就用某经腧穴治疗，经络、腧穴、病候三者是密不可分的，因此研究经络，必然要研究腧穴，研究腧穴也就必然研究病候"，体现了程莘农对腧穴、病证研究在经络研究中的重视。他还重视经脉病候在针灸临床辨证论治的作用，尤其十二经脉辨证和奇经八脉辨证，正如他在《经脉病候辨证与针灸论治》序中多说："虽然针灸已有几千年的发展史，积累了丰富临床经验，但在辨证论治体系上尚未完整，特别是对经脉病候及其论治尚感缺如。"同时，程院士也注重针灸手法的应用和研究，如在《实用针灸手法学》作序中所说："针灸治病的效果，影响因素很多，但最终取决于操作方法"。此外，程莘农对奇穴研究非常重视，主张奇穴研究不应脱离文献研究，并与临床验证结合，正如在《中国奇穴疗法》序中所说"研究奇穴是针灸学术界不可回避的历史任务，需要长期进行。特别是对奇穴治病的一些奇特效果，如二白治痔疮、四花治痨瘵、肘尖治瘰疬等。奇穴疗效的研究要先易后难，逐步深入，通过对文献的研究，再配合现代科学的研究，才能确切了解奇穴之治疗作用及其相对特异性。"总之，程莘农对各书籍著作的作序也是学术思想研究的重要资料，现选录如下：

1. 《中国经络文献通鉴》序

经络学说是中医学的重要理论基础。它不仅对中医的生理、病理、诊断、治疗及养生、导引、气功具有重要的指导意义，是针灸学的主要组成部分，而且对人体生命科学乃至整个自然科学的研究都具有重大的科学价值，经络研究已被国家科委列为"八五"期间几个重大自然科学基础理论研究课题之一。当前，国际上"针灸热"、"中医热"方兴未艾，对经络的研究也日益成为世界瞩目的热门课题和竞争目标。国内外学者也迫切需要一本能提供"正宗的"经络学说的历史渊源，详细的记载经络学说的组成、生理、病理，各组成成分的循行分部及在诊断、治疗各方面应用的、保持历史真实原貌的工具书。这类书目前在国内外尚未见到。为满足国内外的这一迫切需要，并为国家经络标准化方案研究工作做好前期准备，中国针灸学会经络研究会和中国中医研究院针灸研究所组织全国有关专家编写了这本经络研究的重要工具书——《中国经络文献通鉴》。它上迄马王堆汉墓出土帛书，下至晚清民国之前，凡有关经络内容的片言只语，靡不收采，资料来自百余部经典著作、经络专书和古代名著中有关经络的章节，搜罗宏富，编排有序。它是国家经络标准化方案研究工作的重要基础和组成部分，它的成书不仅为国内外学者提供了一部内容丰富、系统全面、图文并茂的古代经络文献原始资料，而且也填补了国内外针灸文献学研究方面的空白，适应了国内外对经络学说诸多问题的了解和研究的迫切要求，对确立和保持我国在国际经络研究方面的主导地位有重要意义，具有重要的科学价值和重大的社会效益。

程莘农

——邓良月. 中国经络文献通鉴. 青岛：青岛出版社，1993.

2. 《百症针灸用穴指南》序

滑伯仁发挥十四经的主要特点是：论经络而不舍腧穴，论腧穴而不离理论，这种经与穴的结合论述方法，对于发展针灸科学有其重要的意义。依按经络学说的主要内容，还应包括病候、某经发病，就反映出某经病候，然后就用某经腧穴治疗，经络、腧穴、病候三者是密不可分的，因此研究经络，必然要研究腧穴，研究腧穴也就必然研究病候。

全建庭同志，从事中医针灸教学工作，有鉴于斯，对十四经全部腧穴，以及常用的奇穴，汇集古今有关书籍，将每一腧穴的主治分类详加探讨，然后再按其主治分类，从临床应用实际出发，达到辨证用穴，以知脏（腑）不失其理，以及对腧穴刺灸方法，亦注重之，故本书命名为《百症针灸用穴指南》，内容丰富新颖，既可以作临床之助，又可以为研究经络学说提供一份宝贵的资料，定能有益于广大读者，故乐为之序。

壬申重阳节淮阴　程莘农于暗香楼

2002 年 12 月 13 日

——全建庭. 百症针灸用穴指南. 北京：中国古籍出版社，1993.

3.《针灸临床妙用》序

砭（针）、灸，是我国发明最早的治病方法，俗语有"一针二灸三吃药"之称。这种治疗方法，可以单用，可以合用，合用之就名为"针灸"。

上古时代，经过劳动人民亿万次医疗实践，历代名医家又不断发展，逐步成为中医学重要组成部分。现在针灸治疗疾病范围越来越广泛，应用的方法越来越增多。据建国 35 年间大量临证治疗表明："针灸已能应用于内、外、妇、儿、五官等科病证达 300 种左右，而其中约有 100 种病证，单纯用之，不需配合中、西药物，即可奏效。由于这种疗法，既无药害，又很简便，近来更受到国际人士的重视，已有 100 多个国家在医疗中应用！"

其伟、淳宜二位同学，针灸硕士学位获得后，通过多年国际针灸教学临床工作中的经验积累，择其要者写成《针灸临床妙用》一册，内容以实用为主，期以推广针灸学术治病解答，我极为赞同，然则运用之妙，存乎其人，故略陈己见于其端！

程莘农

一九九一年国庆节于暗香楼

——郑其伟，钱淳宜. 针灸临床妙用. 北京：中国医药科技出版社，1995.

4.《中国奇穴疗法》序

针灸学是中国医药学的重要组成部分，它是研究如何运用针刺和艾灸等方法以防治疾病的一门学科，几千年来深受广大人民的欢迎。中华人民共和国成立以后，在中国共产党和人民政府的重视下针灸医学得到了前所未有的普及与提高，受到国际医务界的广泛注意和高度评价。

80 年代中后期，全国各地曾有不少针灸著作出版，包括对过去的一些古代针灸医籍的再版，如《针灸大成》、《针灸资生经》、《铜人腧穴图经》等；亦有新编的《中国针灸学》、《中国针灸大成》、《新编中国针灸学》等。然而对于针灸经外奇穴方面的研究和论著，相对就较少。

胡兴立医师自60年代初拜周相堂老师学习中医针灸；后到北京工作，至今从事针灸已35年，对中医理论及针灸临床理论与实践均有一定水平。最近他将历经近10年编写成的《针灸奇穴疗法》一书请我作序，当我了解该书的内容及编写过程后，欣然命笔。

《中国奇穴疗法》一书的问世，是对针灸学术领域做出的贡献，因研究奇穴是针灸学术界不可回避的历史任务，需要长期进行。特别是对奇穴治病的一些奇特效果，如二白治痔疮、四花治痨瘵、肘尖治瘰疬等。奇穴疗效的研究要先易后难，逐步深入，通过对文献的研究，再配合现代科学的研究，才能确切了解奇穴之治疗作用及其相对特异性。

《中国奇穴疗法》一书，弥补了目前针灸奇穴书籍的不足，也为奇穴的文献收集、研究和临床验证提供了一定的方便。该书选编入古今奇穴近700，每穴下分列取穴与定位、解剖位置、主治病证、刺灸法、文献摘录等项。

该书的另一特点是重视针灸临床实际需要；如在上卷将奇穴分编为三类即：常用奇穴、备用奇穴、附录奇穴。在中卷还按中西医结合的理论编入内、妇、儿、外、皮肤、传染、骨伤、口腔、五官等各科常见杂病证400余种，每种病证分别按奇穴、经穴、穴位注射、艾灸、皮肤针、皮内针、针刀、电针、贴敷、中西药等进行治疗，特别适用于中、基层医生参考，也可用作奇穴检索的工具书。

下卷编入十四经穴标准定位，并附彩图。图谱的经穴、部分奇穴采用人体模特进行彩色摄影，更加方便新老针灸学者的参考。附卷选编入国内外关于对针灸治病机制的理论研究，对耳针、针麻的理论研究也选编入一部分。

我深信，本书的出版不但有助于推动奇穴的研究工作，而且更重要的是为针灸临床工作者和针灸教学工作者提供了详细的参考。

程莘农

1998年1月于北京

——胡兴立. 中国奇穴疗法. 北京：学苑出版社，1998年.

5.《针灸心传》序

立山同道，专攻中医针灸有年，已编成《针灸心悟》一书问世，深受学者赞许！兹复整理心得成篇，续成本书，命名为《针灸心传》，堪称羽翼佳作！

针灸科学，一以中医理论为指归。此书之作，虽属经验心得，但实践与理论并重，旨在继承发扬，整理提高，余甚以为然，知流穷源，诚乃昌明针灸学术之大道也。立山在国际针灸教学中，传播交流，亦能贯彻本意，多为

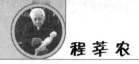

国外学者所乐同，因志数语，以代序言。

程莘农

——高立山，高峰. 针灸心传. 北京：学苑出版社，2003.

6. 《实用针灸手法学》序

针灸是我国古老的医疗方法，对许多病证有着独特的疗效，近代被列入世界医学范畴，为许多国家所采用。针灸治病的效果，影响因素很多，但最终取决于操作方法，因此历代医家对针灸手法的应用和研究十分重视。

针法灸法首见于《内经》，如《素问》针解、离合真邪、宝命全形、刺志论和《灵枢》九针十二原、官针、终始、官能、邪客、邪气脏腑病形等篇，分别论述了机制和具体操作，初步形成了针灸法学，为后世所遵循，历代相传，不断充实。至元明时代，更多创新，统计当时针灸之法，不下百种，可谓盛极一时。虽历代医学对针法灸法的理论和操作见解不同，但对它们的重视则是一致的。近50年来，随着针灸学的发展，对针灸手法的应用与研究也不断地深化，不仅从临床治疗中观察各种针灸手法的疗效，而且开展了人体和动物的实验研究。可以预期不久的将来，针灸手法当能获得更迅速的发展与提高。

然而古今针灸著作繁多，目不暇接，古代医籍辞简意奥，难以领悟精髓，今世大作其大而全者，亦难得其枢要，而专论群书仅能窥其一斑。鉴于此，伦新诸君以科学求实的态度，结合近20年的实践和领悟，本着全面、精简、实用为宗旨，编写了这部《实用针灸手法学》，试图继承发扬中国传统医学中这一独特的治疗技巧，以供针灸临床及学习者参考之用。相信该书的出版，对提高针灸手法的操作和疗效，将起到积极的作用。

几千年来中国针灸，对中华民族的健康繁荣起到了重要作用，今后殷切希望针灸为世界人民的健康、幸福做出更大的贡献。

中国工程院院士　程莘农

——伦新. 实用针灸手法学. 北京：人民卫生出版社，2004.

7. 《承淡安针灸经验集》序

尝忆先生当年，讲经论典，群医毕集，针灸绝学，倡于金陵，真为至贤至神也！后世承门众哲，或大江南北，或越洋海外，针道昭彰，光耀岐黄，又为至精至深也！

嗟乎！先生生平淳朴谦和，勤奋自立，博采中西，游学千里，复兴针灸，莫可越遏。然云蒸龙变，得大伸其志之时，驾鹤西去。令我增无数悲念，生无穷感喟矣。先生之蕴奥，即可不加记录，而令其湮没乎哉！南京中医药大学诸学者，三历寒暑，特为搜辑，撰释甚众，将欲刊布，命名为《承淡安针灸经验集》，叙述名德，传其贤能，微辞奥旨，诸书众说，其意盖欲令后人穆然起尊贤之情，为之纲纪，以贯通耳，故多本原理，悉述心法，以归画一，但求其道。念承淡安先生研究之梓行，扬其及致，遍达九州，必告慰先生也！

冥冥虽远，思想长存。

由衷欣慰，谨书此文，权以为序。

公元二零零四年甲申六月，序于北京暗香楼

——项平，夏有兵. 承淡安针灸经验集. 上海：上海科学技术出版社，2004.

8. 《经脉病候辨证与针灸论治》序

金元名家窦汉卿云："却病之功，莫捷于针灸"。几千年来，针灸技术，验之于临床，运用得当，深具疗效。余经50多年临床验证，确有起死回生之功，（益蜀）陈疴于顷刻，是我国医疗技术之珍宝。当今针灸技术已引起世界的重视，形成了针灸热潮，风靡海外，遍布宇寰。这也给我们提出历史责任，不断提高针灸技术，完整其自身体系，才能适应科学的飞速发展。虽然针灸已有几千年的发展史，积累了丰富临床经验，但在辨证论治体系上尚未完整，特别是对经脉病候及其论治尚感缺如。今有北京中医药大学张吉教授、博士生导师，经过十余年的潜心研究，几经寒暑，数易其稿，终于完成十二经脉、奇经八脉的辨证论治及针灸论治体系，理、法、穴、术俱全，填补了针灸辨证论治的空白，余读之，深受鼓舞，故愿为作序，以表祝贺。

中国工程院院士　程莘农

——张吉. 经脉病候辨证与针灸论治. 北京：人民卫生出版社，2006.

9. 《针灸学表解》序

《针灸学表解》从教学出发编写，切合实用，以简洁的表格形式对针灸学中的相关、相似的内容进行对比介绍，并从纵向、横向的角度进行分析比较，使读者能够辨别和领悟针灸理论中的异同，注重创新并具有较高的学术价值。

——李瑞. 针灸学表解. 北京：北京科学技术出版社，2006.

10. 《针刀临床治疗学》序

我参加了世界中医药学会联合会针刀专业委员会成立大会，在会上我提出，过去针刀疗法人们往往叫小针刀，我建议把小字去掉了，叫针刀疗法，针刀疗法多好听。咱们不小了，要大了，大的要走向世界了。我认为，针刀疗法是九针当中的砭针发展而来的。如今，国家已正式鉴定成为针刀医学。然汉章却驾鹤西归，幸众多针刀弟子，继承师业，为针刀事业前赴后继，令吾信心倍增，针刀事业发展有望。

针刀医学作为一门新的医学学科，需要广大针刀医学工作者不断的深入研究，在临床上广泛应用，扩大适应证范围，全面发展，不断对其理论进行完善。为避免针刀手术失误，真道德规范化操作尤为重要。朱汉章教授的两位学生吴绪平教授、张天民副主任医师组织全国的针刀专家，撰写了《针刀临床治疗学》一书，对针刀医学理论进行了深入浅出的阐述，针对针刀闭合性手术如何定点定位，提出了针刀整体松解的新思路。希望本书对针刀操作的规范化和针刀医学健康发展起到积极的推动作用，吾倍感欣慰，故乐以为序。

中国工程院院士　程莘农

——吴绪平，张天民. 针刀临床治疗学. 北京：中国医药科技出版社，2007.

11.《儿童脑性瘫痪综合诊治与康复》序

"创新"是当今21世纪点击率最高的词汇，没有创新就没有发展，只有坚持在继承的基础上创新，才能求得新的发展。一个学科的发展不但是这样，而且全社会的发展更是这样。创新已成为当今社会的主旋律。

脑瘫是当今国内外医学界公认的难治之症，也是社会公认的不治之症。历代中西医专家倾注了大量的精力和心血，对脑瘫病进行了深入而广泛的研究，取得了可喜的成果，使许多脑瘫患儿父母看到了新的希望。

全国人大代表、全国劳动模范、山西省残联副理事长、国务院政府特殊津贴专家、中国十大女杰、山西省政协常委、农工党山西省委副主委、山西省脑康复医院院长郭新志主任医师，从跟随头针先驱焦顺发先生治疗脑血管病开始，潜心研究，向脑瘫这一灾难性的医学难题展开了不懈的探索，经过20多年的艰难跋涉，使博大精深的中国传统医学与现代康复医学有机地结合起来，创新出一套综合治疗小儿脑瘫的医学体系，取得了丰硕的成果，大大提高了脑瘫儿的生活质量，并多次举办国内外学习班，培养了几十个国家的专业脑康复技术专业人才。

《儿童脑性瘫痪综合诊治与康复》一书，融郭新志主任医师的临床经验和体会，汇集了古今脑瘫诊治康复之技术，是从事脑瘫康复医学专业技术人员不可多得的优秀教科书。

我们相信，《儿童脑性瘫痪综合诊治与康复》一书的出版，必将有益于中医养生康复学的发展，有利于中医养生康复技术在现代脑康复中的推广应用，同时，有助于全社会更多的人来关心和重视残疾人事业和相关医学的发展，会有更多中医养生康复医学专家为构建新的"和谐"小康社会做出更大的贡献！

程莘农

——郭新志. 儿童脑性瘫痪综合诊治与康复. 北京：科学出版社，2007.

四、建言

程莘农院士作为全国第六、七、八届政协委员，他利用一切机会，不仅为针灸呼吁，同时还关注中医、中药；不仅关注中医药，还关注民族医药的发展；不仅为中医研究院的发展而呼吁，还为全国各地中医药的发展而呼吁；不仅关注医药卫生事业，还肩负使命，关注民生，关注社会的发展，履行职责，建言献策，贡献自己的力量。

（一）关注医药卫生事业

六届四次会议时程院士提出了"关于为振兴中医事业，建议有关领导部门切实办好'吴鞠通医院'"的提案，建议在温病大家吴鞠通故乡江苏省淮阴市办好中医医院。

七届一次会议时提出了"请明确办理私立各类学校讲习班条例"的提案，鉴于当时社会提倡和鼓励社会力量集资办学，捐资办学，以加快我国教育事业的发展，建议明确办理私立各类学校讲习班条例，保证中医药私立办学的质量。

七届二次会议时提出了"请国务院扩建中国中医药研究院"的提案，建议继国家中医药管理局的建立，扩建中医研究院，做好中医药科研工作，加强中医药发展；七届二次会议时还提出了"请国务院给予中药特殊优惠"的提案，鉴于中药生产周期长、野生动物药材稀少、种植生产地域性强、生产储备计划性亦很强等特性，对中药资源的合理开发和利用缺少应有的计划性，对中药的种植、生产缺少应有的扶持，中药生产更是资金缺乏、设备陈旧、技改缓慢、科研落后，很多地方的药材生产、储备设施和卫生条件等均有所下降等问题，建议国务院提请有关部门认真考虑对中药采取产业倾斜政策，给予中药优惠待遇。

七届四次提出迅速落实"经络研究"的项目计划案，面对着日本等多家对经络研究的重视的严峻的国际挑战，建议尽快落实。

七届五次会议提出了"关于健全全国中医药管理机构"的提案，鉴于在国家中医药管理局成立后，相当部分的省、市没有相应的中医药管理机构，影响全国中医药工作开展的现状，请求国务院继续重视中医药工作，采取强有力措施加强国家中医药管理局的职能工作，理顺全国中医药管理体制，并在人力、财力各方面切实迅予落实，使我国的中医药事业能够更快地、更加健康、蓬勃地发展。

八届一次会议时程院士提出了"请首都规划委员会将广安门医院病房楼南待征土地拨给医院"的提案案，为医院争取更多的扩建用地；八届一次会议还提出"加强中药新药的研究与开发"的提案，鉴于我国药品创制的能力的薄弱，建议加强中药新药的研究与开发，把大力开发中药新药作为我国医药卫生工作的一项重大战略决策，以利充分发挥中医药的优势等。

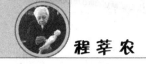

八届二次会议时程院士提出了"请进一步支持回族医学理论的抢救工作"的提案，呼吁请进一步支持回族医学基础理论研究抢救工作，协助克服其前进中的困难，以促进回族医学的发展，有助于与伊斯兰世界医药文化交流及合作。

八届三次会议时程院士提出了"关于请国务院将国家医药局归口于卫生部统一管理"的提案，鉴于药医分离，管理机制不明确的现状，建议国务院研究"药"的重要性，将国家医药管理局归口于卫生部统一管理、协调，以利民生。

（二）关注社会发展

六届四次会议时程院士提出了"关于请北京市政府继续加强改善市内公共交通"的提案；六届五次提出了"关于请北京市卫生主管部门加强督导管理市内公共卫生"的提案、七届一次会议提出了"请国务院、财政部迅速努力消灭国家财政赤字由"、"请党中央积极发挥全体党员在四化建设中起先锋模范作用"、"提高国务院各部门工作效率"的提案；七届三次会议提出了"国家各级领导部门在调查访问中，应轻车简从、克服官僚作风案和建议北京市政府组成军警联合执法纠察队"的提案；八届三次会议提出了"请全国政协制订加强'民主监督'有力措施"的提案。

第九章

程莘农年谱（大事记）

1921年8月24日，程莘农院士出生于江苏省淮阴市一个知识分子家庭。

1928～1936年，随父亲程序生学习文化，习练书法，涉猎诸多中医书籍。

1936～1939年，拜著名老中医、温热病专家陆慕韩为师，随其临证学习内科和妇科。

1939年9月至1946年5月，因陆老逝世，即在淮阴市独立挂牌应诊。

1942年，整理编撰《养春草堂方案偶存（陆慕韩医案）》。

1946年5月至1948年9月，任淮阴仁慈医院文职兼护士学校国文教员。

1947年11月，获得中华民国考试院颁发的医师证书，同年参加了淮阴中医师会。

1949年1月至1951年7月，任镇江仁慈医院院务委员兼秘书。

1950年5月，从镇江市第一届中医师防护急救组结业。

1951年7月，任淮阴专区中心卫生院保健室工作，同年11月任淮阴专区护士学校教务工作。

1952年2月至8月，在三反运动时曾受淮阴专区法院公安处关押审查6个多月。

1953年1月，任清江市（今淮安）卫生工作者协会常务委员兼秘书股股长。

1953年5月，从清江（今淮安）市中西医进修班结业，第一次系统学习西医学知识。

1954年1月，任清江市（今淮安）中医研究组组员。

1955年，考入江苏省中医进修学校（今南京中医药大学）第一期中医本科进修。

1956年，毕业后留校任针灸学科教研组组长，成为他由"用药"到"用针"的转折点，之后便转攻针灸。同年整理印行《难经语释》。

1957年，调入北京中医学院（现北京中医药大学）工作，程莘农任针灸教研组组长，兼附属东直门医院针灸科组长、副主任、主任医师，统管针灸教研、临床工作。期间他与裘沛然、邵经明中医针灸大家参与了针灸二版教材的审定工作。

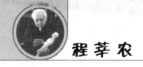

1958 年，整理内部印行《子午流注与灵龟八法》。

1959 年，由人民卫生出版社出版《简明针灸学》。

1962 年，由人民卫生出版社出版《针灸学讲义（中医高等院校教本）》。

1964 年，由人民卫生出版社出版《中国针灸学概要（国际针灸培训教材）》中英文本。同年内部印行《针灸治疗中风半身不遂的临床观察》。

1966 至 1975 年，被下放至河北、河南、北京郊区和在北京中医学院校内进行劳动改造。

1975 年，内部印行《经络循经感传的研究》。

1976 年，程莘农来到中国中医研究院针灸研究所从事针灸经络的研究工作，任针灸研究所经络临床研究室主任、针灸教学研究室主任、针灸研究所专家委员会副主任委员、国际针灸培训中心副主任等职，并成为最早参与组建卫生部国际针灸培训中心的教师之一。

1978 年 10 月 18 日，聘为中医研究院第一届学术委员会委员。

1978 年 12 月，聘为中国中医研究院针灸经络研究所第一届学术委员会委员。

1978 年 12 月 10 日，聘为《医学百科全书（针灸分卷）》编委。

1979 年 5 月 23 日，当选为中华全国中医学会所属针灸学会副主任委员。

1980 年 2 月，聘为国家科学技术委员会中医专业组成员。

1981 年 3 月 1 日，聘为卫生部医学科学委员会委员。

1982 年 3 月 18 日，聘为中医研究院第二届学术委员会委员。

1983 年出版发行《十四经穴点穴法（电影上、下集）》，获卫生部科技三等奖。

1983 年，参加国务院学位委员会学科评议组第二次会议，协助对第二批申请博士和硕士学位授予单位及其学科、专业和指导教师进行评议和审核。

1985 年，印度内部印行程莘农主编《针灸精义（英文本）》。

1985 年 2 月 16 日，被聘为国务院学位委员会第二届学科评议组（中医学分组）成员。

1985 年 6 月 5 日，被聘为中国民间中医医药研究开发协会理事。

1985 年 8 月，在残疾人义卖书画展活动中作出突出贡献，同年 12 月受到中国残疾人福利基金会感谢。

1985 年 8 月 6 日，被聘为中医研究院专家委员会委员。

1985 年 10 月，杨甲三和程莘农演示，北京科技电影厂制片厂摄制的《十四经穴点穴法》（电影上、下集）公开发行放映。

1985 年 11 月 30 日，被聘为中国中医研究院基础理论研究所顾问。

1985 年 12 月，由中国针灸学会全国会员代表大会选举为中国针灸学会副会长。

1986 年，由人民卫生出版社、外文出版社出版《中国针灸学（国际针灸进修培训教本）》中英文本以及台湾繁体本。同年出版《中医学考试题解：针灸分册》。

1986 年 4 月 7 日，被聘为北京中医学院名誉教授。

1986 年 9 月 10 日，中国中医研究院为其颁发为教育事业光荣工作 32 年证书。

1987 年 6 月，被聘为中国医学基金会理事会理事。参加全国经络穴位皮肤电阻抗讨论会。

1987 年 10 月 21 日，被聘为北京市老年康复医学研究会常务理事。

1989 年 11 月 2 日，程莘农的一幅书法作品入选中国历史上第一个民办碑林。

1990 年，获得国务院政府特殊津贴。

1990 年 8 月，为北京第十一届亚运会捐赠四尺全副作品四张，受到亚运会基金会感谢。

1991 年，主持的《循经感传和可见的经络现象的研究》获国家中医药管理局科技一等奖。

1991 年 1 月 29 日，获中国中医研究院"争优创佳"活动年度先进个人称号。

1991 年 3 月 7 日，被国家中医药管理局聘请为中国国际针灸考试委员会副主任委员。

1991 年 9 月 10 日，经国家中医药管理局审核批准被中国中医研究院聘请为老中医药专家学术经验继承工作的老师。

1991 年 10 月 18 日，被聘为国际传统医药大会学术顾问委员会委员。

1992 年 2 月 9 日，被聘为中国医学基金会理事会理事。

1992 年 12 月，被聘为中国中医研究院专家委员会委员。

1993 年，参加第七届全国经络研究学术讨论会。

1993 年 3 月，被聘为《中医辞海》一书的顾问。

1993 年 9 月 14 日，被聘为中国杏林书画协会顾问。

1993 年 10 月 30 日，被聘为中国中医研究院研究生部客座教授。

1994 年 1 月 10 日，被聘为《敦煌古医籍图版及研究论文集》鉴定委员会委员。

1994 年 5 月 28 日，被载入由中国中医药出版社出版的《中国当代名医良

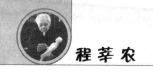

药实用辞典》。

1994 年 11 月 14 日，因其对针灸事业的突出贡献，收到世界针联的感谢状。

1994 年 12 月，当选首批中国工程院院士，是当时针灸界惟一的中国工程院院士。

1996 年 2 月 2 日，被聘为国家中医药管理局中医药工作专家咨询委员会委员。

1996 年 10 月，所承担的八五课题"针刺麻醉与针刺镇痛的研究"获科技攻关重大科技成果奖。

1996 年 12 月 7 日，被聘为中华老人文化交流促进会传统医学文化委员会理事长。

1997 年 6 月 21 日，被聘请为中国中医研究院广安门医院学术顾问。

1997 年 6 月，由国家科委基础研究高技术司组织，国家攀登计划普及丛书《金针之魂——经络的研究》胡翔龙和程莘农主编，湖南科学技术出版社出版发行。

1997 年 7 月，其书法作品参加了"全国政协香港回归书画展"，在北京全国政协礼堂展出，并为全国政协收藏。

1997 年 11 月，因其在担任中国针灸学会第二届理事会副会长期间，对学会工作做出重要贡献，被特聘为第三届理事会高级顾问。

1997 年 11 月 11 日至 2003 年 11 月 10 月，被聘为中国民间流传养生运动学会荣誉理事长。

1998 年，为中国少儿文化工程书写、绘制并编纂《成语连环八百阵》，受到中国儿童少年基金会感谢。

1998 年 12 月 18 日，被聘请为卫生部老卫生工作者书画研究会名誉会长。

1998 年 9 月 8 日，被聘为中央文史研究馆馆员。

1999 年 3 月 6 日，被聘请为中国中医研究院第六届学术委员会副主任委员。

1999 年 5 月 5 日，被聘请为一九九九年中国科协遴选中国工程院院士候选人委员会医药与卫生工程学部评审委员。

1999 年 9 月，被聘请为第四届国家图书奖评选委员会委员。

1999 年 9 月，程莘农的字画在卫生部老卫生工作者庆祝建国五十周年书画展中被评为优秀奖。

2000 年 5 月 15 日，被聘请为第二届国际中医药工程学术会议及医药产业工程技术展览会大会顾问。

2000 年 8 月 18 日，被聘请为中医药学名词审定委员会副主任。

2000 年 10 月，被聘请为中国台湾立夫中医药学术委员会中国大陆委员。

2001 年 11 月，被聘请为北京针灸学会第二届理事会高级顾问。

2002 年 12 月，《经络的研究》获北京科学技术二等奖。

2004 年 3 月，在 2003～2004 年开展的中国人力资源、科研、学术成果的调查活动中，程莘农的业绩被载入《当代中国人力资源宝库》第一卷。

2004 年 9 月 10 日，被聘请为第二届中医药学名词审定委员会顾问。

2005 年 11 月，特聘为中国针灸学会第四届理事会高级顾问。

2006 年 6 月，被聘请为中国中医科学院首届学术委员会副主任委员。

2007 年 8 月 30 日，被聘请为香港中文大学中医学院中医学会学术顾问。

2007 年 10 月，被聘为中国针灸学会经络分会顾问。

2007 年 12 月 5 日，由中国医学基金会授予"公益事业关爱奖"。

2007 年 12 月，程莘农传承博士后进站工作。

2008 年 10 月，中国中医科学院著名中医药专家程莘农学术经验传承博士后开题报告并工作站挂牌。

2008 年 11 月 11 日，获中国中医科学院"优秀研究生指导教师"荣誉称号。

2008 年 12 月，被北京市卫生局、人事局、中医管理局联合授予"首都国医名师"荣誉称号。

2009 年 6 月，获首批国家级"国医大师"荣誉称号。

2009 年 6 月，获中华中医药学会颁发的终身成就奖，并成为终身理事。

2009 年 8 月 16 日，在北京召开国医大师程莘农院士学术思想研讨暨 88 寿诞会。

2009 年 11 月，由中华中医药学会在广州举办的第五届著名中医药学家学术传承高级论坛上，程莘农院士传承工作室评为全国先进"名医工作室"。

2010 年 11 月，"中医针灸"入选联合国教科文组织人类非物质文化遗产代表作名录，程莘农为代表性传承人。

2010 年 10 月，召开国医大师程莘农院士针灸高级传承班暨程莘农教授 90 华诞从医 70 周年庆典。

2010 年 12 月，由国家中医药管理局支助的程莘农院士传承工作室建设项目启动。

2011 年 6 月 8 日，中国老科学家学术成长资料采集工程——程莘农，由北京市科协支助启动。

2011 年 7 月，"程氏针灸"入选北京市非物质文化遗产代表作名录。

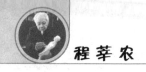

2011年8月，特聘为中国针灸学会第五届理事会高级顾问。

2011年8月24日，在"程氏针灸"列为北京市非物质文化遗产一周年召开程氏针灸学术传承座谈会。"程氏针灸"第三代传承人程洪峰收陶冶为徒，第四代传承人程凯收谷雪为徒。

2012年3月18日，中国中医科学院程莘农院士传承博士后杨金生出站。

2012年4月，"程氏针灸"北京市中医药薪火传承3+3项目由北京市中医药管理局批准，在中国中医科学院针灸医院和北京大诚中医门诊部开展。

2012年4月20日，《中国针灸学》修订工作专家委员会成立并开始修订工作，并得到人民卫生出版社和外文出版社的支持。

2012年8月，北京大诚中医针灸医院由北京市海淀区卫生局批准挂牌成立。

2012年8月26日，以"弘扬中国文化，传承中医针灸"为主题的国医大师程莘农院士学术思想传承大会在北京国子监召开。

第十章
程莘农学术思想传承体系

一、家族传承

1. 程洪峰

程莘农长子，原中国中医科学院针灸医院副教授，副主任医师，现工作于北京大诚中医针灸医院，任院长，兼任中国针灸学会耳穴诊治专业委员会委员，香港耳针学会学术顾问。

2. 程绍祖

程莘农次子，原江苏省淮安中医医院主治医师，从事中医内外妇儿临床工作40余年，尤其擅长使用内病外治的方法治疗妇科、儿科疾病。

3. 程凯

程莘农嫡孙，北京中医药大学教授，医学博士，硕士研究生导师，兼任中国针灸学会腧穴专业委员会秘书长、中国医师协会养生专业委员会常务委员、世界中医药学会联合会康复保健专业委员会常务理事；教育部2007年度新世纪优秀人才支持计划当选者；大诚中医连锁医疗机构创建人。

二、院校教育

程莘农作为研究生导师，获评中国中医科学院"优秀研究生指导教师"，先后为国家培养了20余名针灸专业的硕士、博士研究生和继承生，有彭荣琛、纪晓平、杨秀娟、王宏才、李扬、郑其伟、高俊雄、韩小霞、钱淳宜、胡金生、秦广、庄家秀、谢任禹、杨威、黄秀云、黄明仁、方策、黄涛、严华、孔繁蕾。

1. 彭荣琛

北京中医药大学教授、主任医师，是程莘农院士指导的首届研究生。从事针灸及中医教学、临床工作40余年。曾任中国中医科学院针灸研究所副所长、北京针灸骨伤学院针灸系主任、中国针灸学会第三届理事会理事。

1979～1982年硕士。

毕业论文《从九宫图与生物钟的关系探讨时辰针灸学》。

2. 纪晓平

主任医师，是程莘农院士指导的首届研究生。毕业后留中国中医科学院

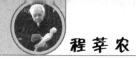

针灸研究所国际针灸培训中心从事针灸临床和教学工作至2003年退休，期间赴日本、德国、新加坡从事临床治疗工作。

1979～1982年硕士。

毕业论文《论中风与针灸治疗》。

3. 李杨

现在英国从事针灸临床工作。

1979～1982硕士。

毕业论文《＜内经＞针灸处方初探》。

4. 郏其仠

现于美国洛杉矶针灸学院任教。

1979～1982年硕士。

毕业论文《"八会穴"的研究》。

5. 高俊雄

教授，主任医师，硕士研究生导师，工作于北京中医药大学，从事针灸临床、教学、科研30余年，临床善于运用中医辨证思维用针。

1980～1983年硕士。

毕业论文《俞、募穴的初步研究》。

6. 韩小霞

1982～1985年硕士。

毕业论文《针灸治疗皮肤病证初探》。

7. 钱淳宜

现于美国洛杉矶针灸学院任教。

1983～1986年硕士。

毕业论文《针灸治疗急症初探》。

8. 胡金生

主任医师，现工作于中国中医科学院针灸研究所国际培训中心，从事临床及教学20余年，曾出访过10多个国家进行临床及学术交流活动。

1983～1986年硕士。

毕业论文《针灸治疗郁症（肝郁）初探》。

9. 秦广

1984～1987年硕士。

毕业论文《＜内经＞刺血络法临床运用规律初探》。

10. 庄家秀

现在美国新墨西哥州从事针灸临床工作。

1985～1988 年硕士。

毕业论文《针灸治疗痛痹之研究》。

11. 谢任禹

1985～1988 年硕士。

毕业论文《＜内经＞十二经病变及其针灸治疗规律初探》。

12. 杨威

主任医师，现工作于北京同仁医院针灸科，从事针灸临床 20 余年，擅长针灸综合疗法治疗眼科病症及各种疼痛症。

1986～1989 年硕士。

毕业论文《试论十五络穴》。

13. 黄秀云

现在台湾从事针灸临床工作。

1992～1995 年硕士。

毕业论文《针灸治疗老年肾阳虚的临床研究》。

14. 黄明仁

现在台湾从事针灸临床工作。

1992～1995 年硕士。

毕业论文《针刺治疗消渴（糖尿病）肾气阴虚证的临床研究》。

15. 方策

现在台湾从事针灸临床工作。

1994～1997 年硕士。

毕业论文《针刺治疗气瘿（甲状腺功能亢进症）的临床研究》。

16. 黄涛

工作于中国中医研究院针灸研究所，从事针灸科研工作。

1995～1998 年硕士。

毕业论文《针灸治疗胃脘痛·呕胆（胆汁反流性胃炎）的临床观察》。

17. 严华

1995～1998 年硕士。

毕业论文《针刺治疗耳聋（神经性耳聋）的临床研究》。

18. 孔繁蕾

现在奥地利从事针灸临床工作。

1996～1999 年硕士。

毕业论文《针灸治疗膝关节骨性关节炎的临床研究与实验观察》。

19. 丁兆林

现在英国从事针灸临床工作。

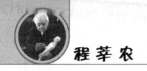

1996～1999 年硕士。

毕业论文《针刺治疗中风（风痰阻络型）的临床调查和研究》。

20. 杨秀娟

现在美国纽约从事针灸临床工作。

1988～1991 年博士。

毕业论文《奇经八脉针灸证治探讨——附针刺八脉穴为主治疗郁证（抑郁症）临床观察》。

21. 王宏才

主任医师，医学博士，博士生导师。现工作于中国中医科学院针灸研究所国际针灸培训中心，负责针灸国际培训工作。

1996～1999 年博士。

毕业论文《针刺对糖尿病周围神经病变的实验及临床研究》。

三、拜师传承

1. 师带徒常保荣

程莘农于 1991 年 4 月确认为全国老中医药专家学术经验继承工作指导老师，同年 10 月经国家中医药管理局审核批准被中国中医研究院聘请为老中医药专家学术经验继承工作的老师，带徒常保荣。

2. 传承博士后杨金生

2007 年中国中医科学院开展著名中医药专家学术思想传承博士工作，本人进站工作，开展程莘农学术思想传承研究，出站报告为《程莘农学术思想传承研究》。现为中国中医科学院针灸研究所副所长，研究员，博士生导师，兼任全国政协委员、致公党中央医疗卫生委员会副主任、中国针灸学会秘书长、中国针灸学会砭石与刮痧专业委员会主任委员、世界针联副秘书长。

3. 名医工作室项目传承人王莹莹

2012 年中国中医科学院开展名医工作室建设项目，王莹莹博士进入工作室开展传承研究工作。

四、工作传承

程莘农在临床工作中，不仅主张医者要向老师和年长者学习，也向病人和其他同事学习，随着工作经验的积累，他逐渐成为单位针灸学科的带头人以及针灸行业的佼佼者，也成为大家学习的目标，尤其当选院士以后，身边的同事以他为师，在中国中医科学院长达近 40 年的中医针灸医疗活动中，耳闻目染，循循善诱，潜移默化中培养了一批针灸的后起之秀，如今在针灸临床和教学方面发挥着积极作用。他们主要是陈秀珍、周允娴、郭文瑞、尹秀琨、刘家瑛、刘朝晖、孟宏和魏立新等。

1. 陈秀珍

主任医师，工作于中国中医科学院针灸研究所，已退休。

2. 周允娴

主任医师，著名的中西医结合专家。现工作于中国中医科学院针灸研究所。

3. 郭文瑞

副主任医师，跟随国医大师程莘农院士学习工作30余年。工作于中国中医科学院针灸研究所。

4. 尹秀琨

副主任医师，副教授。跟随国医大师程莘农院士学习工作30余年。工作于中国中医科学院针灸研究所。

5. 刘家瑛

主任医师，教授。跟随国医大师程莘农院士学习工作30余年。现工作于中国中医科学院针灸研究所。

6. 刘朝晖

副主任医师，现工作于中国中医科学院针灸研究所。任中国北京国际培训中心教研室主任。

7. 孟宏

副主任医师，博士，北京国际培训中心副教授。

8. 魏立新

副主任医师，医学硕士（针灸推拿专业）。

五、培训教育

程莘农自1975年开始便全心倾注于针灸教学工作，每天上午坚持带学员临床实习，先后为国家带教培养数批针灸学员，此外他还是北京国际针灸培训中心主要创建人，亲躬国际教学数百班次，先后为百余国家的数千名外国留学生传授针灸学术，如"俄罗斯针灸之父"卡强，许多学生在国际中医药组织团体中任职，为中医药的学术交流起到推动作用。

此外，中国中医科学院针灸研究所程莘农院士名医工作室以及"大诚中医"传承基地联合举办多次培训班和传承学习班，培养了大量基层针灸临床医生。

六、北京市非遗项目传承

"程氏针灸"被列为海淀区和北京市的非物质文化遗产保护项目。程氏针

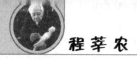

灸非遗传承基地"大诚中医"基地逐渐规范了十余种程氏特色诊疗技术，5年来共诊治各类患者70余万人次，并组织专家团队，每周举行免费健康公益讲座等。其中，2011年8月程氏针灸第三代传承人程洪峰收陶冶为徒，第四代传承人程凯收谷雪为徒。

七、其他传承

吴秀芝跟随程莘农20余年，生活中耳闻目染，平时坚持自学中医针灸典籍，逐渐体会并随诊，陪同程老参加各种学术活动，对程莘农的学术思想和临床经验有一定的领悟。

参考文献

[1] 崔庆荣，邓沂．浅谈名老中医临床经验的传承教育［J］．卫生职业教育，2005，
 （12）：77.

[2] 周春祥．名老中医经验总结与传承过程中的问题与思考［J］．江苏中医药，2004，25
 （12）：1－4.

[3] 贺卫国．谈谈《素问》和《灵枢》的成书［J］．国医论坛，2006，21（1）：37－41.

[4] 王永炎．读经典做临床是培养优秀中医临床人才的重要途径［J］．辽宁中医杂志，
 2005，32（5）：385－386.

[5] 曹东义．大力推动中医药学术传承和人才培养［N］．中国中医药报，2006－12－29
 （3）.

[6] 梁启超．清代学术概论［M］．北京：中国人民大学出版社，2006：71.

[7] 王拭主编．严复集［M］．北京：中华书局，1986：885.

[8] 顾漫．中医古籍整理与学术传承［D］．北京：中国中医科学院，2007：5.

[9] 刘理想．试论尊古主义在当代中医发展中的新表现［N］．中国中医药报，2005－
 3－4.

[10] 徐春波，王思成，贺兴东，等．名老中医传承研究模式与研究方法［J］．世界中医
 药，2009，4（6）：342－344.

[11] 任应秋．任应秋论医集［M］．北京：人民军医出版社，2008：376.

[12] 李泽厚．新版中国古代思想史论［M］．天津：天津社会科学院出版社，2008：241.

[13] 刘燕玲．中医流派现存几多［N］．健康报．2007－12－03（6）.

[14] 王泓午，马融，李新民．谈名老中医经验传承的3个层次和方法［J］．天津中医药，
 2005，22（6）：459－461.

[15] 余云岫．医学革命论初集［M］．上海：上海余氏研究室出版社，1950：7、5.

[16] 陆渊雷．生理补正［M］．广学书局出版，1931：2.

[17] 程莘农，孙震和．忆孙晏如先生［J］．江苏中医药，1986（3）：40－41.

[18] 梅天放，向群．儒医大师——程莘农［J］．中华儿女杂志，1991（3）：62－64.

[19] 秦秋．医坛耕耘，桃李满天下——记中国工程院院士、我国著名针灸学家程莘农教授
 ［N］．光明日报，1999－9－21（4）.

[20] 李杨，程莘农．《内经》针灸处方初探［J］．上海针灸杂志，1982，（3）：9－
 11，15.

[21] 黄涛．见证历史，分享光荣：记著名针灸学家程莘农教授［J］．中国针灸，2007，
 27（4）：299－302.

［22］王宏才．从儒医到院士——记中国针灸事业的著名专家程莘农的主要事迹．

［23］李如辉．著名中医药专家成才规律研究［J］．中华中医药学刊，2007（2）：244－246．

［24］王琦．读经典做临床是造就新一代名医的必由之路［J］．中医教育，2005（2）：81－83．

［25］陶永，王化猛，张国梁，等．从徐经世学术传承历程看老中医继承方法研究［J］．亚太传统医药2009，5（1）：5－7．

［26］胡翔龙，程莘农．金针之魂——经络的研究［M］．长沙：湖南科学技术出版社，1997．

［27］谢佳禹．《内经》十二经病候及其针灸治疗规律初探［D］．北京：中国中医科学院，1988．

［28］程莘农主译．难经语译［M］．南京：江苏省中医学校，1956．

［29］北京中医学院针灸教研组编．子午流注与灵龟八法［M］．北京：北京中医学院，1957．

［30］程莘农．难经概述［J］．中医杂志，1958，（3）：207－208．

［31］北京中医学院．简明针灸学［M］．北京：人民卫生出版社，1959

［32］程莘农．有关"五输"的几个问题［J］．中医杂志，1961，（6）：17．

［33］针灸学概要编辑小组．中国针灸学概要［M］．北京：人民卫生出版社，1964．

［34］程莘农．有关"五输"的几个问题．中医杂志，1961，（6）：17．

［35］李云校．杨上善．黄帝内经太素附黄帝内经名堂［M］．北京：学苑出版社，2007：99．

［36］孙国中，方向红校．张志聪．黄帝内经灵枢集注·卷之二·经脉第十［M］．北京：学苑出版社，2006：139．

［37］郑其伟，程莘农．八会穴的理论基础与临床运用［J］．江西中医药，1981（2）：46－50．

［38］彭荣琛．程莘农针灸经验简录［J］．山东中医杂志，1981创刊号：12－14．

［39］杨秀娟．奇经八脉针灸证治探讨——附针刺八脉穴为主治疗郁证（抑郁症）临床观察［D］．北京：中国中医研究院，1991．

［40］高金柱．程莘农教授学术思想研究［D］．北京：中国中医科学院，2007：45－61．

［41］庄家秀．针灸治疗痛痹之研究［D］．北京：中国中医研究院，1988．

［42］黄涛．针灸治疗胃脘痛·呕胆（胆汁反流性胃炎）的临床研究［D］．北京：中国中医研究院，1998．

［43］常宝琪．程莘农针灸医案三则［J］．山西中医，1994，10（4）：16－17．

［44］黄明仁．针刺治疗消渴（糖尿病）肾气阴虚证的临床研究［D］．北京：中国中医研究院，1995．

［45］孔繁蕾．针灸治疗膝关节骨性关节炎的临床研究［D］．北京：中国中医研究院，1999．

［46］黄明仁．针刺治疗消渴（糖尿病）肾气阴虚证的临床研究［D］．北京：中国中医研

究院, 1995: 40.

[47] 严华. 针刺治疗耳聋（神经性耳聋）的临床研究 [D]. 北京: 中国中医研究院, 1998: 2 – 3.

[48] 杨秀娟. 针刺奇经穴为主治疗抑郁症临床观察 [D]. 北京: 中国中医研究院, 1991: 2 – 3.

[49] 韩小霞. 针灸治疗皮肤病证初探 [D]. 北京: 中国中医研究院, 1985: 27 – 28

[50] 方策. 针刺治疗气瘿（甲状腺功能亢进症）的临床研究 [D]. 北京: 中国中医研究院, 1997: 2.

[51] 程莘农主审. 针灸疗法（下册）（大专医校教本）[M]. 北京: 人民卫生出版社, 1964.

[52] 程莘农主审. 针灸学讲义（中医高等院校校本教本）[M]. 北京: 人民卫生出版社, 1964.

[53] 郑其伟, 程莘农. 八会穴的理论基础与临床运用. 江西中医药, 1982, (2): 46 – 50.

[54] 郑其伟, 程莘农. 八会穴穴名考 [J]. 中国针灸, 1982, (4): 37 – 39.

[55] 李杨, 程莘农. 《内经》针灸处方初探 [J]. 上海针灸杂志, 1982, (3): 9 – 11, 15.

[56] 程莘农主编. 中国针灸学（中文版）. 北京: 人民卫生部出版社, 1986.

[57] 程莘农, 孙震和. 忆孙晏如先生 [J]. 江苏中医药, 1986, (3): 40 – 41.

[58] 高俊雄, 程莘农. 俞、募穴的初步研究 [J]. 中国针灸, 1986, (3): 28 – 31.

[59] 程莘农主编. 中医考试题解（针灸分册）. 北京: 中医古籍出版社, 1989.

[60] 程莘农. 《中国耳针学》读后感 [J]. 针灸临床杂志, 1996, 12 (11): 3 – 4.

[61] 丁兆琳, 程莘农. 《内经》中足阳明胃经的主治功能和应用特点初步探讨 [J]. 中国针灸, 1998 (10): 623 – 625.

[62] 潘哲, 程莘农院士中药方义理论在针灸临床运用 [J]. 光明中医, 2003, 18 (108): 12 – 13.

[63] 南京中医学院针灸学教科研组. 针灸学 [M]. 南京: 江苏人民卫生出版社, 1957.

[64] 北京中医学院. 针灸疗法 [M]. 北京: 人民卫生出版社, 1959.

[65] 南京中医学院针灸教研组. 针灸学讲义 [M]. 北京: 人民卫生出版社, 1961.

[66] 针灸学概要编辑小组. 中国针灸学概要 [M]. 北京: 人民卫生出版社, 1964.

[67] 程莘农. 经脉病候辨证的新突破——评《经脉病候辨证与针灸诊疗》[N]. 中国中医药报, 2006 – 9 – 7 (8).

[68] 王宏才, 程莘农. 消渴病名源流 [J]. 中国中医基础医学杂志, 1999, 5 (5): 51 – 52.

[69] 邓良月. 《中国经络文献通鉴》程莘农序 [M]. 青岛: 青岛出版社, 1993.

[70] 仝建庭. 《百症针灸用穴指南》程莘农序 [M]. 北京: 中国古籍出版社, 1993.

[71] 胡兴立. 《中国奇穴疗法》程莘农序 [M]. 北京: 学苑出版社, 1998.

[72] 高立山, 高峰. 《针灸心传》程莘农序 [M]. 北京: 学苑出版社, 2003.

[73] 伦新. 《实用针灸手法学》程莘农序 [M]. 北京: 人民卫生出版社, 2004.

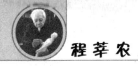

[74] 项平，夏有兵．《承淡安针灸经验集》程莘农序［M］．上海：上海科学技术出版社，2004.

[75] 张吉．《经脉病候辨证与针灸论治》程莘农序［M］．北京：人民卫生出版社，2006.

[76] 李瑞．《针灸学表解》程莘农序［M］．北京：北京科学技术出版社，2006.

[77] 吴绪平，张天民．《针刀临床治疗学》程莘农序［M］．北京：中国医药科技出版社，2007.

[78] 郭新志．《儿童脑性瘫痪综合诊治与康复》程莘农序［M］．北京：科学出版社，2007.

[79] 郑其伟，饶淳宵，《针灸临床妙用》程莘农序［M］．北京：中国医药科技出版社，1995.

[80] 程莘农：生活习惯别轻易改［N］．健康时报，2010－01－07（7）．

[81] 程莘农：针灸泰斗　针锋人生［N］．健康时报，2010－08－29.

[82] 罗辉．养生要靠勤动脑［N］．健康时报，2003－07－03.

[83] 梅天放，向群．儒医大师—程莘农［J］．中华儿女杂志，1991（3）：62－64.

[84] 秦秋．医坛勤耕耘　桃李满天下——记中国工程院院士、中国中医研究院资深研究员程莘农教授［J］．家庭中医药，2002（7）：4－5.

[85] 王德贤．程莘农院士的一天［N］．中国中医药报，2006－7－14.

[86] 戴志悦．小小"银针"成就传奇人生［N］．健康时报，2007－2－12.

[87] 田原，戴志悦．程莘农：安享心灵大世界［N］．中国中医药报，2009－10－30.

[88] 常宇．一根银针立世的针灸界泰斗［N］．中国中医药报，2010－12－10.

[89] 仲翠惟．著名针灸学专家程莘农教授：一根小银针救了10万人［N］．生命时报，2011－06－17（15）．

[90] 满足于外在小世界，安享于心灵大世界——国医大师程莘农的养生之道［N］．家庭保健，2011－01－13（7）．

[91] 用针灸治病并不是一件难事［N］．老年日报，2011－04－21、22、26、28（5）．

[92] 大国医程莘农食经：吃饭不专心脾胃会生气［N］．快乐老年报，2011－11－2（10）．

附录

博士后传承工作期间的相关成果

一、开展的相关工作

在传承博士后工作期间，从不同角度收集整理和传承发扬程莘农学术思想，参加和组织与学术思想传承研究相关的科研课题和学术活动，主要有以下几个方面：

（一）相关科研工作

1. 申获自然基金博士后面上项目"病理状态下热灸刺激对会聚神经元活动的影响及调节机制"（编号：20090450557）。

2. 申获中国科协课题"程莘农院士学术成长资料采集"。

3. 申获国家中医药管理局程莘农国医大师传承工作室建设项目。

（二）学术思想研讨活动

1. 2009年8月16日，组织召开国医大师程莘农院士学术思想研讨会暨八十八寿诞庆典。

2. 2010年10月，组织召开国医大师程莘农院士针灸高级传承班暨程莘农教授九十华诞从医七十周年庆典。

3. 2011年8月24日，组织召开程氏针灸学术传承座谈会。

4. 2012年4月，"程氏针灸"北京市中医药薪火传承3+3项目由北京市中医药管理局批准，在中国中医科学院针灸医院和北京大诚中医门诊部开展。

5. 2012年4月20日，组织专家委员，开始修订《中国针灸学》，并得到人民卫生出版社和外文出版社的支持。

6. 2012年8月，组织并参加以"缅怀针灸先祖，弘扬中医针灸文化，推进中华文化大繁荣"为主题的"首届皇甫谧故里拜祖大典暨《针灸甲乙经》学术思想国际研讨会"，在甘肃省平凉市灵台县进行了针灸拜祖大典、文化针灸颂大型演出、学术研讨会、科普义诊咨询等活动，在大会上作了题为"祭拜针灸先祖，弘扬人文教化"的主题发言。

7. 2012年8月26日，主办以"弘扬中国文化，传承中医针灸"为主题的国医大师程莘农院士学术思想传承大会在北京国子监召开，在大会上做了

"程莘农学术思想和临床经验传承研究"的主题汇报。

8. 2012 年 9 月，参加北京市中医管理局和首都医科大学联合组织的"首届北京中医药人才论坛"，做了"著名中医药专家学术思想和临床经验传承研究"的专题报告。

（三）非物质文化遗产保护工作

1. 参加"程氏针灸"北京市非物质文化遗产项目申报。积极准备资料，参加北京市申遗工作，2010 年，"程氏针灸"被列为海淀区和北京市的非物质文化遗产保护项目。

2. 参加中医针灸申报世界非物质文化遗产工作，2010 年 11 月，中医针灸列为联合国教科文组织人类非物质文化遗产代表作名录，程莘农作为遗产代表性传承人。

3. 结合我国"中医针灸"申遗工作，拍摄了程莘农教授的学术见解和针刺手法等，图像化保存了资料。

4. 参加中医针灸申报世界非物质文化遗产期间在法国主办的中医药文化展览。

5. 组织中医针灸申遗成功庆典宣传活动"相约北京——中医针灸展"。

（四）名医工作室活动

1. 撰写《中国科学技术专家传略——程莘农》，由中国科协科技专家出版基金委员会出版。

2. 整理程莘农院士申报"国医大师"的资料。

3. 组织中国中医科学院"大医精诚"程莘农事迹报告会，参与撰写《大医精诚——记国医大师程莘农院士》。

4. 组织参加了中华中医药学会"名医工作室"的评选工作，2009 年 11 月由中华中医药学会在广州举办的第五届著名中医药学家学术传承高级论坛上，程莘农院士传承工作室被评为全国先进"名医工作室"。

5. 组织召开国医大师程莘农院士针灸高级传承学习班 2 期。

6. 组织国家中医药管理局《千年中医——程莘农》编辑策划和拍摄。

7. 参加组稿国家中医药管理局组织编写的《国之瑰宝——中国国医大师录》程莘农部分。

8. 参与组织北京市中医管理局"大医精诚"书法活动及数字化保存。

9. 编写《国医大师·程莘农学术思想座谈会论文集》。

10. 编写《国医大师·程莘农画册》。

11. 组织编写国医大师程莘农院士针灸高级传承班论文集。

12. 参加北京市非物质文化遗产保护项目——程氏针灸的保护传承审查汇报。

13. 组织申报北京市中医管理局项目并被批准为"北京中医药传承3 + 3"项目。

二、发表论文论著

在站传承期间，在开展学术思想传承研究科研课题和学术活动的基础上，积极撰写学术论文和编著学术经验集，主要如下：

（一）论文11篇

1. 国医大师程莘农针灸临床三要［J］. 中国针灸，2010，30（1）：61 - 65.

2. 程莘农针灸治疗痛症的临床经验［J］. 北京中医，2012（4）

3. 传承文化，创新医术［J］. 医学与哲学. 2012，33（3）：59 - 60.

4. 对我国传统医药非物质文化遗产名录申报与保护的思考［J］. 中医杂志，2011，52（11）：927 - 929.

5. 中医针灸成功申遗［J］. 中外文化交流，2011，（4）：74 - 77.

6. 古代经络学说的文化内涵［J］. 医学与哲学，2010，31（2）：63 - 65，79.

7. 程莘农——吃自己需要的［J］. 家庭医学，2011（2）：49.

8. 关于对中医针灸申遗成功的思考［C］. 北京：北京中医药国际发展与合作交流会议论文集，2011：149 - 152.

9. 感悟大师学术渊源对中医药发展的思考［C］. 南京：澄江针灸学派首届学术研讨会论文集，2011：106 - 110.

10. 程莘农教授对经络研究的认识［C］. 北京：国医大师程莘农院士针灸高级传承班论文集，2010：10.

11. 程莘农谈"得气"［N］. 中国中医药报，2010 - 07 - 05.

（二）论文集5册

1. 国医大师·程莘农学术思想座谈会论文集. 2009，北京.

2. "程氏针灸"北京市申遗资料汇集. 2009，北京.

3. 国医大师·程莘农画册. 2010，北京.

4. 国医大师程莘农院士针灸高级传承班论文集. 2010，北京.

5. 国医大师程莘农院士传承大会论文集. 2012，北京.

（三）著作3部

1. 国医大师临床经验实录——程莘农. 北京：中国医药科技出版社，2011. 主编.

2. 单穴治病一针灵. 北京：化学工业出版社，2010. 主编.

3. 国医大师验案良方. 北京：学苑出版社，2010. 副主编.

结　语

　　"饮其流时思其源，成吾学时念吾师"。早在 1988 年，我在原中国中医研究院中德合作中医诊所工作，和程院士的诊室仅一墙之隔，每天看到老师起早贪黑，不知疲倦，不是诊治来自全国各地慕名而来的病人，就是指导外国学生实习针灸，其精湛娴熟的技术和和蔼可亲的态度，诊室里一面面写着肺腑感言的锦旗就是见证，不仅赢得了广大患者的信赖和好评，也让我从那时起就萌生了拜程院士为师的想法。真是"功夫不负有心人"，2005 年我调到中国中医科学院针灸研究所工作，适逢 2007 年中国中医科学院开展第一批著名中医药专家传承博士后研究工作，程院士德高望重，榜上有名。也有不少人想拜程院士为师，程院士考虑他们的学历背景以及自己年事已高等因素，都没有同意。在这种情况下，所领导研究决定，只要程院士同意，就让我读博士后。我怀着一丝忐忑不安的心，登门拜访程院士，谁知我还没讲完缘由，程院士的一句话，让我铭感而坚定做传承博士后的信念："学中医的，基础好，更易理解针灸的辨证思维"。

　　我进入中国中医科学院著名中医药专家传承博士后工作站以来，适逢两次被邀请在美国加州国际医药大学讲解针灸，在程莘农老师的悉心要求下，我几乎又回到了 30 年前的大学时期，认真仔细地学习了老师早期主编的各种针灸学教材，进一步夯实了针灸基础理论和临床知识，学习中不耻下问，用心体会，不仅仅是学习老师的中医针灸医术，更重要的是在近 5 年的潜移默化中领悟老师认知医学甚至人生问题的思辨方法和心态；对一些通过访谈问答不能完全理解和体验的临床技术，老师言传身教，在自己身上示范或者在我身上针灸，尤其是"三才针法"和特殊穴位针刺手法，如合谷穴的不同角度进针的得气传导方向，足三里的提插捻转震颤快速得气等等，使我不仅在针灸理论方面有所提高，而且在针灸临床方面也有了足够的信心。正如在访谈中老师对我的寄语："多读书，做科研，关键要做好临床"。在学习期间，为了深刻领会老师的临床针灸取穴原则和理法方穴术的归经辨证思想，我认真阅读老师编著的针灸书籍和全部的学术论文，掌握老师的学术精髓；同时在图书馆将老师指导过的 22 位研究生论文复印，认真学习，以便更好地收集整理临床经验，甚至收录老师过去为针灸同行出版著作所写的序言，从中感悟老师对不同问题的学术见解；另外，翻阅全国政协档案馆资料，追寻老师长达十多年在人民政协履行委员职责，参政议政，建言献策，为中医药事业呼吁，为社会发展呐喊的足迹，了解老师侠肝义胆，刚正不阿的做人气概。

老师程莘农院士皓首穷经，医术精湛，大医精诚，使我体会到了何为岐黄之术！老师大医精诚的高尚医德、严谨求实的治学风范，成为我的立学典范！老师躬身勤勉、生活清雅、淡泊名利、为人低调、做事务实、笔墨怡情的生活态度，成为我的人生灯塔！我会永远牢记老师的教诲，传承针灸，创新发展，让中医针灸造福人民大众，决不辜负老师的殷切希望，为中医针灸事业而努力奋斗。

❀ **中医非物质文化遗产临床经典读本**（100册）

❀ **中医非物质文化遗产临床经典名著**（46册）

●建国以来最好的一套中医古籍
●越千年，集大成，扬华夏璀璨文明
●承正统，聚经典，展中医智慧之光

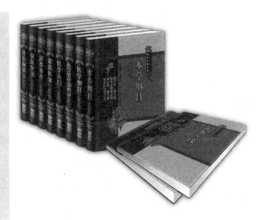

❀ **国医大师临床经验实录丛书**（17本）

●顶级国医的临床传世绝学
●国宝级大师临证思辨真传

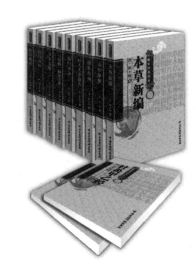

❀ **李克绍医学全集**（7本）

曾经重印多次、一再脱销的伤寒大家李克绍的经典名著再度震撼上市！

●虽博参诸家而不肯轻信
●观点鲜明　超强思辨
●伤寒解惑　名不虚传

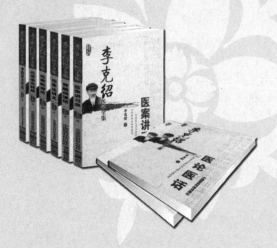

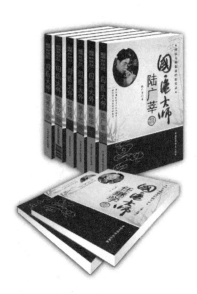